U0031790

最私密的身體地理學

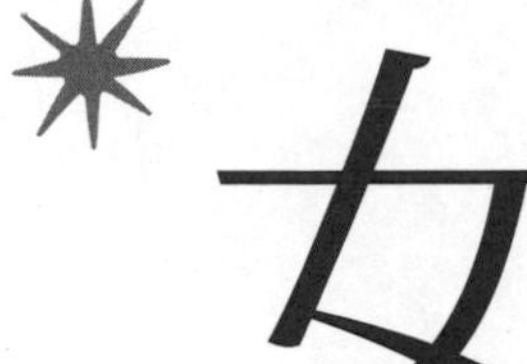

女身

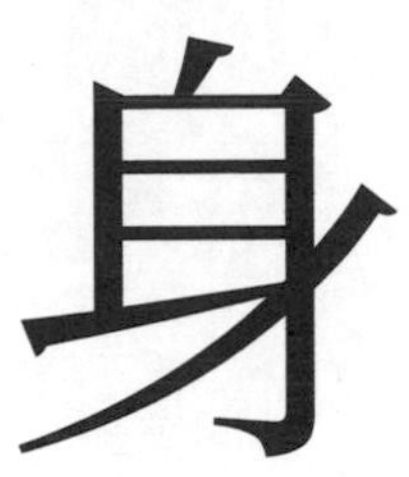

{繁體中文唯一全譯本}

WOMAN

An Intimate Geography

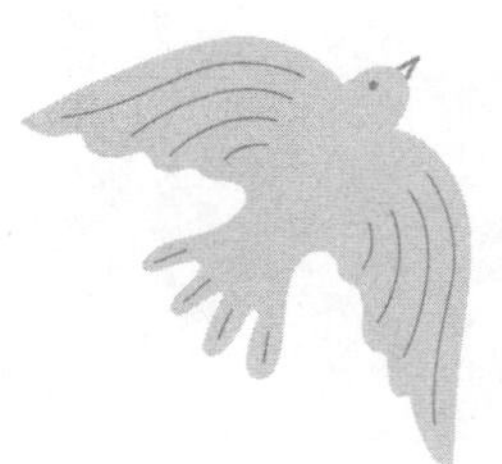

Natalie Angier

娜塔莉・安吉爾

——著——

劉建台、湯麗明／譯

二〇一四年作者序

在印尼北蘇門答臘高原上分散的小村莊裡，住著一群稱為卡羅巴塔克人（Karo Batak）的傳統農民。他們過著艱苦而自給自足的生活，穿著色彩鮮艷的服裝，很少接觸到西方媒體，而且族中男性對於擁有「大腳」的女性情有獨鍾。最後這項描述看起來有點離題，但華盛頓大學人類學家卡許尼克（Geoff Kushnick）在二〇一三年九月號的《人性》（*Human Nature*）期刊中特別指出了這點：卡羅巴塔克人對大腳女性的偏好，不符合某些達爾文主義者主張男性會去尋找的「配偶特質」概念。

根據演化心理學研究，更光鮮亮麗也更有力的說法是，男性和女性在選擇伴侶的傾向上，演化出了一系列截然不同的檢核標準。據說，女性希望伴侶能幫助她們撫養小孩，因此會在男性身上尋找地位和財富的跡象——例如使用長矛的靈活度、錢包的厚實度等。相較之下，男性希望伴侶有較長的生育期，因此會尋找年輕和適婚的跡象——例如閃亮的頭髮、飽滿的嘴唇、挺拔的乳房等。此外，由於女性的腳會隨年齡增長和分娩而變寬，所以演化心理學家認為腳的大小，應該也會被納入男性審視女性生育能力的標準中，男性很可能認為纖細的腳比起男性粗壯、毛茸茸的大腳更具吸引力。果然，一些跨文化研究似乎證實了人們對小腳的偏好，這點也為胖子沃勒（Fats Waller）的老歌歌詞「不想要你，因為你的腳太大了」（Don't want you 'cause your feet's too big），增添了一點科學色彩。

然而，正如卡許尼克所發現的，卡羅巴塔克人卻拒絕跟唱這種論調。當他向一百五十九位卡羅巴塔克男性展示一組五張的女性剪影時（所有細節保持不變，唯獨腳的大小不同），這些男性一致認為那位腳最大的女性，比其他四位更有吸引力。此外，這些男性也主動表示不喜歡小腳的女性形象——然而在之前的研究中，男性普遍認為這種形象最具吸引力。事實上，卡羅巴塔克人並非唯一擁有這種大腳偏好的族群。當卡許尼克重新審視跨文化的偏好調查時，他發現雖然小腳在整體上占主導地位，但卻存在著顯著的文化差異：城市化程度越低，對西方媒體的曝光越少的人口，其男性越可能喜歡腳部明顯較大的女性。

這項有關腳的研究，引發了對另一個演化心理學觀點的質疑：腰部纖細的女性具有普遍的吸引力。據說世界各地的男性，都喜歡腰寬比臀寬更小的女性，而不喜歡腰部較粗、身形較方正的女性。畢竟，沒有什麼比沙漏型身材更能表達「一位正處在女性荷爾蒙全盛期的年輕女性」了，對吧？但在這項規則中，研究人員也發現了例外情況。在一些較落後的文化中，男性聲稱他們喜歡腰部粗壯的女性，並認為那些腰臀比例「理想」的女性看起來有點病態。同樣地，這些具逆向思維的男性來自偏遠文化，很少接觸西方媒體、碧昂絲和塑身內衣。卡許尼克指出，這些研究「對某些版本的演化心理學所主張的普遍性擇偶概念，具有重要意義」，也對「一以貫之的教條概念」提出質疑。他大膽推測，也許，只是也許，人類的擇偶偏好「很靈活」，會根據當地情況做出反應，而非由一個人的染色體預先決定。儘管西方人可能難以理解，但生活在自給自足社會中的男性，可能更喜歡穩健和自信的外表，而不是從頭到腳以「青春的符號」包裝，如蘿莉塔（Lolita）和芭蕾足尖舞步（en pointe）等形象。

我之所以提起這點，是因為《女身》這本書詳細論述了演化心理學對男女差異提出的一些自鳴得意的主張——例如女人是害羞、挑剔的，男人則熱情且多情。或者說，女人不像男人那樣沉迷於權力和成就等，他們會說，嘿，這可是件好事啊，特別如果這意味著在學校的烘焙義賣會裡會有更多自製的紅絲絨杯子蛋糕。自《女身》一書首次出版以來，應用達爾文的理念進行人類行為研究的做法已衍生出各種不同的學派，其中一些學派非常有創意且複雜。這些研究人員稱自己為演化人類學家、人類行為生態學家、演化發育生物學家，或簡稱為科學家。他們把人類看成一種非常聰明的動物，有著漫長而混亂的過去。因此，他們致力於解碼生物學與傳記、基因和文化、個體差異和人類延續之間複雜的相互作用。許多演化論學者私下對演化心理學的一些分支學科，以及知識過度擴張的傾向，持保留態度。因為最熱心的演化心理學支持者，很容易把一個極其初步的發現，轉變成一個關於男女差異深層演化根源的宏偉故事。儘管如此，公開反對演化心理學的主張仍需要一定的勇氣，這就是為何我將卡許尼克對人類擇偶偏好「一刀切」模型的質疑，視為一種勇敢的行為。當有其他人對演化心理學家所主張的核心理念提出懷疑，或質疑他們對特定資料的解釋時，那些演化心理學家的臉皮可能會變得特別薄，變得暴躁；他們會指責批評者無知，或是不相信演化論，或讓政治觀點影響他們的科學判斷……或者以上皆是。演化心理學界的元老巴斯（David Buss）把自己比作伽利略，捍衛像「日心說」一樣無可爭議的真理，對抗黑暗勢力。

二〇一二年，深諳達爾文理論、受人尊敬的心理學家伊格利（Alice Eagly）和伍茲（Wendy Woods），共同發表了一份附有大量注解的長篇報告，題目是「行為中的性別差異和相似性的生物社會建構」（'Biosocial Construction of Sex Differences and Similarities in Behavior'）。她們探討了「心理性別差異」在不同文化和不同時期下的明顯變化，並指出這種變化挑戰了「本質主義者」（essentialist）對於男性和女性特質的信念。這篇報告在《演化心理學》期刊上引起的反應正如所料，其中斯克蘭頓大學（University of Scranton）的庫勒

（Barry Kuhle），便指責伊格利和伍茲是「性別女權主義者」（gender feminists），認為她們的思維「需要演化」。他可能也會認為她們的腳太大了。

演化心理學的爭論絕不只是一場室內遊戲。許多人過度認真地面對這些模糊、囂張跋扈的主張，其中不乏一些具有影響力的人。二〇〇五年，時任哈佛大學校長薩默斯（Lawrence Summers）提出了著名的主張：認為頂尖科學領域之所以缺乏女性，與其說是因為性別歧視或難以兼顧母職和事業，不如說是女性天生的數學能力較差以及競爭力相對較弱使然。某些批評家觀察到薩默斯的立場聽起來就像是某種可疑的演化心理學主張；因為根據演化心理學的教義，女性是理智而平衡的人，是人類中的多任務處理者，所以你當然會期望她們舒適地被安置在「智慧鐘形曲線」平均高峰的下半部（較不聰明）。另一方面，男性是冒險家、獵人，他們的大腦自胎兒時期便在睪固酮風暴中瘋狂旋轉，最終落在智商分布尺度的兩端。其結果便是男性天才更多，蠢才也更多。而且無論這些男性可能做出什麼舉動，都會帶來更多、更全面的競爭動力。

薩默斯的言論引起軒然大波，但他的說法是否有道理呢？數學天分是否真的特別青睞男性？統計趨勢顯示並非如此。三十年前，在美國標準化數學測驗中，得分最高的學生群體裡，男孩和女孩的比例為十三比一，如今這比例已降到三比一，差距還在不斷縮小中。在某些國家，男女的數學差距幾乎已經完全消失。至於男性是否真的獨占了野心和動力的專利呢？嗯，薩默斯確實很想成為聯準會（Federal Reserve）主席，他在二〇一三年的大部分時間裡，他都公開、毫不掩飾且充滿男子氣概地追求這個職位。對他來說較不幸的是，葉倫（Janet Yellin）*想的也是同一件事。

除了演化心理學的脫軌行為之外，過去有些關於女性身體局限性的既有假設，最近也被鬆動。例如現在的證據已經表明，女性可能並非一出生就擁有終身所需的所有卵子（這原本是生殖生物學長期以來的基本原則），而是在胎兒出生後數年都仍保有產生新卵子的能力。可以阻止最危險的人類乳突病毒（human papilloma virus）感染的三劑式疫苗，也可望在不久的將來使子宮頸癌絕跡；我只希望沉悶的年度子宮頸抹片檢查可以跟著消失。此外，雖然我絕不希望男性走上與子宮頸癌同樣的命運，但科學家最近已成功將女性骨髓細胞轉化為原始的精細胞。

但在與女性健康相關的部分中，最大的變化就屬「荷爾蒙替代治療」作為神奇藥物的地位，面臨了驚人的崩塌。在此之前，該療法一直被當成女性老化疾病的萬靈丹。在我撰寫《女身》一書時，像Prempro（雌激素和合成黃體素的組合）這類荷爾蒙藥物的使用率正在上升，有幾百萬名卵巢停止分泌激素的五十歲以上女性接受這項處方。Prempro和類似藥物被宣傳為更年期激素「缺乏」相關症狀的明智解決方案，就像注射胰島素來治療糖尿病，或是服用左旋甲狀腺素（Synthroid）來治療甲狀腺疾病一樣。而且，似乎有越來越多的證據證明雌激素能保護已過生育年齡的女性，抵抗從輕微到嚴重的各種困擾，包括熱潮紅、情緒波動、骨折、心臟病、阿茲海默症等。另外，補充黃體素則可以防止雌激素過度刺激子宮內膜的已知問題。那時看來，我們似乎終於有一個良好的治療方法，可以解決女性老化帶來的各種麻煩。

然而，許多相關評論對於我們急於擁抱荷爾蒙療法表示擔憂。他們之所以擔心，是因為有證據顯示，荷爾蒙替代療法與乳癌風險的增加有關；他們認為讓身體每天暴露在雌激素這種強效荷爾蒙的作用

---

* 譯注：聯準會史上首位女性主席。

下（而不是像月經週期那樣每個月只有短暫幾天爆發），可能會產生其他長期的副作用。此外，他們也大力抨擊這種觀點是將更年期視為一種缺陷或疾病，而不是老年女性的普遍特徵。把半個世紀以來影響半數人口的階段性變化，跟只影響少數人的糖尿病等疾病進行比較，真的公平嗎？毫無疑問地是，女性身體演化出了某種方式來適應這場不可避免的卵巢告別式。

我在第十二章中談到了有關支持和反對荷爾蒙療法的觀點，也提到女性健康倡議（Women's Health Initiative）發起的一項為期十五年、涉及約十六萬兩千名參與者的大規模研究，相信二〇〇六年該計畫達成主要目標時，我們就會對此有更多瞭解。我和許多人都預期這項荷爾蒙療法的臨床實驗——將服用荷爾蒙治療藥物的女性和服用安慰劑的對照組進行比較——會呈現利益和風險混合的局勢：例如乳癌發生率提高，但心臟病發生率降低；或者更多血栓，但記憶力變得較為敏銳。哦，女孩，我們錯了。研究人員在二〇〇二年提前中止了這項實驗，因為荷爾蒙替代療法的效果簡直糟透了。這種療法在規模較小、控制較不嚴謹的研究中，看起來似乎很有希望，但在婦女健康計畫的嚴格標準條件下，卻變得一蹋糊塗。長期服用這種荷爾蒙混合物，不光女性罹患乳癌的風險高過許多人的預測，荷爾蒙甚至沒透過降低心血管疾病患病率來抵消惡性腫瘤增加的風險。情況恰巧相反，比起對照組，服用荷爾蒙的女性罹患心臟病和中風的機率都明顯增加了。進一步分析顯示，神經退化性疾病也呈現類似的趨勢：與雌激素的狂熱擁護者宣稱的不同，荷爾蒙療法非但沒有維持大腦彈性、讓突觸連接變得像愛德華磚紋（Edwardian efflorescent）般穩固，反而讓老年女性罹患失智症的機率增加一倍。荷爾蒙療法展現的唯一好處則相當輕微：減少熱潮紅和降低骨折風險。

荷爾蒙替代療法的光環幾乎在一夕之間消失殆盡。希望緩解更年期風暴的女性被建議盡可能縮短荷爾蒙藥物的使用時間，擔心骨質疏鬆的嬌小女性則被引介使用福善美（Fosamax）這類針對骨骼的藥物，或是轉向我解決生活中所有問題的最佳方案——練習舉重運動。在二〇〇〇年到二〇一〇年間，荷爾蒙療法的處方數量下降了超過七五%。更有某些研究人員指出，近年來乳癌發生率下降的直接原因，就是荷爾蒙用量減少的結果。

沒錯，荷爾蒙替代療法的偉大「前景」，現在與青春之泉*中的魚兒一起游泳了。不過我在第十二章討論到的其他相關內容至今仍具有重要性。更年期到底是天擇之力所形成的適應，還是人類不自然地延長壽命所生的副產品呢？我們有什麼證據能說明女性身體適應性地回應了卵巢雌激素的最終減少？為了激發對這類問題的持續辯論，並保留有關雌激素替代療法傳奇的歷史觀點，我保留了這一章。不出意外的話，它可以作為一個警世故事，說明醫學界很容易被相關性和回顧性研究誤導，以及要證明任何藥物或手術的價值時，除了大規模、對照組、雙盲臨床實驗之外，別無他法。

在其他方面，我認為《女身》這本書的表現出色——遠勝其作者。這讓我感到害怕。本書的核心主題——女性身上的每個組成所體現的特殊力量、美麗和靈活性，從X染色體和卵細胞，到乳房和陰部，再到母愛和對女兒的渴望；女性的侵略性、競爭心和殘忍；以及我們對姐妹情誼的原始渴望等——這些事物帶給我們的感受，就像某種我們作為靈長類的義務，仍然真實、切身且值得探索。無論你是否同意，全面性或部分性地，我都希望你能享受這段旅程。

在《女身》這本書首次出版時，我的女兒凱瑟琳還是個蹣跚學步的孩子。現在她即將上大學，當我

---

* 譯注：原文為 the fountain of Ponce de León，指傳說中這位西班牙探險家所尋找的不老泉，比喻幻夢一場。

打下這些字時，內心忐忑不已。她計畫攻讀生物學；她的高中同學投票認為她是「最可能發現新生物」的人。她彈奏鋼琴和管風琴，她的雙手如此敏捷靈巧，令我嘆為觀止。她已經長成為年輕美麗的女子。我頭髮狂亂、性格叛逆的瓦爾基麗女武神（Valkyrie）啊，無論她航行到何處，我的愛都將追隨她。

娜塔莉・安吉爾（Natalie Angier）

二〇一四年

目次

導言

進入光中

這本書是對女人身體的謳歌禮讚——它的生理結構、它的化學結構、它的演化與它的歡笑。這是一本現身說法的書，我企圖找到一個方法來思考生為女人的生理現象，而不致落入若非生理便是命運的泥淖裡。書中提到一些傳統上和女人形象聯想在一起的部分——子宮、卵子、胸部、血液、無所不能的陰蒂——以及我們所不知道的部分——運動、力氣、侵略性與憤怒。

它是一本關於快感——深植於血肉裡的快感——和身體之美的書。女人的身體配得我們致敬。為了闡明我的論點，我援引科學與醫學，為使女人之所以為女人的器官製作一幅地圖，並描述潛藏在這些器官下生生不息的爆發力。我向達爾文和演化論求助，以追溯出我們私密地理的來源——為何我們的身體看起來是這樣，機能又是那樣，何以它們看起來光滑細緻、豐腴圓滿，運作起來卻是齟齬不合、窒礙難行。我從歷史、藝術、文學中披沙瀝金，以便瞭解有史以來人們如何描述某些身體器官。我從我們的基因、腦、荷爾蒙，以及對發育的認識等學門中精挑細選，以為我們的欲望與行為提供可能的解釋。我提出一些想法與理論，談到胸部的源起、高潮的目的、我們對母親的摯愛，以及女人為何幾乎同樣強烈地彼此吸引又相互排斥。有些相關理論比較語焉不詳；我之所以提出一些理論，是因為我在研究過程中被它們絆倒，發現它們非常迷人且令人目眩神馳——如霍克斯（Krisen Hawkes）所提出的，人類的祖母因為拒絕在卵巢死亡後就死去，而使人類種族得以繁衍；有些理論我之所以提出，是因為它們帶來矛盾，有能力突破女人「本性如此」的界線；還有一些理論，我像迎著新娘灑米一樣地灑出去，只為了討個吉利，搏君一粲，帶來希望，製造混亂。

誠然，女人的身體這一路走來可不輕鬆，因為數百年來，女人的身體一直被視為令人厭惡的。人們不是在這上面大作文章，就是全然漠視它。它被視為是第二性、草圖、先天不足的預設性別，是安慰獎、妖精、半男人。女人淫蕩、故作正經、獸性未改、難以捉摸。附著於女人身上的不當比喻，其數之眾，更勝於她們在子宮裡不想要卻已成形的胚胎來得多。

但是，女性同胞們，我們都知道這些話當中有多少是胡說八道：話說得很漂亮、很完美，殘虐得幾乎帶有諂媚之義，但終歸是胡說八道。我們或許喜歡男人，或許也和男人一起生活，但某些人就是會針對我們，對我們的身體和心理大放厥辭，說些愚昧至極，錯得離譜的話。就舉至聖所（inner sanctum）這個神話為例吧。男人看我們的身體時，不會一眼就看到我們的外生殖器；女人身上管用的皮毛三角區，就像**無花果**的葉片，遮蓋了外陰的輪廓。此時男人如餓虎撲羊，急著要突破這層皮毛入口和外褶，直搗幽居深閨的內生殖器——陰道的聖殿。難怪，女人總是和深閨宮闈相提並論。男人想要他們看不見的東西，所以他們假設我們津津樂道、甚至因自己的層層防禦而沾沾自喜。女人是碗、是甕、是窟、是有麝香味的叢林。我們是一團幽暗的迷霧！我們是隱蔽的皺襞、原始的智慧，而且永遠永遠都由子宮孕育生命，釋出生命，然後又將它吸回來，重返潮濕、幽冥的皺襞。「男人的性欲於是回歸這生命肇始的源頭，汲飲存在的水泉，進入朦朧的神話領域，在這裡上下顛倒，生即是死。」作家厄普岱克（John Updike）寫道。

但，姐妹們，我們是杯子、瓶子、器皿和盒子嗎？我們是在子宮的網上爬行織網的蜘蛛嗎？還是活在暗無天日地底深處的瞎眼蜘蛛？我們就這麼見不得人，這麼神神祕祕？不，黑卡蒂（Hecate）*呀！我們不比男人強，也不比男人差。沒錯，男人有可以在外招搖的陰莖，給予他們在世上打拚時，另一個在身體之前衝鋒陷陣的利器；但陰莖為他們帶來的快感，正如陰蒂為我們帶來的快感一樣，直探入心坎裡，舒暢無比，而且全身上下都感受得到。不論腳趾頭的主人是男是女，都能感覺到高潮的快感。男人體外有睪丸，女人的卵巢則收藏在體內，在髖骨下方不遠處。兩種器官都會分泌它們的產物，對內分泌和生殖系統發揮功效。男人活在他們的頭腦中，我們也一樣，陷在普遍心靈的寓言之中。

同時，不論女人或男人都無法分分秒秒全盤掌握我們體內正在忙些什麼，肝臟、心臟、荷爾蒙、神經元都在做些什麼。然而，在體內擁有這一切強大、暗地進行的有機活動，並不會賦予我們神祕的光環，男女皆然。我並不會因為擁有一顆胰臟，就成為了謎之女神。

即使在懷孕期間——懷孕這件事體現了女人是地下女巫的概念——母親通常也與她偉大的魔法齟齬不睦。我記得懷胎九月時，身心俱疲地坐著，感受到肚裡的胎兒分秒不停地蠢蠢欲動。但我不知道她是用腳踢、用手肘戳，還是用頭頂住羊膜；更不知道她是高興、焦慮還是悶得慌。在進行羊膜穿刺之前，

* 譯注：某些人認為黑卡蒂是前希臘時期掌管助產士、出生、生育力、月亮的黑暗面、魔法、財富、教育、儀式，以及冥界的女神。

我相信自己的直覺——女性直覺？母性直覺？蜥蜴人直覺？——早已猜出胎兒的性別。那是身體深處萌生的終極直覺，低鳴著說是個男孩。我夢到一顆塗上鮮豔紫藍色的蛋，醒來時對這個象徵毫不遮掩的暴露狂感到難為情。至少日有所思，夜有所夢，我心想：媽媽將要孵出一個兒子。結果，羊膜穿刺的說法剛好相反：「他」其實是「她」。

把女人身體與神祕至聖所畫上等號的說法，將它的愚蠢四處蔓延，把女人和夜晚、大地聯想在一起，當然還有月亮！月亮就像昔日好萊塢歌舞劇的掌上皮球，如此靈活，如此亦步亦趨地跟隨我們躲也躲不掉的經期。隨著排卵期接近，我們就如月亮逐漸轉盈，並隨著流血由盈漸虧。月亮吸引我們，拉扯我們的子宮，甚至讓我們經痛。我至愛的姐妹們，妳們真的會想在夜裡想爬出去對月長嚎嗎？也許吧；畢竟滿月是如此嬋娟，特別是當它貼近地平線而且染上一抹淡淡奶油黃的時候。然而這種喜極而嚎的欲望和我們得買衛生棉沒什麼關聯，事實上，我敢說我們其中多數人對於自己經期落在月亮週期的哪一段一無所知。然而誇張的說法千年不滅，所以我們仍不斷碰到一些老掉牙的描述，把女人描述成有機食品標籤上的某種成分，像是「自然的循環就是女人的循環，生物學上的女性氣質就是循環回歸的秩序，起始於終結之處」，如帕格利亞（Camille Paglia）在《性人格》（*Sexual Personae*）中寫道的：

女人不會夢想超越或逃脫這亙古以來即有的自然週期，因為她就是那個週期。她性器官的成熟意味著她已與月亮結為一體，隨月亮的步調經歷圓缺盈虧。古人明白女人和大自然的規律息息相關，這是她躲不掉的約會。她知道在這事上自己沒有自由意志，因為她無法脫身。她沒得選擇，只能接受。不論她想不想成為人母，大自然都將她困在生殖律的節奏中。經期是一只鬧鐘，除非大自然喊停，沒人能阻止它鳴響。月亮、月、月經；它們都用同一個字，屬於同一個世界。

啊，沒錯，語源學從來都被視為真理的仲裁者。目睹最近所有這些奇臭無比的陳腔濫調死灰復燃，真讓人憂心，甚至抓狂，因為我——也許還有妳們，我的姐妹們——以為這些陳腔濫調早已被打入冷宮，支離破碎，被燒成灰燼。我長年閱讀並寫作有關生理學與演化論的書，然而，坦白說，我厭倦人們把「科學」像驢子尾巴一樣用針別在我們的屁股上，再用冥頑不靈的現實主義將它黏死。我厭倦在談演化心理學、新達爾文主義或性生理學的書裡，讀到女人如何像那些了無新意的謠言：我們女人比起男人相對性欲缺缺，且期盼一夫一妻制；而在單純「性」的領域之外，我們對功名利祿興趣缺缺，喜歡順其自然而非所有作為，我們生性安靜，自給自足，有相對更「友善」，欠缺數學能力，諸如此類讓人倒退到原始克羅馬儂人時代的無聊說法。我厭倦聽到「女人天性如此」這種一廂情願的說法在那些能夠自圓其說的演化論解釋中出現，說我們必須坦然、面帶微笑地面對這一切。

我同樣也厭倦被告知，我不該讓女性主義、女人至上的信仰，妨礙我看清「現實」、承認「事實」。我厭倦了這一切，因為我愛拿人跟動物相提並論，我愛生物學，我愛肉體，特別是女人的身體。我愛當大腦傲慢不聽使喚時，身體為大腦帶來的幫助。但近來許多有關女人本性報導的內容是如此貧乏、片段、以訛傳訛，明顯缺乏實際證據，以致一聽就知道它們所言非矣，對我而言是如此，我懷疑對其他許多女人來說也是如此，而她們大多都無視科學想對她們說的話或是如何描述她們。

另一方面，反對達爾文演化論以及以生物學角度看女人的標準論調，也絕非攻無不克。考慮到這些論調的基礎多建立在否定身體，或至少是否定身體對行為造成的影響。這就彷彿宣稱女性同胞的生命單純只是心靈和意志，可以僅憑心靈和精神獲得重生，完全不倚賴肉體，甚至鼓勵女人可以三不五時從身體上弄點好處。在那些批評演化論與生物學主義的人當中，有許多都是女性主義者和進步的、人格高尚的、國家不能沒有的公民，我通常也希望自己能加入他們的行列。我們得承認，這些批判者通常言之有理，不論是攻擊女人消極被動的迷思，還是那些意在凸顯男女數學技巧的先天差異的研究。然而，當他們唯一能做的就是說這不對、那也不對的時候，不免讓人失望。他們挑錯、埋怨、駁斥一切。荷爾蒙不算數，胃口不算數，氣味、感覺、生殖器不算數。身體只是汽車，絕非駕駛員。一切都是學習而來，一切都是社會契約，都是文化制約的後果。這些批評背後不言而喻的假設是：人類是**特別**的——或許較好，或許較壞；但歸根究柢，人類和演化之手所造的其他作品都不一樣。正因為如此，他們暗示我們，若想藉著研究其他物種來瞭解自己便會掛一漏萬。畢竟我們可曾從和實驗室母老鼠相提並論中得到好處？

事實上，藉著研究其他物種，我們可以大大瞭解自己。這是當然。假如你觀察其他動物，卻沒有在牠們的行為中看見自己的身影，那麼你看來大概也不怎麼有人性了，不是嗎？我便是那種想從其他動物身上學習的人。我想向草原田鼠學習牠們顛撲不破的邏輯——盡可能多與朋友和所愛的人依偎在一起。我想向我的貓咪學習如何一夜好眠——牠們可是休閒娛樂專家。我想向我們的倭黑猩猩姐妹學習，如何以生殖器對生殖器的一點摩擦來化干戈為玉帛，皆大歡喜。我也想找到女人情同姐妹的價值，為彼此挺身而出，正如雌倭黑猩猩在這方面可以做到不讓雄猩猩前來侵犯或糾纏的地步。假如女人能成功地將性騷擾、婚姻暴力與強暴的議題擺到社會大眾眼前、擺到立法院的議事桌上，那是因為她們發起鍥而不捨、有組織、姐妹心手相連的活動；而倭黑猩猩老早就以一種原始的認知方式將這些活動運用得爐火純青。

我相信我們可以從其他物種，從我們的過去以及我們的身體學習，這就是為什麼我把此書寫成是某種談女人的科學幻想曲。我們可以輕易被科學惡待，但也可以讓它為我們服務。我們可用它來自吹自擂，也可用它來自娛。系統發生學、本體論、遺傳學、內分泌學，一切任君選用。而我是個恬不知恥的投機客。我翻查女性染色體，巨大的那個叫X，並問為什麼它這麼大，是否有什麼突出的性質（它的確有）。我問為什麼女人的生殖器會有那樣的氣味。我探究女人一生中的化學變化——授乳期、經期、青春期、停經期等，並且檢視各個時期如何打破單調的體內平衡，激發五官知覺變得更敏銳的潛力。我問身體如何從外界吸入化學訊號，這種汲飲外在世界的行為又如何影響我們——一瞬間的靈感如何化為啟示。本書編排的順序基本上由小而大，從真切而緊實的卵子，到偉大、甜蜜、一旦陷入便難以自拔的，我們稱之為愛的感覺。全書分成兩部分，第一部側重身體的結構——如同藝術作品般的我們的解剖結構；第二部則側重體內的系統——我們行為和欲望的荷爾蒙與神經基礎。

我也想就本書未涉及的議題略提一二。這本書不是寫男女之別的生理學，以及男女有多麼相似或多麼不同的書。基於需要，本書會提到許多關於男人與男性生理學的內容，這是因為我們對自己的某項特質進行定義的方式是經由和別人比較而得的，而我們身邊最近的人正是男性。然而，我不會深究某些研究所關注的差異，像是當男女回想起快樂往事或回憶購物清單時腦部活動的部位如何不同，或是當妳想好好談談彼此的關係時，妳先生卻只想看冰上曲棍球。我不會比較男女在課業得分的高下，也不會問男女的嗅覺哪個比較敏銳，或誰的方向感較好，或是誰沒有問路的能力。即使是在第十八章，我對演化心理學家提出的論調進行剖析，解釋男女在傳宗接代策略上理當有所不同時，我對性別差異的爭論仍然興趣缺缺，我感興趣的是去挑戰演化心理學對女人天生蒼白無力的看法。總之，本書不是兩性戰爭前線發來的電報；這是一本講女人的書。而且，雖然我希望我的讀者同時包括了男性與女性，但我在書寫時假設我的讀者是女孩（*gal*）——順便說一句，這個詞，我在全書中大量使用，因為我喜歡它，並一反所有證據地相信這個詞會再次流行起來。

本書另一個特色是非實用取向，它不是婦女衛生保健指南。在我能力所及的範圍內，我盡可能在科學和醫學資料上力求正確，而在值得商榷的地方，我也會清楚表達自己的意見。例如雌激素（俗稱女性荷爾蒙）這主題。雌激素是我最愛的荷爾蒙；它無異是一首結構嚴謹的交響詩，我在為它專關的章節裡，試圖傳達它的美好。但水能載舟亦能覆舟，雌激素一方面能帶來生命和腦部的運作，一方面也能帶來死亡——不論乳癌的成因為何，往往與雌激素有關。所以我一方面很高興生來就有一份專屬女性配額的雌激素，另一方面我從不在身體之外尋求雌激素補充品。我從不吃避孕藥，對雌激素替代療法也有所保留。我將在適當範圍內討論這個議題，但我不企圖翻案。我的書不是《我們的身體，我們自己》（*Our Bodies, Ourselves*）這一派的衍生作品，縱使那是一本絕佳的、開風氣之先的書，孕育了我們這整群女性主義者，但它不需要任何不慍不火的效顰之作。

我的書著手處理「女人是什麼做的？」這個問題。但我只能笨拙卻不從眾地偷偷摸摸來到女人這個題目面前，帶著我的偏見、過往印象，以及如沒紮好的襯衫衣角般隨風飄動的欲望。當然，每個女人到頭來都得根據她受造的所得所缺，來判斷是什麼使她成為一個女人。我只希望能表明，身體是答案的一部分，是一張通向意義與自由的地圖。哈佛大學的卡爾森（Mary Carlson）創造出「解放生理學」一詞，用以形容利用生物學上的真知灼見來治療我們心靈的創傷，瞭解我們的恐懼，並且善加利用我們手上所擁有的，以及那些將擁有並愛我們的人。這是個絕妙好詞。我們需要解放，並永不止息的演化。還有什麼任何地方能比我們住了這麼多年的殿堂大門，更適合出發的呢？

第一章 解讀卵子

一切肇始於一枚完美的卵細胞

把幾個大人和一個人見人愛的嬰孩放在同一個房間裡，就如把一桶奶油放在正午的太陽下。大人們圍著嬰兒床推擠著，不消片刻，他們的老骨頭變酥，背脊也彎了下去。他們的眼睛因喜悅而變得朦朧，理智被拋到一旁，並發現自己的語調進入了全新的音域——高男中音、女高音、豬仔尖叫。要是他們摸到嬰兒的手，就要準備聽一段古老的「指甲頌」變奏曲。能集成人三千寵愛於一身的，非新生兒的指甲莫屬了——其中濃縮的早熟是如此楚楚動人。瞧瞧底下那層小小的指皮，上面蛾眉形的白色角質，弧狀的指甲本體，整體有模有樣，令人難以抗拒：它看起來還真的很管用！我們愛嬰兒的指甲，不只因為它配得奉承，更是因為它是我們自己指甲忠實、具體而微的複製版本。不論是大腿、眼睛，甚或有彈性而呈鸚鵡螺形的外耳，都不如嬰兒指甲那般能彰顯由小見大的成人雛形。我們因此被提醒了它具足未來所需的一切。

而我自己，更偏好卵子。

我在懷孕中期的某個時間點，得知懷的是個女孩以後，我便開始想像自己置身於一個房間，房裡有兩面相對而立的鏡子；只要你往其中一面鏡子裡瞧，就會看見另一面鏡子反映出她和你，最後映出的是數不盡的影像。在妊娠二十週時，我女兒重約二百六十公克，香蕉般大小的身軀縮成一團，浮游在我體內那麼一丁點大小的空間裡，而這糾結成一團的葡萄藤是我染色體的未來。在胎兒時光中途，她便已經擁有她這一生將會有的全數卵子，這些卵子全都塞在不比 ova（即卵子，複數）這三個字母還大的卵巢裡。我女兒的卵子是暗藏生機的銀彈，是隧道起點的亮光，是一遭迎接生命的經驗。男孩要在青春期才會製造精子；但我女兒的生殖細胞，我們的種子，早在她呱呱墜地前便已準備就緒，染色體已排列組合完畢，將父母歷史的陶器碎片整個裝進她小小的磷脂囊袋中。

人們經常拿層層相套的俄羅斯娃娃來做比喻。這種比喻在有關科學奧祕的描述中特別常見；解開這一個奧祕後，迎面而來的又是另一個奧祕。若要闡明這個比喻，現在就是最適當的時機，比如母女代代相傳，一個套一個的本質。你不妨想想娃娃的卵圓形，以及世代流傳中那種勢不可擋的不可預期性和流動性。打開卵圓形的母親，赫然發現卵圓形的女兒；打開女兒，女兒的卵又笑嘻嘻地邀請你將它打破。你永遠也弄不清楚還有多少子子孫孫等著你，你希望它們綿延不斷。我的女兒，我的俄羅斯娃娃。

稍早我曾說我的女兒在做為胎兒中期便具備她一生所有的卵子。事實上，她生產的卵子遠超她所能擁有的數量，像座得到豐厚補貼的蛋雞場。這時她擁有的卵子數量比她出生後全部的卵子還多得多。這些閃閃發光的生殖細胞，絕大多數會在她行經之前喪失。在妊娠第二十週——女人卵巢負荷的巔峰期——胚胎擁有六、七百萬顆卵子。接下來的二十週內，有四百萬顆卵子會死亡；青春期之前，只剩下四十萬顆卵子能展翅高飛，它們既不吵鬧，也不窺望。

女人的卵子會持續耗損，不過步調稍緩，從青春期一直持續到停經之前。在她一生中，最多會有四百五十顆卵子被選中並完成排卵，但假如她花很多時間懷孕而暫停排卵的話，這個數字就會少得多。在停經之前，卵巢裡就算還有卵子，也所剩無幾了。剩下的卵子都會消失無蹤——她的身體已將它們回收。

有機生命的基本原則便是這麼回事。生命是用來揮霍的，生命是拿來大把大把浪費的；寅吃卯糧，生命才得綿延不絕——先是大量生產，之後再削減、拋棄、剷除過剩的。細胞大量死亡，腦才得以成形：從一團充斥著原始、擁擠不堪的神經元，變成一個由捲曲和連接組成的有機結構，形成清晰可辨的腦葉和神經核；在腦部自嬰兒時期至發育完全以來，九成的原始細胞已經死亡，僅有少數細胞留下來肩負存維持生命的艱鉅任務。四肢也是以同樣的方式形成的：在胚胎成形期間，手指和腳趾必須脫去指間的蹼，否則當我們離開羊膜這個水族館時，還會帶著蹼和鰭。同樣的原則，也是我們未來發展的方式。

女性一開始擁有的數百萬顆卵子，都會透過一個稱作細胞凋亡（apoptosis）的內部程序消失得乾乾淨淨。這些卵子不僅是死，而是自殺。它們的膜起皺，變得像被風吹打得皺巴巴的襯裙，之後炸成碎片，然後一點一點地被鄰近的細胞吃得一乾二淨。美其名稱之為功成身退，或是濫情的稱之為犧牲小我完成大我，這些細胞的死亡為姐妹們騰出孵化的空間。當我女兒在我的體內即將發育完全時，她體內每天都會有數以萬計新生的卵子發生凋亡。直到她誕生時，我想她的卵子會成為她體內最珍稀的細胞。

過去幾年來，科學家在細胞凋亡上大作文章。他們企圖把出資單位所知的一切疾病，不論是癌症、阿茲海默症或愛滋病，全都和細胞凋亡掛鉤，也就是與身體失去控制自身衰亡的能力聯繫起來。正如同孕婦放眼一望，四下盡是大腹便便的婦女一般，這些科學家在病人和做為實驗對象的患病白老鼠身上，看到的也盡是細胞凋亡程序的失常。而他們信誓旦旦地表示，有朝一日他們窮究細胞凋亡時，疾病的治療和修復便能大有斬獲。但考慮到我們的目的，讓我們先別操心疾病或機能障礙的問題；讓我們謳歌撒手西歸的細胞，並為它們的逝去一灑感恩之淚。沒錯，這是種浪費，沒錯，製造那麼多然後又立即將幾乎所有東西消滅殆盡似乎愚不可及，但假若大自然如此吝嗇，還會有這般作為嗎？假若大自然不這麼可靠地製造**過剩**，我們還能指望看到大千世界嗎？這麼想吧，沒有淘汰，就無所謂選擇。除非打破雞蛋，否則就不會有舒芙蕾。能在精挑細選過程中存活下來的，勢必是巢中最美味可口的蛋。

正因為如此，從卵子的角度看來，也許我們從來不是什麼隨機、可悲的生物，不是什麼反常的偶然機率下產生的怪胎——一如我們許多人在會對天空揮拳的青春時光中產生的陰鬱想法（天啊，為什麼是我？那場令人髮指的意外是怎麼發生的？）我們存在而非不存在的機率，也許並非這麼令人無法接受，只要想想：在我們與存在的可能性沾上邊之前，有多少卵子被篩選掉了？過去我曾思忖生命為什麼能進行地那麼順暢，為什麼人類和其他動物總是在美好的狀態下誕生，為什麼我們發育的過程中沒有更多的驚擾？我們都知道在懷孕最初的三個月裡，自發性流產的機率很高，也都曾聽說這些流產多半是一種值得慶幸的篩選，排除了染色體太過畸型、無法生存的胚胎。然而在此之前，當不完美的卵碰上壞精子，這把細胞凋亡的大掃帚便會將這些未能通過嚴格檢驗的劣質品掃除，嚴厲地將它們拒於門外。你不行、你也不行、你絕對不可能。在所有這些細胞的自戕之後，終於，我們通過了檢驗——我們是少數，但因少而美麗。

我們的出生都獲得了肯定。我們都值得活著，我們通過了考驗。我們在胎兒的卵母細胞（oocyte）大滅絕中倖存，從這層意義來說——從機制層面來看——我們注定如此。我們是好卵，我們每個人都是。

假如妳的卵子從來就沒出過問題，從來不需要擔心自己的生育能力，那麼你或許也不曾仔細思索你的卵，或是從卵的尺度思考它所蘊含的力量。想到雞蛋，你就想到食物：水煮蛋、炒蛋或禁食蛋類。或者你小時候很幸運，在後院發現了一個鳥巢，裡面有兩到三顆知更鳥蛋，每個都圓潤幼嫩，讓你在冒險觸摸之前屏住呼吸。我在少女時代就不幸地熟悉另一種生物的卵：蟑螂。我看到的通常都是小蟑螂已經安全撤離的空卵鞘，這景象就如用罄的彈殼一樣讓人不安，也證明了這種昆蟲的強大之處。

在許多文化中，「蛋」的象徵性力量以橢圓呈現。世界之卵在靠近蛋底部的地方較厚，得以承載我們，在蛋尖端的部分較薄，彷彿直入蒼穹。在中世紀的繪畫和教堂的牆面上，復活的基督坐在一個卵形的天堂之中：祂創生了世界，又降生於世界中，使世界免受死亡之苦。復活節時，我們在蛋上彩繪，慶祝重生與復活；生命在蛋裡，正如在杯中、在圓拱的手掌中撫育。印度神祇象頭神（Ganesha）和濕婆（iva）不論是坐或舞，背後都有火舌繚繞成卵形的光圈。歐姬芙（Georgia O'Keeffe）在她所繪的外陰之花中，花瓣敞開之後還有一層花瓣，如粉彩色調的抽象俄羅斯娃娃，她同樣也在作品中運用了蛋的意象，從女性外陰的層疊中道破女人的生殖力。

雞蛋或其他鳥蛋可說是包裝藝術的登峰造極之作。母鳥在交配前，老早便在生殖道中製造出蛋的主體。她在蛋裡提供了讓小鳥的胚胎發育到啄破蛋殼自力更生前所需的所有養分。蛋黃之所以富含膽固醇，之所以被視為美食中的地雷*，是因為發育中的胚胎需要大量膽固醇來建構身體的細胞膜，無論是誰的胚胎。雌鳥為她的蛋提供蛋白質、糖、荷爾蒙、生長因子。只有在食物櫥櫃一應俱全之後，蛋才會成功受精，接著在外面包上數層鈣質蛋殼，最後被產下。鳥蛋呈橢圓形，是為了流體力學上的理由：這

* 譯注：原文為risqué，法語，形容淫穢、有傷風化之意。

種形狀可以讓蛋沿著泄殖腔產下的旅程更順暢（鳥類的泄殖腔相當於女性的產道）。

我們女生總是被叫作小雞，在英國會被比做鳥兒，但我們的卵子和蛋大異其趣，足見這種比喻的失當。女性的卵子正如其他哺乳動物的卵一樣，和鳥蛋一點都不像。卵子當然沒有殼，不用說也沒蛋黃，儘管卵子的水狀部分，細胞質，摸起來會像蛋黃一樣稠，假如它大得可以讓你把手指戳進去的話；但是人類的卵沒有足以滋養胎兒的養分。

雖然每個月的排卵期都讓女人顯得精神飽滿，但那肯定不是因為那滿臉坑洞、散發冰冷光線的月亮。在此，我想提出另一種想法：讓我們揚棄只有男人才能享受陽光的謬論。難道真的是希臘太陽神海利歐斯（Helios）和阿波羅（Apollo）、埃及太陽神拉（Ra）、波斯太陽神密斯拉斯（Mithras）以及其他閃耀金光的男人，佔據了太陽御駕中的所有座位，照亮每個日子並孕育所有生命？這是神話帶來的誤導，因為沒有什麼比卵子最飽和的時刻更像太陽了：它是一顆完美無瑕的球體，從火中向我們開口說話[*]。

布斯提洛（Maria Bustillo）是一名四十來歲、身材矮小的女醫師，她經常帶著淺淺的微笑，對自己微笑，彷彿她的生命對她來說本身就是件開心的事。她是古巴裔的美國人，身材豐腴卻不臃腫，一頭黑髮不長不短。身為一名不孕症專家，布斯提洛是現代的狄蜜特（Demeter）[†]，她採收人類的卵子，靈巧地操作它們，堪稱一位低調的魔術師。她幫助那些一心希求懷孕的夫妻圓夢，對他們而言她不啻是位女神。但布斯提洛也有愛莫能助的時候，對那些她幫不上忙的人而言，他們只是把數千美元鈔票，連同一次又一次的ＩＶＦ（In Vitro Ferilization，即體外人工受精手術）、ＧＩＦＴ（Gamete Intra-Fallopian Transfer，即輸卵管精卵植入術）或其他字母構成的祈禱一併沖進馬桶裡[‡]，這麼說一點也不為過——這就是今日不孕症治療的現況：所費不貲，又經常失敗。然而，布斯提洛醫師總是帶著她愉快的小小微笑而不被憂鬱所染，同事樂於與她共事，病患也欣賞她的坦率，和她從不擺出紆尊降貴的姿態。我第一眼就幾乎毫無保留地喜歡上她。只有一次她說的話提醒了我，她是一位外科醫生，一名身材矮小、邊說笑話邊刷手準備進手術室的女牛仔。在為接下來的陰道手術洗手時，她轉述了一句多年前她從教授那裡聽來的俏皮話：「他告訴我，『在動陰道手術前洗手，就好比是拉屎前淋浴。』」陰道髒得很，她接著說，所以你的手帶進陰道的東西不可能比已經在那裡的東西更髒。（順帶一提，這種原始建言純屬老醫師的胡扯，鬼話連篇，我們將在第四章詳細討論。陰道一點也不髒。所以，當我們爬上婦科檢查檯時問「醫生，你洗手了嗎？」真的不過分。）

我曾到紐約西奈山醫學院找布斯提洛檢查卵子。我看過許多物種的蛋，唯獨沒見過我同類的卵（在圖片上看的不算）。要看見人卵可不容易，它是人體內最大的細胞，儘管如此它仍然十分小，直徑只有十分之一公厘。假如你可以用嬰兒的細髮在紙上戳一個洞的話，那大概就是一顆卵的大小。此外，卵也不是給人看的。人卵一如任何哺乳動物的卵，生來就在黑暗中建成，為編撰體內最私密的故事而生；而你之所以有聰慧、肥大又繁複的腦，一部分得歸功於卵的隱密。在體內滋生孕育的胎兒受到萬全的保護，保護胎兒蹉跎足夠長的時間來孕育一個巨大的腦部。所以我們賦予蛋頭（egghead，知識份子）這個詞一種

---

* 譯注：暗指聖經中耶和華神自火燄中向摩西說話。

† 譯注：在希臘神話中司掌農事及豐收的女神，也是保護孕婦和婚姻的主神。

‡ 原注：ＩＶＦ指的是體外（在試管中）受精，相對於用老方法在體內受精。ＧＩＦＴ，或說輸卵管精卵植入術，是ＩＶＦ的變體，將卵子和精子注射到女性的輸卵管中，希望它們會找到彼此並產生受精卵。

新的意義：從幽居的卵中生產肥大臃腫的腦葉。

精子的狀態則大異其趣。一個精細胞可能比卵子更小；只有卵子體積的一小部分，所以它的形式也不是那麼適合做為一種藝術廣告看板。然而，由於它的設計就是為了能醒目招搖、公然消耗，因此精子具備在技術上容易顯像的特質。三百年前，雷文霍克（Anton van Leeuwenhoek）發明了顯微鏡，他所做的第一件事，就是在玻璃片上抹上一層人體精液取樣，並將它置於他的魔術鏡頭下。讓我暫時拋開對受精卵的偏見，我想說的是，當精子放大來看時，的確是相當壯觀又充滿活力的。它們猛烈地甩動、拍打著淚珠的尾巴，它們橫衝直撞，迴旋打轉，搖擺，朝四面八方沒有目標的狂奔，活生生地證明我們最原始的過去是一條鞭毛蟲。就顯微鏡下光怪陸離的奇遇這點來說，一抹精液的表現遠勝於學術界常用的一滴池塘浮渣。

女人的身體也許靠著細胞凋亡的過程拿走卵子，但當它給出卵子時，未嘗沒有過一番掙扎。那麼，我們應當如何看見卵子呢？有一種方法是尋找卵子捐贈者：一個略帶瘋狂、略帶神聖、略帶浪漫情懷又略帶利益考量的女人，但這所有想法都要臣服於布斯提洛所謂「失憶之奶」的麻醉劑藥效下，才能讓她免於感受自己身體在血腥戰場上的悲嚎。

德洛契亞（Beth Derochea）拍著肚皮聲音低沉地說：「脹死我了！我渾身都是荷爾蒙！我告訴我先生，走開！離我遠點！」二十八的她看起來比實際年齡要小五歲。她是一家出版社的行政助理，希望能爬到編輯的位子。她有一頭烏溜溜的長髮，隨意側分，笑起來露出滿口大牙。「我希望沒人會遺傳到我的牙齒！」她說，「什麼都好，就是牙齒不行——我牙齒脆弱得很。」她笑口常開，即使穿著單薄的醫院罩袍也不會因此害羞或行為有所顧忌。她東蹦西跳，開懷大笑，比手畫腳，「她超棒的！」房裡甚至有位護士這麼喊道。「我窮瘋了，」德洛契亞說，「我有點不好意思承認，但我債台高築。」這就是她到西奈山捐贈卵子的原因。她的骨盆柔軟，卵巢腫脹到胡桃大小，正常狀況下應該只有杏仁般大，她的鼻孔馬上要被插入管子，她將沉浸在失憶之奶中。

如果有人要設計一種生殖力崇拜的話，德洛契亞可是萬中選一。她的頭髮或指甲可以裝在護身符裡，一如聖人的遺骨被放入聖物箱中。這是她第三次捐卵了。念研究所時她捐過兩次，每次都有二十九顆左右的大豐收。現在她又來了，有部分可能是為了那二千五百美元的酬勞，但還有其他原因令她對此毫不介意，甚至樂此不疲。德洛契亞和她先生至今膝下猶虛，但她告訴我她喜歡扮演母親；所以她像媽媽一樣照顧她的朋友們，要她們冬天穿暖一點，或者多吃蔬菜水果；她喜歡幫其他人的寶寶換尿布，哄嬰兒入睡。想像自己的卵子成為別人快樂的泉源讓她感到快樂。德洛契亞並不覺得她擁有自己配子的專利，作為一個有著特殊愛好的科幻迷，她告訴我海萊茵（Robert A. Heinlein）曾寫過這樣的說法：「『你的基因不屬於你，』他說，『它們屬於全人類。』我對此深信不疑。我的卵、我的基因，它們甚至不能算是我，我不過是與人分享。就像捐血一樣。」

在這幅慷慨、幾乎共產主義的畫面裡，我們都在同一個基因池裡游泳，都是人性這條無盡長河上的釣客。假如我收線時一無所獲，也許你可以和我分享你的漁獲。德洛契亞說就算不拿錢，她還是會捐出自己的卵子，「我也許不會捐到三次，但至少會捐一次。」她說。

她的情操頗為罕見。在許多歐洲國家，付錢要女人捐卵是違法的，也幾乎沒人會這麼做。布斯提洛提到她最近參加一次生物倫理學研討會，當科學家、國會議員，以及專業思想家被問及——單單出於好奇——在座是否有人會捐卵時，「沒人舉手。雖然之後有兩位女士說若是她的親友有需要，她們會捐贈。」德洛契亞捐卵不是為了親朋好友，她從未見過接受她卵子的夫妻，也不可能看到她的卵孕育而生的子女，但她不在乎。她不會期待這些卵開花結果，也不會對她素未謀面的子女抱持什麼幻想。「我做到了不讓自己有任何期待投資得到回報的感覺。」她這麼說，就像一尊文藝復興的聖母像那樣沉靜。

我告訴布斯提洛，當卵子捐贈者大約三十出頭或更年輕，生殖力處於巔峰狀態的女人，同時也是最可能缺錢用的那種人時，卵子捐贈其實是各取所需的一樁美事。卵子捐贈者所賺的每一分錢都是血汗錢。在我和德洛契亞碰面的三週前，她已經開始施打 Lupron，一種人工合成的促性腺激素釋放荷爾蒙。這種我們腦中分泌的強大荷爾蒙會啟動整套排卵週期。她每晚都要用糖尿病患者所使用的細針在大腿部位施打這種藥劑，持續整整一週。沒什麼了不起的，她說，幾乎不痛不癢。我心想，噢，當然，當然，什麼人都做得來，除了我；我總是認為海洛因成癮者的可悲之處倒不是被毒品毀掉一生，或是因此感染愛滋病，而是得自己拿針頭刺自己。

在 Lupron 之後下的就是重藥了。她必須改打一劑 Pergonal 外加一劑 Metrodin，它們是排卵荷爾蒙的混合劑，用來刺激卵巢，使其亢奮起來。順便帶一提，Pergonal 是從停經婦女的尿液中意外分離出來的；她們的身體已習慣於經期，因為得不到來自卵巢排卵的內分泌信號回饋，而持續製造高濃度的排卵荷爾蒙。調配這劑荷爾蒙濃湯需要全神貫注，確定把藥劑吸入皮下注射器，以免會造成栓塞的氣泡混入其中。同時也需要一根比施打 Lupron 還粗得多的注射針，意味著這針會更痛。這回德洛契亞必須每晚從臀部施打藥劑，連續兩週。不恐怖，不折磨，但她承認她可不想每個月都來一次。在這場折磨接近尾聲時，為了要刺激排卵的最後階段，德洛契亞得再打一針人絨毛膜促性腺激素（human chorionic gonadotropin），同樣得用一根大得嚇死人的皮下注射器。

這段期間，德洛契亞除了晚上施打荷爾蒙之外，白天還得回醫院做超音波掃描，檢查卵巢的擴張程度。施打過多液體讓她全身浮腫，她卻拿這開玩笑，說她已經準備好讓出身上幾克的肉。她的兩顆卵巢就像是被橘子塞滿的麻布袋一樣，每顆橘子都是因為施打三週荷爾蒙而快速成熟的卵。在正常的週期裡，只有一顆卵可以從卵囊中脫穎而出。但此時的德洛契亞是個奧運級選手，將相當於兩、三年份量的卵母細胞濃縮在一個月內收成。沒有證據顯示這會減少她的壽命，或是讓她的生育能力受到損害或下降。畢竟，我們的卵子綽綽有餘，想想管理層級處理未使用預算的方式：卵子砰的一聲炸成碎片！所以那些世上的醫學狄蜜特女神們，不過只是在蠶食那些原本會凋亡至虛無的同類罷了。

無論如何，生育崇拜在德洛契亞家中十分盛行：她所有的兄弟姐妹都已多次生育。「我們就是會去生孩子，」她這麼說。一些專家認為使用生育藥物會增加卵巢癌的風險，但德洛契亞對這點並不擔心。關於這類問題的數據仍然沒有定論，而且不管怎麼說，與德洛契亞接受的任何濾泡刺激劑相比，可洛米分（Clomid）這種藥物與卵巢癌的相關性還更大。「如果我的家人有卵巢癌病史，我可能會比較擔心，」她說。「但目前我並不擔心。也許這很愚蠢，但我並不擔心。」

她躺在手術檯上。他們先透過氧氣罩給她氧氣，再加入麻醉藥劑。他們問她是否有睡意。「唔！」她含糊的回應，沒多久就像達利的鐘一樣軟去。手術助手把她的腳穿入腳蹬，並用碘酒濡濕她的外陰部。當碘酒沿著她大腿內側往下滴到手術檯上時，看起來就像是經血。布斯提洛竄進手術房，洗了手，還說了排便和陰道的笑話——但無所謂，她有好好刷手。她坐在手術檯底端，婦科醫師放置腳蹬這一頭，準備突破身體最脆弱的一道防線。她的助手將一台移動式超音波掃描器推過來，並遞給她一根超音波探針，這個器具形似人造陰莖。她在探針外頭套上一層有彈性的乳膠罩——「保險套！」她說，並在上頭穿上一根針，用來將準備就緒的卵子從卵巢中吸出來。

布斯提洛將棒子伸入德洛契亞的陰道，直伸到兩個窟窿中的其中一個，這是陰道在子宮頸兩側鼓出的死胡同。探針刺穿窟窿壁，穿過骨盆腔的腹膜——那是圍繞著絕大多數體腔內臟器的油脂膜——最後穿刺進入卵巢。布斯提洛透過觀看超音波影像，完成整個吸取卵子的手術，卵巢在螢幕上以黑白影像呈現，在高頻超音波的來回反射下無所遁形。探針位在螢幕的左上角。卵巢看起來就像是一只巨大的蜂窩，裡面布滿蜂巢狀腫脹的深色卵囊，或者稱之為濾泡，每個直徑都有兩公厘。這些都是德洛契亞每晚辛勤注射的成果，塞滿整個超音波掃描器的螢幕。布斯提洛兩眼盯著超音波影像，操縱手中的探針；她點著每一顆黑色蜂巢，從濾泡中吸出所有液體。液體沿著探測器的導管往下流，流到一只燒杯中。你看不見懸浮在液體中的卵子，但它們就在裡面。在液體被抽出之後，卵囊會立即塌陷並從螢幕上消失。稍後，它會稍稍膨脹，不過是因為充血。

刺！刺！刺！布斯提洛刺穿並吸乾每一顆濾泡，速度快到蜂巢似乎有志一同地活了起來：囊袋塌陷，充血鼓脹。刺！刺！刺！光看便讓我感到感同身受的痛。要不是我現在站著，我會因為不舒服而蹺起二郎腿。一名手術助手告訴我，有時候做這種手術的女人會要求不打麻醉劑，但到那時她們會後悔莫及，手術到一半她們會開始尖叫。

摘完左邊卵巢的成熟卵子後，布斯提洛把探針移到另一邊的陰道窟窿，在右邊的卵巢重複同樣的手術。完成兩邊的穿刺吸取的手術共費時約十分鐘。「好了，大功告成。」布斯提洛邊說邊抽出探針，同時一道血水從德洛契亞的陰道流出，像是大軍過後放的一把火。護士把她擦乾淨，並開始邊喊她的名字，搖她的手臂來喚醒她。貝絲！貝絲！你完成了，我們完成了，我們把妳掏得精光了。她的基因現在正在公共浴池裡載浮載沉，另一個女人很快就會潛入池中，尋求受孕的洗禮。

到了實驗室，胚胎學專家庫克（Carol-Ann Cook）分離並計算當天的戰利品：二十九顆，與之前德洛契亞兩次採收的一樣多。貝絲的葡萄園結實纍纍！庫克會準備好這些卵子，這些貝絲的葡萄，以和另一個女人的丈夫的精子受精——那些沒有能力自己產生卵子的女人。

將捐贈的卵子用於體外人工受精手術在一九七〇年代推出，這是那個時代少數帶來希望的技術。大部分嘗試進行體外人工受精的女人，都已到了耐性和生殖力的強弩之末，她們往往已經三十好幾，有的年過四十。這些「老」女人的卵——用「老」來形容八十歲以下的人讓我頗為光火，更別說用老稱呼我的同輩——已經失去了一些可塑性和活力。原因目前還不清楚，但她們的卵不容易成熟，就算成功受精，胚胎也無法像年輕女性那麼容易植入子宮。老女人一開始通常會用自己的卵從事體外受精。她們對自己的基因組情有獨鍾，帶有她們祖宗的遺傳分子，有何不可？書和小孩沒有太大差別，而最好寫下些你自己知道的東西，所以她們也會經歷德洛契亞的遭遇：注射數週的荷爾蒙。但與德洛契亞的結果有所不同，她們不會製造出成打的卵子，也許只有寥寥三、四顆，其中有些還奄奄一息。豐饒之神已經盡力了。醫生會把看起來最健康的卵和伴侶的精子一起放在培養皿中，形成胚胎，約莫兩天後再將浮游在液體中的一團細胞注入她的體內，透過一條插入陰道的細導管，穿過子宮頸，抵達子宮。沒什麼大場面：眨個眼就錯過了；而對這些女人來說也是如此，哎，眨眼間它就消失了。在絕大部分的病人身上，這種技術都會失敗。一個老女人使用自己的卵子，藉由體外受精的方式懷孕的機率大概在一二%到一八%之間。一想到這個機率正是你能戰勝癌症的機率，就會讓人非常非常沮喪。

一位年老的女人可能會嘗試進行一到兩次體外受精，甚至嘗試第三次，但如果到了這個程度她還是無法靠自己的DNA受孕的話，那很可能永遠也辦不到了。事到如今，醫生或許會建議她使用捐贈的卵子，結合年輕婦女的卵和她年老丈夫的精子（或是情人，或是男性捐贈者），然後將胚胎植入她年長的子宮中。從生殖的角度看，使用捐贈的卵子可以讓四十好幾的女人獲得二十五歲年輕女性的表現。誰曉得箇中道理？但它的確管用，真的奏效了，原本僅有一成多的受孕機率，可提升到單一次手術四〇至五〇%。這數字聽起來彷彿就像嬰兒呱呱墜地的哭聲。看來只要是新酒，酒瓶和標籤是舊的倒也無妨。

所以卵子才是王道，是卵子制定了明日的遊戲規則，而非子宮。庫克取了德洛契亞的一顆卵子放在高倍顯微鏡下，並把影像傳送到螢幕上。「這是一顆美麗的卵子。」布斯提洛說。「她所有的卵都很美。」庫克也加上一句。它們是年輕健康女性的卵子，是如此光彩奪目。

想著卵，想著蒼穹，想著天氣。卵的形貌就是太陽；它和太陽一樣圓，一樣君臨大地。它是體內唯一的球形細胞。其他細胞有的形似緊勒住腰部的盒子，有的像一滴墨水，有的像中間的洞尚未形成完畢的甜甜圈，但卵子卻是幾何學家的夢。它長成這樣不無道理：圓球形是自然界最穩定的形狀。假如你想妥善收藏最神聖的傳家之寶——你的基因——把它們收藏在圓形的珠寶箱裡吧。卵子像珍珠般，可以保存數十年而不易打破，而當它們雀屏中選，準備受精時，便會興高采烈地順著輸卵管而下。

庫克指出卵子上的細節。在螢幕上閃耀著銀白色光芒的球體四周，圍繞著一抹看起來像打發奶油，或像是小孩畫天空時總會畫上的一團膨鬆的白雲。事實上，正是由於它看起來像雲，所以被稱作卵丘（cumulus，英文義同積雲）。卵丘結合了一層膠狀的胞外物質，和卵子所具備的第二個天體特徵——放射冠（corona raduta）。正如日冕一般，卵子的放射冠是一圈從中心球體延伸出去的一段明亮光圈。它是一頂后冠，尖端指向卵子，凸顯卵子球體的完美無缺。放射冠是由緊密連結的細胞所形成的稠密網絡，這些細胞也被稱為哺育細胞（nurse cells）。之所以稱為哺育細胞，正因為它們哺育並保護卵子，此外，它同時也可以成為精子的飛行航線或降落平台，引導跌跌撞撞的小蝌蚪游向卵子的外膜。這層細胞外的厚膜便是有名的透明帶（zona pellucida），是哺乳動物卵子中和蛋殼最相似的部分。透明帶是由糖分和蛋白質形成的厚重基質，和磁場一樣鬼靈精怪。它吸引精子前來探索它的輪廓，但也將不合適者拒於門外，決定孰為友孰為敵。透明帶可說是生物多樣性的黃金礦脈，自然界物種的形成皆肇始於此，因此只要它的糖分結構稍稍變化，原本可以結合的配子就會變得互不相容。舉例來說，黑猩猩九九%的基因和人類相同，假如我們有可能把黑猩猩精子細胞中的ＤＮＡ直接注入人類的卵子裡，這樣的人工雜交，便會製造出一個倫理學上教人噁心卻可以發育成長的胚胎。但在有性生殖的自然限制下，黑猩猩的精子永遠也無法突破人類卵子透明帶的堅固防線。

透明帶的大門也不會為超過一個精子打開。受精前，它的糖分是開放而友好的，並會尋求精子頭部的類似糖分。一旦透明帶黏上了精子的頭部，便會將精子接收進去，接著硬化，幾乎是字面上的。它的糖分會轉向內部。卵子吃飽喝足了，不需要更多ＤＮＡ，任何被拒於門外的精子很快便會死亡。然而，透明帶的任務還沒完成。它又厚又結實，像一件厚夾克，保護新生胚胎沿著輸卵管緩緩下降，一路進入子宮。只有在受精後一週，當胚胎有能力攀附子宮壁時，透明帶才會碎裂，讓胚胎將自己的新血加入母親的血中。

放射冠、卵丘和透明帶都是卵細胞外的輔助組織，而非卵子本身。卵本身才是真正的太陽、生命之光，我這麼形容毫不誇張。無論在細胞主體還是在能力上，卵子都少有匹敵。沒有其他細胞有這種創造新生命的能耐——從基因的零件中打造出整個生命的能力。我稍早說過，哺乳動物的卵和鳥蛋不同，因為它缺乏足以讓胚胎發育養分。哺乳動物的卵必須依附於母體的循環系統，透過胎盤獲取養分。但從基因的角度看，哺乳動物卵子的細胞質是一個完整且自給自足的世界。它的細胞質裡含有某些因子——蛋白質，或是某些核酸，可以讓基因組實現自己的目的，道出這個物種過去曾言說的每字每句。這些母體因子目前尚未確認，但其能耐已經以聳人聽聞的方式展示出來。當蘇格蘭科學家在一九九七年宣布成功複製一隻名為桃莉的成年羊時，世界爆發了許多有關複製人、人類寄生蟲，以及廢黜上帝。連篇累牘的實驗和研究報告很少能解決環繞著未來複製人的倫理困境。桃莉那張甜甜的綿羊臉，不容置疑地顯示了卵子的奇蹟。卵子成就了這個複製生物的誕生。在這項實驗中，科學家從一頭成年母羊的乳房取下一個細胞，取出細胞核——細胞核正是儲藏細胞基因的庫房。他們要的正是這些成年細胞中的基因，他們可以從任何器官取得這些基因。一個動物體內的所有細胞都擁有相同的基因組。讓乳頭細胞不同於胰臟細胞或表皮細胞的原因，在於這數以萬計的基因中，哪些基因被活化而哪些保持靜默。

卵子很民主，它讓所有的基因都可以發言。所以科學家培殖一顆羊的卵子並將它的核去除，取走基因，只留下主體——細胞質——那顆不是蛋黃的蛋黃。科學家接著在被去核的卵子中放入乳房細胞的細胞核，然後將這顆奇怪的奇美拉*植入另一頭母羊的子宮內。卵的主體復活了整個成年細胞的基因組。它將舊基因上的灰塵撢除，洗去來自乳房細胞的乳色汙漬，讓舊基因煥然一新。在卵子中，母體因子讓基因組重享孕育生命的光榮——製造出所有器官、所有型態的組織，乃至一整頭羊。

在人體細胞中，唯獨卵子能夠影響生物整體。假如你在子宮裡放的是肝臟或胰臟細胞，它們不會發育成嬰兒。它們有可以造人的基因，卻沒有去造人的智慧。也難怪卵子是這麼碩大的一顆細胞，其中必定隱藏了創造的玄機。也許卵子在分子構造上的複雜性可以說明了何以成年後的我們無法製造新卵子，何以女性一生下來便帶有這輩子的所有卵子，而男性卻可以在一生中不斷製造精子。科學家經常在精子和卵子的差異上作文章，拿男人精子的生生不息和取之不盡、用之不竭，與女人卵子的有限且日益敗亡做比較。他們用令人屏息的術語訴說精子的製造。「男人的心臟每跳一下，就會製造出一千個精子！」布林斯特（Ralph Brinster）在一九九六年五月的《華盛頓郵報》上絮絮叨叨地說著。然而，女人生下來就有著它這一生所能擁有的所有卵子了，布林斯特接著說，女人此後只會日漸枯竭。然而，光是具備生生不息的能力不足以贏得滿堂彩。細菌每二十分鐘便可以增殖一倍，許多癌細胞在它的始祖腫瘤致人於死後，還可以在培養皿中繼續分裂長達數年。也許卵子就和神經元一樣，都是成年後無法再生的細胞：它們知道的太多了。卵子要張羅打點怎麼辦舞會，而精子只要人到就好了——當然了，頭戴禮帽，身穿燕尾服。

* 譯注：奇美拉（chimera），意指嵌合體，是一種希臘神話當中的神獸；同時擁有山羊頭的獅子配上毒蛇構成的尾巴。在生物科技研究上，嵌合體指的是一種同時擁有不同來源細胞所構成的個體。

第二章

金碧輝煌的馬賽克鑲嵌畫

瞭解女性的染色體

基思（Keith）和阿黛爾（Adele）一天到晚爭吵不休，就像兩隻公貓，又像兩個醉酒的伐木工人。基思總是能在書上找到支持他論調的隻字片語；他大量且饑渴地閱讀，無意中總會發現一些零星事實，足以佐證他關於男女先天有別的理論。他下的結論是，男人是追尋者、奮鬥者和創造者；他們創造出眼前所見的一切、高聳入雲的城市，也創造出神祇所構成的人文世界，卻因自身的聰明和忙碌而受到磨難。女人則是帖安定劑，是治療男人不顧一切汲汲營營、開疆擴土的一劑抒緩膏，是磚塊間的灰漿。這種論調不過是個老生常談的二分法，將行動者與因循者一分為二：複雜與簡單、火爆浪子與溫柔淑女。

接著有一天，基思讀到了染色體。他讀到人類有二十三對染色體，男人和女人的染色體一模一樣，只有第二十三對——性染色體——不同：女人有兩個X染色體，男人有一個X和一個Y。不僅如此，女人的兩個X染色體看起來和其他所有的染色體相像。染色體全都長得像X。它們在身體的細胞內卻不是這個模樣，而是被壓擠糾結成一團，看起來像是打了結的頭髮。但是，當從事羊膜穿刺檢查胎兒染色體的遺傳學家或實驗室技術人員把它們從細胞中抽離、梳理開來，放在顯微鏡下觀察，它們看起來就像是肥胖又鬆垮垮的X。所以女人有二十三對，或說四十六個X形狀的結構體。而男人有四十五個X以及那獨一無二的Y染色體。Y染色體的形狀就像是英文字母Y，矮矮胖胖，三足鼎立，和所有其他染色體的形狀完全不同。

讓基思印象深刻的是，即使是在顯微鏡的世界裡，男人就已經顯得比女人略勝一籌。女人的性染色體是兩個X：單調。男人有一個X一個Y：多樣性，這是遺傳上的創舉，擺脫原始的無聊。Y是創造力天才的縮影，所以基思對阿黛爾說，染色體證明了男人優於女人。妳有兩個X，所以枯燥乏味；而我有一個X和一個Y，所以有趣討喜。

阿黛爾和基思對遺傳學都一知半解，但阿黛爾有足夠常識嗅出大男人主義的惡臭。她對他的論調一笑置之；他因她拒絕認同他的邏輯大為光火。爭執日漸升高，小倆口的口角一向如此。他堅持他的個人需求和真知灼見都超越阿黛爾，阿黛爾該有此認知。但阿黛爾死不認輸，拒絕甘拜下風。

我們這些孩子不甘不願地看到父母以家為舞台，上演一齣又一齣的爭吵，而我唯一記得的只有這一齣的內容：世紀之爭，Y卯上X。我之所以記憶猶新，部分原因是他們爭的居然是理論，另外一部分原因在於那是我第一次聽到關於男性優勢如此全方位的論調。我感覺自己被針對了，情感因此受了傷害。父親常拿這一點來攻擊母親，而且窮追猛打，把天下女性——包括我在內——說成是「無聊到染色體裡」。

染色體之爭懸而未決，成了惹人惱火和口角的禍根。在某些方面，性別基本上是由性染色體決定的。假如妳是女性，那麼妳體內幾乎每一個細胞都塞有一對X，外加其他二十二對染色體。假如你是男性，你知道你有一個Y，正如你有一根陰莖一樣，可以拿來誇口，並且像是禪宗公案中一語雙關的偈語一樣：Y？為什麼？（Why）為什麼？Y！[*]性染色體告訴羊膜穿刺技術人員——以及為人父母的你，假如你也想知道的話——螢幕上出現的胎兒究竟是男兒身還是女兒身。

所以就某個意義上來說，X和Y的界線再清楚不過，是男女間無可爭辯的區分。而我父親說得也沒錯，女人的染色體既單調，其變化又在預料中。你不僅會在女人體內每個細胞裡發現兩個X染色體——從輸卵管的管壁細胞，到肝到腦細胞——而且打開卵子的細胞核，也會發現裡頭有一個X染色體（其他二十二個染色體也一樣）。的確只有精子才能為胚胎帶來變化，並決定性別，它提供另一個X就造成女兒身，提供Y染色體就形成男兒身。卵的記號是X，它永遠不會有Y染色體。一灘精液是雙性的，提供雌雄數量相當的帶蝌蚪尾巴的精子，但卵子天生就是雌性的。所以再用那兩張面面相覷、反映出無窮影像的鏡子做譬喻，來說明母女的關聯：一個女人卵裡的女人裡面的卵，一個套一個，我們可以進一步看到染色體的綿延不絕。男性不曾在女性身上留下一絲痕跡，從來沒有，就算是一滴或一量子都沒有。[†]

然而，儘管一個在分子上純淨無染的母系傳統在想像中似乎很動聽，事情卻不那麼簡單，我們也不那麼簡單。讓我們來想想性染色體的本質，即X和Y之間的抗衡。首先，無論在尺寸和資訊的密度上，X都要大得多。事實上，X染色體是人體攜帶的二十三種染色體中最大的，比Y大了將近六倍，而Y的大小則倒數幾名，假如沒有一些無實際功能的物質附加其上，讓它保持穩定，它可能是最小的一種。男

* 譯注：字母Y讀音和 Why 接近。

† 原注：這種藉由雄性配子決定性別的系統是哺乳動物特有的現象。鳥類則剛好相反：母鳥有兩種不同的性染色體，X和W，雛鳥的性別是由母鳥的卵決定，而非由她配偶的精子決定。

士們，這種說法恐怕沒錯：尺寸確實很重要。

此外，在X染色體上排列的基因要比Y染色體上的多得多，沒人知道在X或Y染色體上究竟擺了多少基因，也沒人知道人體基因總共有多少。據估計，約在六萬八到十萬之譜。能夠確定的是，X上的基因要遠遠多於Y。Y染色體是一小段發育不良的樹樁，僅能容納兩、三打的基因，這還是科學家大方的估計；在X上，則有上千個基因，從三千五到六千不等。

這對女人而言有什麼意義呢？這麼說好了，我們是基因的寶庫嗎？畢竟我們有兩個X，假如一個X有五千個基因，而男人有一個具五千基因的X和一個具三十個基因的Y，你不用計算機也算得出我們的基因比男人多了四千九百七十個。但究竟是什麼原因讓男人的體型比我們的壯碩？答案就在遺傳學上曲折離奇的劇情：所有多出來的基因只是呆坐在那兒，啥事也不幹，而我們就希望它們儘管坐著發呆就好。事實上，要是它們都動起來的話，我們就死定了。女人的X染色體吸引我的地方就在於此：它們捉摸不定，時有驚人之舉。它們的行為舉止不像任何其他的染色體。我們將會明白，假如說染色體也懂禮貌的話，X染色體可說是彬彬有禮。

艾斯美拉達、羅莎和瑪麗亞*住在墨西哥的薩卡特卡斯州（Zacatecas），一個有一萬人口的村莊。薩卡特卡斯的居民以撿拾紅辣椒裝箱外銷維生，雖然對邊境北方的美國人來說這裡很陌生，但它和周遭的窮鄉僻壤比起來，也算是個中心城市了。艾斯美拉達和羅莎是姐妹，都只有十來歲；瑪麗亞只有兩歲，是她們的姪女。她們都得了一種極其罕見的病症，他們極可能是世上唯一帶有這種病症的大家族——先天性全身多毛症。它的症狀是一種返祖現象（atavism），即回歸到老祖宗哺乳動物的狀態，那時我們全身上下覆著一層厚厚的體毛。**多毛症**（hypertrichosis）這個詞便足以讓人望文生義，**trichosisu** 意指毛髮生長，**hyper** 就是過度的意思。

我們史前根源裡要是有個沉睡的基因，不知何故突然甦醒過來，就會產生返祖現象。返祖現象以最具體又超現實的方式，提醒我們自己與其他動物的關聯。這告訴我們，演化就像美國西南部的培布羅（Pueblo）的房屋建造者一樣，不會消除之前的根基，而是建造在之上和其周圍。返祖現象並非不尋常：有些人會在正常的一對乳頭外，多生出一、兩顆乳頭，這是乳稜留下的痕跡，絕大多數哺乳動物的乳腺組織會從肩膀開始一路延伸到臀部，並形成多對乳頭。有些嬰兒生下來會有一小段尾巴，或是指間有蹼，彷彿他們還不大情願離開森林或海洋。

先天性全身多毛症之所以發生，是因為讓臉部、身體毛髮叢生的基因被重新喚醒了。不論是骨骼變形、智能障礙或其他伴隨遺傳變化而生的不幸遭遇，都不是什麼不尋常的基因變化造成的。患有多毛症的人，如這個在薩卡特卡斯州邊境的大家族，也只是身上長了一層毛，沒有其他問題。它們讓你不禁要問：人類為什麼一開始會褪盡皮毛？這個問題演化生物學家至今還沒有答案。雖然不乏惻隱之心，他們還是會讓你想起狼人。事實上，神話史學家推測，就是這種多毛症——或許是其他不這麼罕見的多毛症突變類型，產生了狼人傳奇。

狼人故事中的另一個要素，也可以和艾斯美拉達、羅莎和瑪麗亞的案例產生共鳴。你也許記得，在月圓的夜裡，狼人會逐漸轉變成他毛茸茸的另一個自我。在夜裡十點，幾撮異常的鬍鬚開始盤據在兩邊

---

* 原注：以上皆為化名。

的腮幫子；十一點，體毛自額頭覆蓋下來爬滿兩頰；子夜時分，一層長毛上下完全覆蓋全身，這時他可以出外夜巡打獵了。而薩卡特卡斯州的女孩們正好對應著狼人生理時鐘上的不同時刻。十七歲的艾斯美拉達還不到十點鐘；你可以在她下巴、兩頰邊緣和耳朵附近看到一撮撮黑色細毛，幾乎就像她在驕陽烈焰的夏日站在樹蔭下的模樣。這一點毛足以讓她躋身這個罕見家族，但還不足以削弱她充沛的精力或阻止她和一群小帥哥約會。

正在學步的瑪麗亞是十一點鐘。她的兩頰、下巴和額頭頂端覆滿一綹綹波浪狀的黑色細毛，這些毛會隨著年齡增長而變粗變厚。她看起來就像是從眉毛到頭皮留了一抹瀏海，兩眼黝黑明亮、充滿快樂。她還不懂羞恥這回事。

十五歲的羅莎大概可以算得上是午夜的狼人了。她臉上許多地方——兩頰、下巴、前額、鼻子——都覆滿毛髮，反倒看不太到皮膚了。事實上她的毛髮比黑猩猩和大猩猩還多，牠們在雙頰、鼻子和眼睛周圍並沒有毛。瓜達拉加拉（Guadalajara）大學的費加洛（Luis Figuera）正在研究多毛症，他告訴我他第一次看到羅莎時被她的長相嚇一大跳，但在和她交談一會兒後，他很快便不再多注意這件事。最後，他終於有足夠的自信詢問是否可以摸她的臉，她同意了。「就像是輕撫嬰兒的頭，」他說，「也像是撫摸一隻貓。」羅莎臉部的毛比她家族中任何一位女性都要厚實，幾乎和一些男性親屬的毛一樣稠密。先天性多毛症在這些男性成員身上會發揮到淋漓盡致的地步，其中有兩名男性在馬戲團討生活，他們被當成「猿人」或「林中野人」來展示。家族裡的其他人得每天刮兩次臉，但羅莎和她的姐妹都不刮臉，因為害怕毛越刮會變得越粗黑。相反地，羅莎終日避不見人。只要不上學或上菜市場，她就待在家中。她總是拉上百葉窗。她相當溫柔而害羞，不指望擁有社交或愛情生活。

人們通常會夢到自己赤身露體在眾目睽睽之下被逮個正著，醒來後羞愧不已。我會想像羅莎夢到自己身上的毛掉光，褪去身上的每一簇黑毛。在夢裡，她既不羞愧也不懼怕，自由自在，可以漂浮在地表和命運之上，她仰望蒼天的臉和石頭一樣光滑。

在薩卡特卡斯女孩身上看到的毛髮生長程度，足以顯明女性遺傳的一大特徵。我父親以為男性在變異性上——染色體的複雜性——略勝一籌。實則不然。女人這的染色體變化更大，她是種種過去的馬賽克拼貼畫。每個人各有二十三對染色體，一個來自母親，一個來自父親。其中的二十二對染色體，父傳版和母傳版都起了作用，使我們成為目前的模樣，我們是父母各種特徵的怪異揉合——他的鷹鉤鼻、她的蛀牙，在他們的平庸和魅力中結合最糟和最好的部分。

對女性而言，我們的性染色體發生了一點變化。在胚胎形成的過程中，兩個X染色體相遇，一如所有的染色體一樣，被成雙成對地分配到成形中嬰兒身上的每一個細胞裡。但在過程中，每個細胞必須自行決定：要母親還是父親？我們要讓母親的還是父親的染色體活躍？一旦決定了——通常都是任意決定——細胞便會啪的一聲，化學性地關掉另一個X染色體。這是一個戲劇化的事件：關閉一整條染色體上排列的上千萬基因。就像是紐約市大停電一樣，數千戶燈火通明的大樓頃刻間一片漆黑。啪一聲！一個肝細胞哭了。母親的愛沒了！但隨後一個腦細胞做出決定，關掉來自父親的X，讓母親的X留下！在這所謂不啟動的X上，並非每一個基因都會被關掉；有些基因還亮著，這些基因與男人短小的Y染色體上的部分基因相同。然而在每個細胞裡都有多達數千個基因被棄用，它們不是來自母親，就是來自父親。

如此一來，我們便恍然大悟為什麼多毛症女孩在外貌上會有這麼顯著的差異。先天性多毛症背後的基因，也就是讓我們覆上一層哺乳動物皮毛的返祖現象，其原因正位於X染色體上。在大多數人身上，這基因毫無動靜。毛茸茸的外表不符合人類的美學，對於吸引異性也沒有太多幫助，所以這個基因便遭閒置。但在罹患多毛症的家族裡，這基因有如大夢初醒。它產生作用，讓人長出毛來。每個女孩都遺傳了一套完全甦醒的基因，艾斯美拉達和羅莎得自其母親，而瑪麗亞則從她父親那邊繼承。並且每個女孩身上都帶有一個具有這個特徵的X染色體，和一個不具有這個特徵的X染色體。由於艾斯美拉達的父親帶著不受影響的X，所以她的臉和她父親的臉大同小異。基於純粹的巧合，她兩頰、額頭、鼻子和下巴的絕大多數胚胎細胞關掉了母傳的X染色體，讓正常的父傳染色體主導她的相貌，壓抑住狼人的特徵。她妹妹的臉則幾乎反其道而行，細胞關掉了父傳的染色體，而讓毛茸茸的母傳X染色體上工。瑪麗亞的情況則是兩個X染色體平分秋色。一切都是隨機的，由一把骰子決定。這些姐妹的染色體表現模式可以輕易發生一百八十度的轉變；可以肯定的是假如她們有女兒的話，這個可人兒的臉也可能也會摸起來像貓咪一樣。

這個世界可能沒那麼容易說清，但我們這些女孩個個都是奇異的小小拼花被毯；我們有些組織帶有一抹父親的色調，有些則帶有母親的彩度。我們遠比兄弟們更加五「色」雜陳。事實上，男孩可說是媽媽的乖兒子；他體內每個細胞裡都有母親X染色體活躍著。他別無選擇——這是他唯一的X，每個細胞都少不了它。所以他體內運作的母傳基因要多於他的父傳基因，而且多出數千個。沒錯，Y染色體還在，而且完全是父子相傳。但別忘了Y和X在基因的數量比較起來，少得可憐。如果妳屈指算算，妳兄弟和妳母親的關係，比和妳和妳父親的關係多出六％，而他和妳母親的連結要比妳多出三％。因為平均算下來，妳半數的細胞會讓母傳染色體「熄燈」，而他則是所有細胞中的母傳染色體都會被活化並蓄勢待發。

這些數字並不是無足輕重；說起來，我還真不願意提到這些數字。它們破壞了母女連心、血濃於水的形象，破壞了我們女人和母親、外祖母、外曾祖母母系社會鼻祖的祖先，這一脈相傳持續不絕的聯繫（附帶提一件趣事：男雙胞胎會比女雙胞胎更像一個模子出來的，這同樣也是X染色體「失活」的結果；男雙胞胎擁有同樣的整條母傳X染色體，就像其他所有染色體一樣，然而女雙胞胎體內的母傳與父傳X染色體卻會在身體的不同部位表現。）

也許男人一想到他們和母親之間的難分難捨，心裡就不太舒服。男人難道不是一心一意要自立門戶，擺脫在他們生命最初也最脆弱的那幾年當中，主宰他們世界的那個無所不能的女人？接著卻發現這女人與他們的關係，比想像中的更難分難捨！我知道我父親大概不會喜歡這件事。他覺得自己被他的母親壓得喘不過氣來，以所有典型的模式。有人會告訴我父親，你應該去讀勞倫斯（D. H. Lawrence）的小說，作者與他母親的情結肯定會令父親感到心有戚戚焉。但我父親大概會說：「我何必去讀他的小說？他描述的母子關係正是我的日常，那還不夠糟嗎？」

先不提染色體與母系傳統之間的聯繫，我倒要談談另一個引人入勝的想法：我們女性，由於這拼花被毯般的染色體表現，讓我們的大腦有著展現高度複雜性的潛能。我得承認，要別人相信這種說法，恐怕是難上加難，但無論如何，讓我試試看。首先，你不妨把X染色體想成是聰明的染色體。我之所以提出這個想法，倒不是出於單純的女性沙文主義，而是因為X染色體上多數的基因似乎和腦部發展成熟有關。研究指出，X染色體上的突變（而非其他二十二對染色體上的基因突變），經常是智能障礙的主因。從智能障礙得出的推論極具說服力——假如我們鍾愛的染色體可能會出這麼多影響智能的差錯，就意味著它裡面帶有太多至關重要的目標——這些目標是建構智能的必要基因。假如這些基因有一、兩個出狀況，腦部發育便會受到影響，只有在所有基因和諧合唱時，天才才會於焉誕生。

現在我們再進一步思考這個聰明染色體的概念，並想像妳的腦是一張由母親方格與父親方格所組成的棋盤。在母親方格裡，母傳X和它所有的腦部基因都是活性的；在父親方格裡，則是父傳X主宰一切。父母雙方的棋盤格遍布在那個勤奮不懈，重一．四公斤的器官裡——妳具備兩種心靈。也難怪妳會舉棋不定，也難怪女人心海底針，難怪妳聰明過人。

女人腦部的鑲嵌現象，使得現代讀心術者、神經學家與心理學家的工作更複雜。譬如，大家都知道，女性身上的癲癇表現千變萬化，這也許是因為控制她們腦細胞的染色體具有拼嵌特質。指揮腦部發出信號的化學物質的基因——那些讓腦細胞彼此交談的神經傳導物質——同樣也位於X染色體。結果，女人心靈果真是男聲與女聲中的切分音，每個聲音都透過在某個腦細胞裡正好是活性的X染色體來說話，不論是母傳或父傳的。女性的精神病不論是思覺失調症或是躁鬱症，發展過程通常都比男性更難預料，更不穩定。腦的鑲嵌現象是否也可以解釋何以多重人格障礙（假設我們將其視為一種足以作為無罪推定的真正精神障礙）經常發生在女人身上？患者的精神受盡內部衝突的折磨，時而母親說話，時而父親說話，兩者齟齬足以衍生出其他分裂的人格？正如科羅拉多大學（University of Colorado）的賓斯托克（Teresa Binsroc）好意向我指出的，目前沒有人可以回答這些問題，因為腦部的馬賽克鑲嵌現象的概念還很新，「以致大多數的神經學家、神經解剖學家和認知神經心理學家，都還沒有開始思考這個問題。」

在他們思考這個問題之前，讓我們大家、科學家和非科學家一起來沉思一下。且讓我們以這個想法自娛，也就是說，女人著名的第六感在生理學上確有其據——那就是我們大腦的馬賽克鑲嵌，因為我們有更多不同的黏土素材可以塑形拼貼，有更多樣的化學意見，這些意見在潛意識裡運作，我們將它們整合為一種精確的洞察力。我不打算誓死捍衛這個想法，也沒有證據來支持它。說穿了，它不過是一個……直覺。也因為在我們家裡，父親認為自己是憑直覺做事的人，而我母親碰巧較為理性，凡事精打細算，我之所以突發奇想，還得感激或歸咎於我從他身上獲得的那個神祕的X。

劃掉X是否定，是作廢。以畫X來簽名，則是承認自己是文盲。但我們必須以我們的X染色體自豪。它們個頭很大，就如一般的染色體那樣。它們是條粗重的基因項鍊。它們為女性下定義，或者女性以此界定自己。

卡爾登（Jane Carden）是一名身材嬌小（約一百六十三公分），中年（三十多歲），而且很有架勢的女人。她總是魅力四射。打從我在房間另一頭，她就吸引了我的注意：她相當光采動人。部分是因為她有著沐浴乳廣告中出現的光滑細緻肌膚，而且是光滑到任何肥皂或沐浴乳都洗不出的那種肌膚。後來她告訴我，她的皮膚一輩子沒出過一點小瑕疵，事實上她不會長粉刺，比起毛孔，她似乎只有一些細斑。她穿著一件罩到臀部、藍白相間的棉質毛衣，戴著一條繩鍊型的項鍊，臉上掛著一副塑膠框大眼鏡，讓她看起來既像貓頭鷹又像小女生。她的棕髮非常濃密——保證濃密到老，她說。正如她對面皰免疫，她也不會受圓禿（alopecia areata）或雄性禿（male-pattern baldness）之苦——這種症狀雖以雄性為名，卻也經常發生在女性身上。

卡爾登如此亮麗的另一個原因，是她靈活的智力。她和我一見如故，興奮地說個不停。她很能說笑，連珠砲似的句子從她嘴裡迸出來，速度飛快卻依然字正腔圓。她是一名在加州開業的稅務律師。卡爾登不是她的真名，而是她在網路上或是撰寫自己生平故事用的筆名，來自她的偶像——聖女貞德（Jeanne d'Arc）的字母重新排列。我們坐下來午餐，她點了土司卻沒怎麼吃，而忙著講話。我們那天促膝長談，之後也多次以電子郵件和電話聯絡。在我們對話中她唯一慢下來的幾次，是因為她開始哭泣。

卡爾登出生在紐約市一個中產階級的猶太家庭，母親是醫院的秘書，父親是市政府住房管理局的會計師。卡爾登有兩個年紀大她很多的哥哥。父親自認思想開放、心胸寬闊，他和妻子是那種假如兒子把女朋友帶回家度週末，就認為兒子會和女友上床的父母。卡爾登是個聰明的女孩，一個打從上幼稚園的第一天起就喜歡學校的優秀學生。她個性開朗外向，很有人緣。就她希望表現得像個男生這層意義來說，她既沒有相當的體育表現，也無法不像個男人婆——儘管如同許多女生都會注意到的，她也發現男生打從出生在這世界上就得到更好的待遇。「我記得我一年級的老師說：『美國之美在於任何一個小男生都可能變成總統。』」卡爾登回憶道，「這讓我很難過，因為我小時候也想當總統。」稍後，念七年級時，當另一名老師說：「當律師沒有女生的分——法庭裡有太多激烈的言詞。」卡爾登下定決心，就這麼辦，我要當律師。

在很多方面，卡爾登喜歡當女生。一旦逮著機會，她就會穿起母親的衣服和高跟鞋，塗上唇膏。她開心時會發出尖叫聲，也會受制於有關女性權力和命運的一般概念。簡言之，她很正常——除了她的私處有一道大疤痕。「我小時候曾經問過，大人告訴我曾因為疝氣之類的原因開過刀。」她說。疝氣手術看來是某種聽起來充滿禁忌又足夠模糊，足以阻止小孩打破砂鍋問到底的事情。

到了十一歲時，卡爾登即將進入這個奇妙的人生階段，女孩們開始就月經這個話題喋喋不休時，事情就開始轉變了。「大人告訴我，出生時我的卵巢扭轉，所以他們把我的卵巢拿掉以免日後變成癌症，」她說，「他們說我必須開始接受荷爾蒙替代治療，服用雌激素。他們還告訴我，我永遠不會有經期，不會有小孩。」卡爾登心不在焉地在一片冷土司上塗果醬，咬了一小口，然後放下。「在被告知自己的卵巢扭轉後，隨之而來的困擾是，癌症的可怕念頭會纏著妳，揮之不去。一想到自己將死於癌症就會讓人陷入失控，妳甚至沒有心思去想清楚發生了什麼事。那讓我相信自己的末日將至。」

還好啦，其實也沒這麼篤定。她心中有部分也認出了這個說法的本質：一個差勁的虛構故事。「這不合情，也不合理，」她說，「但我嚇到全身癱瘓，沒法和家人討論這件事。」她父親後來告訴她，她沒有為此哭鬧，讓他以她為榮。就這樣，從那刻開始，不再有人談論卡爾登「扭轉的卵巢」或這擲地有聲的詞究竟意何所指。當然也沒有人談論卡爾登的感受或憂懼。「有時候我母親會含沙射影地提到這個話題，像是暗示我應該考慮嫁一個老頭，因為老頭不是不想要孩子，就是已經有孩子，所以能夠接受它。」「它」指的是卡爾登的「不孕」。「不孕，問題癥結就在這裡，我的不孕。有一回我和我哥吵架時——他現在是個心理學家——他向我大吼，說我將來會是一名苦毒的老小姐，無子無孫。」

她話裡不免有幾分怨恨，不是怨恨她的命或她的不孕，而是怨她的家人，怨恨他們對她病情抱持的態度：他們明裡漠不關心，暗裡滿懷敵意。當她十來歲被帶到泌尿科醫師那裡檢查時，她知道自己病得不輕。除了她父母說的那一番話之外，醫生不肯再多說些什麼。不過醫生顯然發現她的病情頗不尋常，於是讓她躺平，雙腳跨上腳蹬，邀請一群住院醫生前來檢查。每次她去看病，那位醫生總是一無例外地邀請外人共襄盛舉。假如她扭轉的卵巢早已拿掉，他們究竟在看個什麼鬼？

然而，她並沒有因此變得鬱鬱寡歡或孤僻內向。她上了大學，在女校衛斯理學院（Wellesley）待了一年後，又在學生大部分是女性的瓦薩爾（Vassar）待了三年。當時是七〇年代末期，她擁抱了女性主義。她在學業、社團上都大放異彩，以第一名的優異成績從瓦薩爾畢業。她交友廣闊，唯一沒做的就是失去童貞。她對自己肚臍以下的部位感到羞恥。她不想去思考那些切身相關的事情，她欠缺的器官，她的閉經，不想思考那讓這麼多醫學院學生感到好奇的陰道，更不想讓她的愛人想到她的缺陷。

但她腦中對於自己的缺陷總是揮之不去。大學畢業後，她到佛羅里達念法學院。求學的第一年，某天當她在醫學圖書館翻閱群書時，她發現了自己的故事。她看到照片——是那種患者玉體橫陳、臉部卻被塗掉的照片——她讀到了一旁的文字描述，頃刻間恍然大悟。她患的是當時叫作睪丸女性化的病，現在較為人熟知的名稱是雄激素不敏感症候群（androgen insensitivity syndrome，或ＡＩＳ）。這是一種罕見病症，在兩萬名新生兒中大約有一名會得到這種病。雖然罕見，卻可以教導我們如何思考性的遺傳學，以及思考我們的腦與身體。

然而，罹患雄激素不敏感症候群症的人之所以活著，不是為了能教育懵懂無知的世人；他們痛恨被當作拿來與正常基因做對照的基因突變者，痛恨兩腳掛在醫師的鋼腳蹬上，痛恨自己的裸照出現在教科書裡，臉部被塗掉，身體一絲不掛任人一覽無遺。但為了學習顯而易見的事情，我們都需要有人幫助，而這正是卡爾登所具現的，也是我們要在這裡和下一章討論的——女人是塑造出來的，而非天生的；女人是天生的，而非被塑造出來的。以上兩句陳述無論在深層和狹隘的意義上都可以成立。

假如卡爾登的母親在懷她的時候做了羊膜穿刺，想知道嬰兒的性別，醫生會告訴她，是個男孩——在陽盛陰衰的家庭裡會再添一個小壯丁。接著，嬰兒呱呱墜地，雖然之前說的是小壯丁，現在醫生卻會告訴她，是個千金。卡爾登有女兒身的外陰部、大陰唇、陰蒂和陰道，卻沒有小陰唇。此外她的陰道很短，只有正常陰道的三分之一。收尾處是一層膜，而非通向作為子宮門戶的子宮頸。她沒有子宮或輸卵管。她的腹腔裡曾有過睪丸，但它們卻明顯下降到她的骨盆，所以在她出生十天後便被割掉。被切除的睪丸便是她「扭轉的卵巢」。

以下是卡爾登的祕辛。她擁有一個Y染色體，上面嵌著十幾個基因，其中大部分的作用都還有待確認。但在這個形狀像蛇信的三叉染色體上有一個基因，因為能啟動雄性特徵而廣為人知。它叫作SRY，即性別決定區（sex-determining region），位於Y染色體上決定性別的區域；這個基因過去稱作TDF，即睪丸決定因子（Testis-determining factor），但基因就像病症一樣，常會歷經無可解釋的定期修復而被重新命名。無論如何，SRY約在懷孕第八週打開開關，並做出一件頗戲劇性的事：它開始在男嬰胚胎的腹腔內建造睪丸。在胚胎生命的後期，這兩顆代表雄性的神奇小丸子滑落到體外，落到陰囊裡，稍後它們會矛盾地成為勇氣與力氣的象徵——他有種了！（He's got balls!）——儘管誰都知道它是男人身上最脆弱的地方。

在胎兒期間，睪丸會迅速萌生並開始分泌雄激素。雄激素則將原始生殖芽塑造成陰莖和陰囊。但光是這樣，還不足以造出男人；在此同時，胚胎的雌性工作進度必須被攔阻。為了達到目的，睪丸也會分泌一種叫作穆勒氏管抑制因子（müllerian inhibiting factor）[*]的荷爾蒙，讓胎兒結構不會發展子宮的結構，並讓輸卵管萎縮消失。

在卡爾登的個案中，部分動作有按照標準程序進行。她的Y染色體一如預料中地運作，SRY也啟動了。她長出小小的內睪丸。睪丸開始分泌雄激素和穆勒氏管抑制素，使得卡爾登的原始子宮與輸卵管消失。但這時狀況發生了，或者說沒發生；事情是這樣的，Y染色體需要X染色體來正確的製造雄性生殖器。這個典型的女性染色體在製造人類的謎題中佔據了令人驚訝的巨大部分，在它五千個基因中，

---

* 譯注：亦稱抗穆勒氏管荷爾蒙（Anti-Müllerian hormone，AMH）。

有一個基因可以讓身體對雄激素有所反應。光是製造雄激素還不夠，身體各個組織也必須能夠吸收荷爾蒙，並做出適當反應，所以我們需要一個雄激素受體蛋白質來出面奉獻。在胎兒剛萌芽尚在發育的生殖組織上，必須要佈滿雄激素受體蛋白質，才能對雄激素做出反應並形成陰莖；而編碼這種蛋白質的雄激素受體基因，就位在X染色體上。

這不是很浪漫嗎？雄激素受體基因大可安身於基因組中任何一個地方，立足於二十三對染色體中的任何一組上。但是不，它就在女性的染色體，那個肥肥胖胖單調乏味的X染色體上。也許純屬巧合——雖然科學家也無法斷言*——但這仍值得我們發出短暫的一聲「哈！」我們創造女人，也創造男人；如果沒有在櫥窗裡看到妳要的，就走進裡頭看看。

卡爾登的X染色體上遺傳了一個突變的、失去作用的雄激素受體基因。結果是，她的身體無法對睪丸大量分泌的雄激素有所反應，也就是說，她長不出陰莖或陰囊。她的身體過去是、現在也是，無法對雄激素產生反應，雄激素不敏感症候群便因而得名。

既然卡爾登對雄激素不敏感，她的身體發育就勢必會走上哺乳動物胚胎在沒有雄激素的情況下必然會走上的路：成為女兒身。她外生殖器的小瘤成了大陰唇、陰蒂，以及一條此路不通的短陰道。這種變化還不算大功告成——沒有小陰唇，而如卡爾登所說的，她陰道皺襞的皮膚出奇的蒼白，而非其他白種女人陰部常見的紅紫色系。然而，她是女人，正如我或我所認識任何會排經、會生小孩的女性一樣，是個女人。以她的雙峰、豐臀，以及細頸（在我看來，這是女人身體最大的特徵），她在世人眼中不得不是個女人。最重要的是，她從未懷疑過自己是女人，甚至當她站在醫學圖書館裡，震驚而絕望地讀著有關她的Y染色體，以及她曾經擁有的睪丸報導時依舊如此。

雄激素不敏感症候群有其不尋常之處。這類患者身上，看不到粉刺和雄性禿，因為雄激素會引起粉刺和頭髮日益稀疏，在男人和女人身上都是如此。雄激素同時也會刺激體毛的生長，無論男女皆是。卡爾登腋下無毛，她的私處上方也僅覆了層薄如嬰兒毛髮的細毛，同樣也因為對雄激素無動於衷。有些罹患這種症候群的女人看起來像是個絕色尤物，是當電影明星和模特兒的料。卡爾登在青春期時必須接受雌激素替代療法，以長出女人豐盈成熟的體態，同時也為了保護依賴雌激素生長的骨骼。但有些患有雄激素不敏感症候群的女人直到青春期將盡才被診斷出來。她們的睪丸在嬰兒期沒有隱睪現象，所以沒人有理由懷疑她們的性別。當她們年屆思春期，睪丸開始大量分泌荷爾蒙，大部分是雄激素，但也有些雌激素。荷爾蒙會隨著血液流到身體各個部位，如胸部，在這裡雌激素直接作用在組織上。此外，有些雄激素透過酵素，轉化為雌激素。胸部開始長大、長大、長大，事實上長得比大部分女人都還波瀾壯闊，因為女性對雄激素的反應能力是控制乳房發育的部分原因。（同理，大量雄激素會使青春期的男孩胸部平坦。有些老年人身上出現的男性女乳症〔gynecomastia〕，也許是睪固酮分泌減少的結果；在失去雄激素的抗衡作用之後，男人體內循環的雌激素成功地讓胸部微微凸起。）患有雄激素不敏感症候群的女人也長得人高馬大，箇中原因目前還不清楚——也許是因為其他睪丸分泌的激素或Y染色體上的基因所促成。雄激素不敏感症候群患者的體態會在十六歲左右漸趨成熟，卻遲遲不見來經，最後只好求助醫生，病情才被診斷出來。

＊ 原注：我們對大規模的基因組合所知仍然極其有限——也就是說，基因為何以目前所知的方式在二十三對染色體中排列組合。大部分的組合看來像是因緣巧合和圖個方便，但有些基因之所以在它們目前的位置，是因為它們被設計成這樣，以便在發育中有這樣的功能，也有的是因為它們如此排列，可以就近使用基本的控制因素等不一而足。

肌膚細膩、頭髮亮麗、胸部豐滿、體型高挑、天生腋下無毛、腿毛稀疏——卡爾登還堅稱她們有強健的免疫系統，因為睪固酮可以抑制免疫細胞。許多模特兒和電影明星都是雄激素不敏感症候群患者。華里絲．辛普森（Wallis Simpson），這名讓英國國王愛德華（Edward）拋棄王位的再婚夫人，很可能就患有雄激素不敏感症候群。有些歷史學家認為聖女貞德即屬此種病例，但多數人持相反看法。然而，卡爾登還是以聖女貞德的名字重新拼寫作為筆名。

有些演化心理學家聲稱，女性的性吸引力在於女性的特徵，這些特徵告訴男人：我有生育能力，會給你生很多孩子。但患有雄激素不敏感症候群女性的身體特徵，對他們的論點提供了有力的反證。她們擁有光滑的皮膚和濃密的頭髮——這些都是健康和年輕的標誌；而我們被告知，年輕、年輕、年輕，這就是衡量女性市場價值的標準。碩大的乳房被認為是女性擁有豐沛雌激素的象徵，她的生殖力值得信賴。哦，是的，海報女郎身體的每個部位都可貼上達爾文主義的標籤。用演化術語來說，這些患有雄激素不敏感症候群的超級女性——渾身都散發引人遐想、如自慰般引起痙攣的性感——並不是誠實的信號員。事實上，她們是騙子，引誘男人進入肉欲的泡沫幻影中，甚至沒有一點受孕的機會。多麼逍遙快活，又多麼顛覆期望。最健康、最具女人味的女性，其實是亞馬遜女王的翻版，她們沉著、自我定義，她們的身體以令人羨慕的完整性，以及不可複製的肉體之美，嘲弄了達爾文。雄鹿、種馬、公牛，都止步於此。

不論雄激素不敏感症候群患者認同自己是女人的程度如何，她們仍與他人格格不入。她們大多對自己的狀況莫諱如深，只跟少數知心好友透露一二。有趣的是，許多雄激素不敏感症候群患者表示，最讓她們耿耿於懷的不是生不出孩子，而是沒有月經。她們將月經視為每個月一次造化對女人味的保證。當其他女孩高談闊論自己的經期時，雄激素不敏感症候群患者沉默不語，她們躲進自己的小角落，就像電影《魔女嘉莉》中的主角一樣，擔心「正常」女孩會開始向她們丟衛生棉條和衛生棉。

卡爾登有十五年的時間覺得自己像個碰不得的怪物，她從教科書上診斷出自己的病情，但是對於如何去找一個跟她同病相憐的女人卻毫無頭緒。「我最大的心願就是找到和我一樣的人。這是我的夢想，」她說。「我問我的醫師，問我能問的每個人，他們認識這樣的人嗎？我打電話給一位住在達拉斯（Dallas）的醫師，他大概算得上全美國雄激素不敏感症候群研究的第一把交椅。每個人都說不認得。他們表現得好像我這麼問是腦袋有問題，而他們也不避嫌地暗示，哪有人會想談這回事？哪有人願意承認？我的醫師告訴我她有兩名雄激素不敏感症候群患者，其中一名年紀四十開外，是社會上有頭有臉的人物，她大概永遠不會想暴露自己的身分。而另外一名是個十八、九歲的少女，我的醫師堅稱她過得很好，沒必要和別人聯絡。這一聽就知道是鬼話連篇，因為那名『適應得很好』的十八、九歲少女就是我。」

卡爾登最後在圖書館裡找到了答案。兩年多前，她查閱《英國醫學期刊》（*British Medical Journal*）時，讀到一封母親的來信，她的七歲女兒患有這個症候群。這家人住在英國，而這名母親說他們正著手為雄激素不敏感症候群女孩、女人及其家屬組織互助團體。她在信尾附上電話，但卡爾登幾乎辨識不出，因為她讀的這一頁早已被她的淚水濡濕浸透。卡爾登談到她讀這封信時如何放聲痛哭，甚至不想抽張面紙拭去淚痕。「我永遠無法以言語來形容我當時的感受，」她說。她影印下那一頁，開車回家後反覆練習，試著以平常語調講話，不啜泣，不哽咽。她練習說：「我有雄激素不敏感症候群。」這句話除了向醫生說過，她從未跟任何人啟齒過。然而她打電話給那名母親時，才剛開始自我介紹時就崩潰了。數週後，她飛到英國，參加互助團體的第一次集會。「找到這個互助團體以及其他雄激素不敏感症候群患者，是我這輩子空前絕後的偉大成就。」她說。

在互助團體的見面會上，這些女人談到了一些實際議題，例如怎麼找到陰道擴大器，以便把太短的陰道挖深到足以容下一條陰莖的長度。她們無所避諱，把自己說成是有先天缺陷的人，也談到在鏡子前端詳自己的身體，尋找任何殘留的男性特徵的蛛絲馬跡。她們還談到了迷思，舉例來說，把睪固酮和男女的性欲扯在一起。假如真如迷思所說，這些女人應該不會有性衝動，畢竟她們對身體產生的睪固酮毫無反應。有些性學研究者也對雄激素不敏感症候群患者抱有這種想法，說她們性冷感，毫無「性」趣，在床上宛如一攤死水。這樣的言論令她們氣憤到幾乎要在對話中吐口水洩恨。不論她們是否將陰道挖深到可以性交的地步，她們的性欲本質上是沒有減損的。她們也有性幻想，也會有性高潮。只要碰上令她們心動的對象，她們也會心動不已。

她們痛批的另一個迷思，是將睪固酮捧為「侵略性的荷爾蒙」。假如這種陳腔濫調成立的話，雄激素不敏感症候群女人理應比一般女人更溫順、更羞怯。但事實剛好相反：這些女人都以她們的方式展現自己聖女貞德般剛烈的性情。有一位女性表示，她刻意做出端莊賢淑的樣子，免得有人得悉她的病情。卡爾登則聲稱有必要時她也可以有「種」——外科醫師並沒把它從她的性格中切除。「我跟我母親一樣，是個充滿侵略性、人見人厭的女人！」她告訴我，「我是我母親的女兒。我活該就是這個樣子。」

第三章
先天不足的預設性別
女人是大自然消極的受造物？

懷孕期間開始採購童裝時，我留意到的第一件事便是，在女權運動誕生後的三十年，人們依然無法跳脫以顏色來區分性別的窠臼。不論你是為新生兒、六個月大的嬰兒，或是為早產兒購買衣服，一切非粉紅即淺藍。也許是因為超音波和產前檢查，大部分人都可以事先知道胎兒的性別，為新生兒購買禮物時不需多備一套。不論如何，人們前所未有地重視衣服上的男女之別。你不妨試著找一件既非粉紅又非淺藍，上面沒有花邊、緞帶或動物圖案的嬰兒服，就能明白你的服裝選擇多麼有限。哦，總算有了，這兒有一件孤零零的無性別嬰兒服裝：一件黃色T恤，上面有個鴨子圖案。

當我漫不經心地逛過嬰兒服大賣場的走道時，我明白自己其實不太在乎。我雖然脾氣乖戾，又對女性主義深信不疑，這粉紅淺藍的二分法倒不如我所預期的那般讓我火大。我無所謂的原因是，嬰兒服惹人愛憐的因素占了上風。所有的嬰兒服都讓人愛不釋手，不管它是為誰而做（當然，最終都是為了父母）。這些在在提醒你嬰兒是多麼脆弱、多麼無助，多需要成人的慷慨憐愛。你不會看到粉藍衣服就聯想到強壯，或是看到粉紅衣服就聯想到柔弱。你看著每樣微型的東西，想著：「多珍貴啊！多不可思議啊！演化之工太奇妙了。」

此外，我想到把粉紅聯想到女孩，把淺藍聯想到男孩不過是近幾年的事，便寬心不少。在十九世紀初，色碼不像今天那樣涇渭分明，但一般說來，粉紅色比較可能穿在男孩身上，藍色則穿在女孩身上。所以儘管我們目前相信某種顏色本質是陰柔的，另一種顏色是陽剛的，但這種信念顯然是無稽之談（如果你閒來無事，想用幾分鐘愉快地花點腦筋，可以搬出一些看似有理的寓言，闡釋這兩種解釋為何都說得通，像是藍色位於電磁波譜高能端，最適合精力充沛的男孩們了；或是，藍色是冰和水等清涼物的顏色，正適合天性沉靜的女孩們）。這種區分的武斷讓我寬慰並且想，嗯，我們別太糾結這件事。說到女孩的衣服，比起反對粉紅色，我更反對裙子。理由很簡單，我小時候就討厭裙子。我討厭裙子妨礙我行動，讓我玩耍的時候不敢盡興。我討厭穿裙子時總是得帶著懼怕，擔心著一陣強風吹過，我的內褲就會走光，然後別無選擇，只能永遠靜靜地像株植物一樣。

如果說粉紅—淺藍二分法有什麼讓我不悅，那就是有時候人們會任由它變得偏頗。女生穿藍衣沒什麼大不了，但想想看男生穿粉紅衣服。仔細想想讓妳兒子穿上粉紅T恤，就算是最時髦前衛的媽媽，也會有所顧忌，最後妥協拿出那件上面畫著鴨子的黃襯衫。當然，這一切都不令人訝異，也並非僅限於嬰兒。女人可以穿窄腿緊身褲或牛仔褲或農夫工作褲、燕尾服、高頂禮帽，那又怎樣，她不過是在運用消費者的選擇權；但假如有男人穿上裙子，那他最好拿起一架蘇格蘭風笛來吹奏。這個道理我們早就明白，但看到時心裡還是會過意不去。「即使是一箱別人送你的免費紙尿布，只要尿布恰好是粉紅色的，你會寧可拿它來包禮物，而不是給你剛出生的兒子穿。」艾歐文（Vicki Iovine）在她那本極有趣的書，《給女朋友的懷孕指南》（*The Girlfriends' Guide to Pregnancy*）中寫道：「這是一種病，我知道，我們可以就性別刻板印象這個議題和我們的治療師忙上好幾個禮拜，但這就是事實。」我第一次閱讀這段文字時，我惱怒地想著，她怎麼就不說給你的新生女嬰用一箱免費的藍色紙尿布呢？儘管艾歐文無禮地聳聳肩，但我知道她是對的。你不會給你的第一個兒子，也不會給第二個，甚至第十二個兒子穿上粉紅色尿布，除非你是好萊塢驚悚電影中的那種母親，很快就被揭發存有如同希臘神話中美狄亞（Medea）*那樣的意圖。

那麼，我們究竟在怕什麼？我們害怕用粉紅色來汙染男孩？擔心我們會把他變成同性戀？證據強而有力地顯示性傾向和家教沒多大關係，甚至毫無關係。所以問題出在哪兒？或是常見的仇女情結作祟？把男性和「完整人類」、「品質保證」聯想在一起，而把女性和「殘缺人類」、「缺角的次級品」聯想在一起？的確，一部分是因為我們的文化大半仇女，因此男孩的東西可以給女孩用——假如在女兒身上用得恰到好處，甚至還可以反映出父母的炫耀心理——但這從來不是反之亦然。女孩的東西太愚蠢，太濫情，說得更直截了當一點，太配不上男孩。

這種想法耳熟能詳，令人沮喪。而且由於我們無法在短期內改變這種思維，這顯然也無濟於事。所以我正發起一項運動，要讓自古而然的公理多一份對女性的友善，姑且這麼說吧：我們願意以男裝來打扮女生，而不願反其道而行，因此我們可以接受男人婆，卻鄙夷娘娘腔的男孩，這一切在在說明（儘管是潛意識層面）女性明白誰才是真正的始祖、合法的第一性，也因此才是最終擁有更多自由的性別。西蒙

---

* 譯注：美狄亞是古希臘傳說中的一名具有強大法力的女巫，愛恨分明。在故事中曾因為第一任丈夫埃厄忒斯（Aeetes）出軌而殺害兩名親生兒子，並為了阻止第二任丈夫埃勾斯（Aegeus）與繼子忒修斯（Theseus）相認，設計企圖讓埃勾斯毒死忒修斯。

波娃（Simone de Beauvoir）對於許多社會文化上兩性不平等的看法是正確的，但從生理學角度來看，女人並不是亞軍，女人是開篇第一章，是導言，是伊甸園中人類始祖的苗裔，這位始祖我們也許能欣然認為是莉莉絲（Lilith），亞當的原配夫人。舊約聖經未曾提及莉莉絲，但在有提到她的資料中，如第六世紀的《便西拉的字母表》（*Alphabet of Ben Sira*），她被描述為繼亞當之後被造，為了陪伴他，供他淫樂。在這些紀錄裡，當亞當宣稱他喜歡以傳教士體位做愛時，小倆口便吵起架來。他喜歡這種方式，與其說是因為它給他的感覺，不如說是因為它所代表的政治觀。「妳適合居我之下，我適合凌駕於妳。」他告訴莉莉絲。而他的伴侶拒絕承認矮他一截。「何以我必然要在你之下？」她問道，「我倆不分高下，因為我們都從土裡來。」莉莉絲桀驁不馴的態度終結了她在伊甸園裡居住的時間，並且使她的子孫從此注定被上帝咒詛（無獨有偶地，取而代之、性情較溫順的女人下場也好不到那裡去）。莉莉絲因為亞當宣稱他男人至上的鬼話而大為光火，就算他不知道，她也明白她才是先來的。

我不是無理取鬧地為了唱反調，才說莉莉絲先於亞當，說她才是那個施捨肋骨的人。就基本生理學的意義來看，雌性是一個有效生命體的原型。正如我們在卡爾登的個案中看到的，胚胎極有可能成為女性，除非女性程序在妊娠期因暴露於雄激素而受到干擾；除非接受了其他指令，否則原始的生殖器芽體便會發育成女性生殖器，或至少是部分的陰道（胚胎的大腦也可能會以女性的方式配置，但這個更加模糊的議題我們之後會再討論）。借用傳統胚胎學的說法，女性是「預設的」或「滯怠的」性別，男性則是「經過組織的」或「被激發的」性別。也就是說，在缺乏胚胎荷爾蒙的刺激時，胚胎會發育成女性，而不需要藉由雌激素的影響。我們一般都將雌激素視為女性荷爾蒙，雌激素對於日後乳房、臀部的發育以及調控經期是不可或缺的，但它對於一開始形成女性似乎沒有太大作用。相形之下，當小睪丸開始分泌睪固酮、穆勒氏管抑制因子和其他荷爾蒙時，男兒身便於焉肇始。荷爾蒙將原始組織重新組合成男性模式。

但「**預設的**」性別這個詞聽起來有種被動消極的意思，意味著女兒身的發生理所當然，像往下坡滾開地毯般地輕鬆容易；甚至不需要去催促它，它就是那個樣子。許多研究生物學的女性反對這種措辭和它背後的論調。布朗大學（Brown University）的斯特鈴（Anne Fausto-Sterling）抱怨把女性視為「預設的」性別的這種看法，是男性主導發育生物學界殘存的餘孽。她主張，之所以沒有人發現啟動女性模式的化學訊號，是因為從沒有人去尋找過。從男性的觀點來看，輸卵管發育背後的機制自然沒有生成陰莖的祕方那般引人入勝。但就算荷爾蒙似乎不是決定女性的因素，也不意味著**沒有**決定女性的因素；其他發射訊號的系統依然存在，並參與了胚胎的發育，不過尋找並研究它們，要比找到睪固酮更加困難。

我們所能做的，便是先把形成女性的方式，重新表達成比無聊的預設模式更加複雜也更活潑的模式。德州大學（University of Texas）的克魯斯（David Crews）提出一套有趣的系統來討論決定動物性別的模式：雌性是原始性別，雄性則是衍生性別。先有雌體，再由她產生雄的變異體。雌性形式首先出現，最終產生出雄性變體。據說雅典娜（Athena）是從宙斯（Zeus）的頭顱中跳出來的。或許，最好我們也想像一下阿波羅（Apollo）從赫拉（Hera）頭上跳出來的模樣。

當我們將女性視為原始性別的這種看法推展到最有趣的極致，可以說男人像女人的程度要大於女人像男人的程度。畢竟，男人來自於女人；他們不得不共有一些特徵——那些少女特徵，那些粉紅色睡衣！——只是這些特徵在造男人時稍做了修正。但女性並不依賴男性原型來創造自我。女性的自我就在那裡：我們定義自己。我們不需要亞當的肋骨，我們沒有使用亞當的肋骨；我們的骨頭鈣化，骨盆變硬，完全不需要男性的幫助。

克魯斯透過一些推理建立了他的論點。一開始，他研究爬蟲類動物的性別是如何決定的。他看到一些不同的系統，從中析取一些新原則，與在溫血動物身上成立的一般常識對照。他觀察到，鱷魚或烏龜的性別不是由X或Y染色體來決定，也不是由ＳＲＹ基因或它建造出的睪丸來決定；小鱷魚的性別由環境因素左右，特別是卵在發育時周遭的空氣和水的溫度。所有胚胎一開始都具有雙性傾向，接著視外在環境溫暖與否而長出卵巢或睪丸。通常，較冷的氣溫會孕育出雄體，較暖的氣溫則會培育出雌體；在溫度適中的環境下，一窩卵則雌雄各半。重要的是，沒有一種性別是「預設」。一隻鱷魚不是因為成不了雄的，才變成雌的。成為雌體之前的生命體必須接受某種刺激，隨著氣溫調整，啟動一連串的生理變化建造出卵巢。建構睪丸也是同樣的道理：小鱷魚從外在環境中獲得訊號，啟動了雄性程式。換句話說，賦予小鱷魚性別的工作一直按部就班地進行，姑且不論它最後的結果是什麼。

爬蟲類和哺乳動物的差異極大。然而，牠們決定性別程式的細節，不禁讓我們質疑「女性是未經設定的預設性別」這個假設。我們也許在胚胎的性別決定上忽略了不少東西。例如，男性胚胎的睪丸釋放出穆勒式管抑制因子來摧毀胚胎中的原始組織，否則日後便會發育成輸卵管、子宮和陰道。除了穆勒氏管外，女性胚胎一直到妊娠第九週都有所謂的沃爾夫氏管（wolffian duct），這種結構可以發育成精囊、副睪以及男性生理的其他器官。在女性胚胎裡，大部分沃爾夫氏管組織都會在發育期間消失於無形，但是有任何人曾找到沃爾夫氏管抑制因子*嗎？沒有。假設這樣的抑制因子不存在，便意味著沃爾夫氏管之所以消失，是因為**缺乏**睪丸要求沃爾夫氏管堅持下去並開花結果的訊號。這是將女人視為預設模式的一部分。沃爾夫氏管會自我毀滅，除非它有活下去的理由。這種假設是可能的，但很難自圓其說。我們在卵子與腦的發育上看到，生命大量生產，只是為了毀滅其中的大部分。但毀滅是自然而然就發生，還是需要動機？如果死亡是一種積極的活動——細胞凋亡的新概念聲稱它確實如此——那麼它就需要動機。一定在某處存在著沃爾夫氏管抑制因子：不是荷爾蒙，至少不是像荷爾蒙一樣很容易被分離出來的東西，而是一個訊號。一個從齒列間發出輕如氣音般的訊號，消滅了沃爾夫氏管的希望，好讓女性模式可以開張營業，模塑女人身體的殿堂，在這裡莉莉絲可以任意徜徉。

事實上，一九三三年時科學家提出初步證據，指出他們發現了一個活躍的卵巢起始因子，同時發現卵巢的建構不單是被動的開展而已。科學家已辨識出一個遺傳訊號，可以積極地抑制睪固酮的活動，並將原始胚胎的性器轉變為女性模式；在這種情況下，不是因為沒有訊號，也不是因為組織對雄激素沒有反應——像是在雄激素不敏感症候群中所發生的情況，而是因為這個因子——先不論它究竟為何物——變得極度活潑，讓雄激素沒有活動空間。不過尚未有人重複這個實驗，也沒有人仔細研究過，所以我們是否已經找到長期尋覓的女兒身發育因子，目前還沒有定論。

我們假設，要產生女兒身或男兒身都需要造化動工，同時也真的有活躍的卵巢起始因子可以造成姐妹淘，正如睪固酮可以造成哥兒們，那麼為什麼克魯斯把性別的始祖大位讓與女性，而賦予男性衍生地位呢？就這點，爬蟲學的訓練讓他戴著有色眼鏡看世界。在哺乳動物中，有性生殖是無可避免的。哺乳動物想要有子嗣，就得和異性交配。在大自然中，沒有所謂孤雌生殖（parthenogenetic）的哺乳動物，即雌體可以自己生出複製品來。但有些蜥蜴、魚，以及某些種類的脊椎動物可以藉著自我複製來繁殖，而且幾乎無一例外地只生女，不生男。孤雌生殖不常見，但的確會發生。事實上，在演化的時間長河中，

＊ 譯注：二〇一七年有研究發現抑制沃爾夫氏管發育相關的蛋白質。DOI: 10.1126/science.aai9136。

它時而出現，時而消失。但凡曾是有性生殖，需要雄性、雌性並存的物種，都可能為了各種原因失去雄性，轉為孤雌生殖。在其他情況裡，一個孤雌生殖的物種會發現有伴相隨的好處，說得更仔細點，有性生殖可以創造物種的多樣性，讓子孫後代足以適應變異不居的環境。為了產生變化，這些有著處女膜的雌性、冷血聖母，撤退回伊甸園，開始爭論誰該扮演雄性並占居上位。在這兩種演化的假設情況下，男人來來去去，唯獨女人留了下來。雌性，偉大的母親，從不曾消失過。

（你可能會想，把孤雌生殖的動物稱為雌性而非中性或雄性，是否公平。答案是這沒什麼不公平的，而且是正確的。一隻孤雌生殖的蜥蜴會產卵下蛋，最後孵化出小蜥蜴，從最純粹的意義上來說，雌性指的就是有卵的動物。）

「雄性，是在進行自我複製（即女性）的有機體演化之後才演化出來的，」克魯斯寫道，「雄性得而復失，唯獨雌性亙古長存。雄性型態是衍生出來的，並鳩占鵲巢，凌駕原始的雌性型態之上。」

我的父親並不是頑劣固執的男性特權主義者。他在猶太—基督—伊斯蘭教軸心這個牢不可破的父系結構中，看到了女神的神性以及這種父系結構的不自然。有一次，我們一起逛紐約大都會博物館時，經過一幅描繪聖父、聖子、聖靈的畫作。我不記得畫家、繪畫的年代和國籍；事實上，我對這幅作品印象模糊，只覺得極端嫌惡。畫家把三位一體的全能神畫成一模一樣的三胞胎，留褐色鬍子，身穿長袍。我父親，這名墮落又憤怒的基督徒，嘲笑了這幅畫。他發牢騷說，被認作是地上生命造物主的神聖三位一體神，其中竟無一位是女性。我父親說，畫家至少可以把聖靈畫得雌雄莫辨，可以讓人認為它可能是個女性。遠離這幅畫，嗤之以鼻是我們共同的反應。

二十多年後，我心想，難不成是畫家無意識地投射出他內在的認知，也就是男性衍生於原始女性，正如羅馬神殿衍生於希臘大會堂？正如羅馬人即使在最小的地方，都試圖用他們的萬丈光芒掩蓋自己的祖宗——在工程的燦爛輝煌，以及建築的富麗堂皇這兩方面——男性壓倒所從出的母親，喧騰蓋過女性，也就成了時髦的戰利品裝飾。克魯斯表示，原始的雌性與衍生的雄性一經概念化後，「便出現一個精采的可能性，即男人相似於女人的程度大於女人相似於男人的程度。」如果他所言屬實，那麼事情勉強有點道理了：一神論的文化堅持放棄多神崇拜，而選擇以一神象徵性地君臨兩性的婆娑世界，而這一神是雄性的；雄性涵蓋雌性，雄性相似於雌性——從某個意義上來說，雄性始於模仿雌性——反之卻不然。雌性並不涵蓋雄性，原本也不需要雄性。誰知道？她未來不再需要他也說不定。

就雄性這方面來說，雄性需要雌性，一如他需要自己的下體。他躲不開她，所以汲取了她最大的力量——她的生殖力。但他是男人又具有羅馬人的性格，於是青出於藍更勝於藍。請記住，孤雌生殖的雌性只能生出女兒，但男神卻被創造成超級的單性生殖體，不需女人幫忙便能創造出兒子和女兒。想像一下，這雖不正確卻可以理解：他可以獨來獨往，自命為唯一真神，一種神奇的生物，在大自然界無法找到像他這樣的東西。

神祇有祂們的問題和妄念，我們人類亦然。假如在眾神的裸體畫當中，男神比較容易侵犯女神的特權，反之則未必如此。在人類當中，女人覺得被男人同化，要比男人被女人同化——也就是行為舉止讓人覺得婆婆媽媽，或是更糟的，變得娘娘腔——來得更自在些。佛洛伊德表示，男人要獨立，就必須讓自己脫離女性的世界——母親、祖母、姑媽、奶媽——他們在這些單調、幽閉的女性棲息地度過他們的嬰兒期和青少年時期。女人具威脅性，因為她們長期統治男人。男人假如要做個男子漢，就必須摒棄陰柔。女人則不需掙脫女人來做個成熟的女人；她們不需要去拒斥照顧、定義她的母親。

別提佛洛伊德了。很可能男人不僅必須掙脫外在的女人世界，還必須跳脫內在的女人模板。也許男人感覺到一種去強調他們的獨特性的迫切需要，以掩飾自己的衍生性，他們逃離原始的女性彷彿是要逃脫代代相傳的蠱惑、內在的女妖。因此，我們女人可以在內心深處無顧忌地玩性別錯亂遊戲。我們有本錢可以拿穿著、面貌和舉止開玩笑，可以如我們所願的粗獷，但仍不失女人的身分。即使男人可以承受訕笑、短暫地登陸多愁善感的國度，阿爾達（Alan Alda）宣稱男人的情況不可與女人一概而論；相反地，假如他們在雙性狀態中流連太久，他們的性別會變得模糊，信念也變得曖昧難決。卡爾登表示她因此很高興生為女人——或許我們可以說，她很高興她原始的女性模板上沒有覆上一層男性附加物。

「我並不會想著若我沒有雄激素不敏感症候群就好了，」卡爾登說，「這是我這一生作為女人度過生活的唯一方式。身為女人的經驗更多采多姿，感情生活也更豐富，男人所能展現的個性要有限得多。我則享有這樣的奢侈，一天可以扮得靜如處子，為世人眼中女人中的女人，第二天又可以動如脫兔，粗獷野性。這兩者在女人身上都可以被接受，至少目前可以，但男人是否也能如此動靜皆宜？這個嘛，我們還沒進步到那個地步。」

當克魯斯說到男性模式是從原始女性模式衍生出來並強加在前者之上時，他指涉了許多方面，包括荷爾蒙分泌和活動模式、腦結構模式、行為模式，當然還有生殖模式。我們認為性器官是男女最顯著的差異，在孩提時代，最讓我們著迷的莫過於性器官，以及它灌輸給我們的性別的觀念（當然還有不同的上廁所方式）。一般認為，生殖系統是男女最顯著的分別。

但仔細一瞧，你會發現男女實在大同小異。例如，觀察婦產科檢查台上岔開雙腿、蹬著腳蹬的女性，會發現她肥大的陰唇攤平成大腿皺褶的模樣，在在教人想起男人的陰囊。關於這點有許多古人所見略同，包括希波克拉底（Hippocrares）、蓋倫（Galen）以及其他早期的解剖學家、生理學家都有相同的見解。他們不是聖徒，也沒有迷戀女性生殖器的癖好。拉克爾（Thomas Laqueur）在《造男造女：從希臘人到佛洛伊德的身體與性別》（*Making Sex: Body and Gender from the Greeks to Freud*）中，將蓋倫的思想描述為「陽具中心論」，把男性模式當作主要模式，以男性為參考點來描述女性。古希臘醫生的解剖學知識錯誤百出，儘管如此，他們還是有所發現。他們以為人體基本上是單性的，而兩性不過是一體兩面、互為表裡罷了。這些古人強調了男女的性器官有著同源性。

「在主導解剖學思維長達兩千年的單一性別模型中，女人被理解為男人的倒置：子宮是女人的陰囊，卵巢是女人的睪丸，外生殖器是包皮，陰道是陰莖。」拉克爾寫道，「女人基本上是男人，但她身上缺乏生命的熱度——缺乏完美——而造成了某些構造的滯留；男人則能從外觀上就看見這些構造。」蓋倫使用相同的字眼來描述男女生理構造，把卵巢稱作是*orcheis*，也就是希臘文的睪丸（蘭花同樣也以睪丸命名，因為蘭花底部的球莖看起來像是有皺褶的陰囊。畫家歐姬芙也使用蘭花來表徵女性生殖器，湊巧成為一個把男性和女性生殖器相提並論的例子）。性器的對應關係是神聖的真理，一位四世紀的主教表示他明白女人和他有相同的裝備，差只差在她們的在體內，他的在體外。

不單性器被認為是同根生，人體的分泌物也大同小異。精液是男人的經血；乳汁與淚水相同。古人也認為男女感受魚水之歡的能力沒有差別，相信雙方都要達到高潮才能受孕。蓋倫宣稱女人若無法達到高潮，便不能受孕，這種看法一直盛行到十八世紀。這樣的想法深得我心，是我最喜愛的歷史大謬論，它拐彎抹角地承認女人性高潮對創造生命的重要。不幸的是，認定凡有身孕一定曾經歷高潮的想法，不啻為許多女性帶來不幸。例如遭到強姦而懷孕的婦女會被指控為淫亂和通姦，她們突出的腹部就是她們默許和快樂的證據，而她們通常會被處死。近幾年來，我們甚至聽過有人建議女性在難逃遭人強暴的命運時，應該「逆來順受」，而受害婦女也往往成為被責怪的對象——妳幹麼要穿成那樣，妳幹麼要引狼入室，妳幹麼要在入夜後到公園散步？

蓋倫在許多事情上都大錯特錯。外生殖器並不是包皮，儘管在施行女性性器割除術的國家當中，外生殖器被當作包皮看待；另外，不論男女都不需要達到高潮便可受精（男人射精前的分泌物中已釋出精子，而我知道有名女性，因為一抹在男歡女愛後殘留在大腿上的射精前分泌物神不知鬼不覺地向上移，而在沒性交的情況下懷孕）。但就人體單一性別的本質而言，他倒是有先見之明。女性模式也許是原始形式，但人體原先有著朝雙性發展的潛能；這塊血肉之軀可以往任何一種方向塑形。我們是雌雄同體的，是荷米斯（Hermes）和阿芙蘿黛蒂（Aphrodite）之子的繼承人，在住著泉水仙女（nymph，或稱寧芙）的薩耳瑪西斯泉（Salmacis fountain）裡融合了女身與男身。[*]直到妊娠第九週，男女胚胎毫無二致，而我們成年男女的器官也有著類似的結構。在杏子般大小，尚未發展出性別的兩個月大胚胎裡，有一對不成熟的種莢，即原始性腺，會在男嬰中變成睪丸，在女嬰中變成卵巢。它有一組沃爾夫氏管和一組穆勒氏管，視胚胎會發育出輸精管或輸卵管來決定要選擇哪一組管道發育。在外觀上，兩種管道開始時都是尚未分化的生殖脊（genital ridge），一小塊突起的組織、在一個有囊膜保護的裂口上方。第三個月時，這塊小肉瘤要不就亭亭玉立地長成陰蒂，要不就頂天立地發育成龜頭。在女孩身上，原始裂口四周的囊膜會退化消失，裂口張開形成陰唇，環繞陰道和尿道。在男孩身上，睪固酮刺激裂口閉合，並且向前挺出，形成陰莖的莖部。

在象徵性的層面上，陰莖可說是相當無趣。它是可以瞄準和射擊的槍管，然後就這樣了。它是個直插雲霄的方尖碑，是管發射子彈的火槍，是根像孔雀般噴煙的雪茄[†]，是條燒得熾熱發出嘶嘶尖叫的鐵桿，是條被吞食的熱狗。就譬喻而言，陰莖萬變不離其宗，也沒有什麼詮釋的餘地。一條水管拉到哪裡都是一條水管。

但陰道就不同了，它是個活生生的羅夏克（Rorschach）墨跡圖像。妳可以把它說成任何妳想要的、需要的、恐懼的東西。簡單來說，陰道是一個開口，是形式上的缺乏，是惰性的容器。它是一條十到十二公分長的隧道，以四十五度角從陰唇延伸到甜甜圈狀的子宮頸。它是外在世界的直述句和五臟六腑的低語之間的停頓。它由皮膚、肌肉和纖維組織構成，是最貼心的一條通道，可以張開容納任何想得到的過客，不論是來訪（陰莖、窺器）或是離去（嬰兒）。我肯定自己絕不是唯一在懷孕期間夢見自己要產下一頭小鯨魚的女人，在我夢裡那是一頭瀕臨絕種的藍鯨。哦！人類的陰道扮演生產管道角色，可以擴張自如，而且它擴張的程度一定遠大於母鯨的骨盆。妳一定聽說過，或者妳是有第一手經驗的母親，臨盆時產婦在獲准閉氣用力擠出嬰兒前，子宮頸如何擴張到十公分。它的寬度一定相當於陰道的長度。哦！揮舞雙臂氣喘吁吁的女士們，那十公分還不及嬰兒頭顱的寬度。是的，一般初生嬰兒重三千一百公克以上，顱寬約十三公分，有些大頭寶寶的頭蓋骨甚至有十五公分寬。當嬰兒一路猛擠，滑行到初見天日的地方時，他的頭顱的確會被擠壓成一種像龍骨的形狀——感謝生育女神伊什塔爾（Ishtar）賜予新

* 譯注：荷米斯和阿芙蘿黛蒂之子，即赫馬佛洛狄忒斯（Hermaphroditus），他在薩爾瑪西斯泉沐浴時，泉中的仙女對他一見鍾情，並求神讓他與自己永遠結合，赫馬佛洛狄忒斯遂成半男半女；赫馬佛洛狄忒斯為此感到痛苦，向他的父母發願，詛咒所有在這座泉沐浴的人遭受同樣的境遇。

† 譯注：Peacock Cigars 是美國一家雪茄公司。

生兒頭骨縫隙、囟門及有延展性的骨板——即使如此，妳的陰道的確會在分娩時擴張到妳意想不到的大小，在妳第一次塞衛生棉條遇到麻煩時就應該仰仗過其能耐。所以陰道是一顆汽球、一件高領毛衣，是大宇宙的具體而微，當我們坐在這裡哭泣時，這個宇宙也正向四面八方擴張。

嘴巴也是有擴張能力的裂縫，但誰會認為嘴巴只是個被動的接收器呢？因此，陰道有時會被認為是個有齒的器官，拿來和嘴巴相比擬：是個飢渴、吸吮、咀嚼、吞吃的洞，若是過於頻繁地沉迷於它的誘惑，就會致命地耗盡精力。或者，陰道被看成是張濕潤、舒緩、親吻的嘴巴；labia 這個字的意思就是嘴唇，人類行為學家莫里斯（Desmond Morris）就提出，女性塗口紅是為了強調嘴唇和陰唇的相似性，將隱藏生殖器的線條在臉上重現。

陰道的比喻不僅限於洞口。它也可以被視為是一個封閉的系統、合十禱告的手、大崩墜而非大爆炸的宇宙。大部分時候，女人的陰道不是一條管子或一個洞；陰道壁向內鬆垮垮地下垂，並緊緊地彼此貼合。陰道的形象因此可以自由穿梭在受保護與遭暴露、內斂閉鎖和外向開放之間，讓人聯想起盛開的花朵形象：睡蓮、百合、葉片、爆開的山核桃、切開的酪梨、豆娘的翅膀。畫家芝加哥（Judy Chicago）便在她的名作《晚宴》（*The Dinner party*）中，運用了陰道生育和開花結果的概念；作品中，歷史和神話中的多位女性主義代表人物，沃斯通克拉夫特（Mary Wollstonecraft）、迦梨女神（Kali）和莎芙（Sappho）都同桌列席，準備以狀似女性生殖器的餐盤用宴。有些人批評她的作品虔誠又粗鄙，將兩詞搭配在一起真是妙不可言，也有些人攻擊它是「強化以子宮為中心，以生理決定命運的思考模式」。烏舍（Jane Ussher）在《女人身體的心理學》（*The Psychology of the Female Body*）一書中說道，不論《晚宴》作為抽象藝術的價值為何，芝加哥的想法都無比巧妙：女人的性器是大自然的力量，它們擁有生命。我說的不是它們在傳宗接代上扮演的角色，而是指很不一樣的意象，如同壁龕、棲地和生態系。陰道本身就是一種生態系，一種為世人遺忘，相互依存和欣欣向榮之地。的確，傳統上我們會認為「陰道就是一片沼澤！」，但「潮間帶」才是更正確的比喻——它是一汪水，穩定，卻永遠潮來潮往。

從陰道的周邊環境說起，我們會先來到一座小丘，叫作陰阜（mons veneris，即女性性器官之上覆蓋盆骨的部位），原文的意思是「維納斯之丘」，愛之丘。但可別被天旋地轉的情愛小說給沖昏了頭，「維納斯」（veneris）這個字同時也是性病（venereal disease）一詞的字源。之所以稱為「丘」，在於它是由一疊厚脂肪組織所形成，墊在恥骨聯合處前方作為緩衝之用，而恥骨聯合即左右恥骨之間可稍微活動的軟骨關節。此處的關節相對脆弱，很容易在騎自行車時因劇烈顛簸而擦傷。它在青春期會長出一層陰毛（假設妳對雄激素會做出正常反應），又多了一層保護。陰毛另有其他功能，它能吸收並集中陰部的味道，假如這些味道是健康的，就會對異性頗具吸引力，這點稍後再說。此外，陰毛對我們這些靈長類動物而言是有用的視覺刺激，畢竟我們是視覺導向的動物。陰毛彰顯了生殖器的部位，讓它能從周遭較不顯眼的背景中脫穎而出。假如女人擦口紅是潛意識裡想喚醒眾人注意她的私處，也許她們不過是投男人所好罷了。男人之所以留鬍鬚，無非是要把他們的臉變成他們下體的影子；而長鬍鬚的能力，要比塗脂抹粉早上數千年。

從陰阜往下延伸，是兩條長長的皮膚皺褶，叫作大陰唇。大陰唇的外側被陰毛覆蓋，內部沒有毛囊，卻充滿脂肪和汗腺。在大陰唇的皮膚下是呈十字交叉的結締組織和脂肪。陰唇的脂肪正像胸部與臀部的脂肪，對主管性發育成熟的雌激素十分敏感，所以在青春期體內雌激素驟增時，陰唇便會肥大，並隨著停經後荷爾蒙衰退而縮小。在脂肪下是個勃起組織（erectile tissue），一層具海棉般吸收能力的網狀物，會在亢奮時因充血而腫大。由於陰唇容易充血，它們在懷孕期間血流量增加時，便會保持腫大，同時呈現紅銅色、栗色的色調，就像市面上的最龐克的吸血鬼色系口紅。

我們陰道的性愛和神祕的分類學緊接著才要開始呢。在大陰唇裡面的是小陰唇，以希臘的泉水仙女為名；她們是如此水性楊花，以致花癡（nymphomania）*這個詞也由此而來。小陰唇是一片鮮嫩的表皮皺褶，包裹住陰道及其附近的尿道開口。小陰唇內部沒有毛，但可以在薄薄的表皮裡感覺到一粒粒凸出的皮脂腺，像是播灑在皮下的穀粒。小陰唇是女性生殖器中差異最大的，大小也因人而異。正如大陰唇一般，小陰唇在亢奮時也會充血，程度更是有過之而無不及，在高潮巔峰時可以膨脹兩、三倍。我們的某些靈長類表姐妹具有大得十分誇張的小陰唇，牠們把陰唇拖在地上走，藉此向同伴昭告牠們的排卵狀態。一九九六年春天，科學家在巴西發現一種新品種的狨猴，其中雌狨猴的小陰唇是牠們最明顯的特徵，每一瓣陰唇都明顯下垂，在底部編成一圈生殖器的花環。

狨猴的陰唇聽起來與臭名昭著的霍屯督圍裙（Hottentot Apron）非常相似，博物學家林奈（Carolus Linnaeus）堅持認為，這種明顯荒謬的內陰唇是南非女性的一個決定性特徵（或畸型）。在十九世紀，一位被命名為巴特曼（Sarah Bartmann）的知名霍屯督女性「霍屯督維納斯」（Hottentot Venus）曾被帶往英國與法國巡迴表演。在歐洲，她被當作馬戲動物般，在好奇的觀眾面前遊行展示——儘管遊行時是穿著衣服的——隨後在動物學家和生理學家面前被迫脫光。在她死後，她的生殖器被解剖並保存在福馬林罐子裡。進行屍檢的法國解剖學家居維葉（Georges Cuvier）在他的回憶錄中表明屍檢「毫無疑問地證明了她『圍裙』的自然性質。」但正如歷史學家希賓格（Londa Schiebinger）在《自然的身體》（*Nature's Body*）中所做的評論，西方科學界人士對霍屯督人生殖器的迷戀，與其說是與陰唇肥大的現實有關（從未得到證實或合理的懷疑），不如說是為了在系統發生學中將非洲女性置於比起人類更接近猩猩的位置。

陰唇不論大小裡外，都會出汗。整個外生殖器都會冒汗，這與腋下出汗一樣普通。如果你穿著連身衣做運動，你可能會注意到，在一次大汗淋漓的訓練後，你的衣服上有三處會出現明顯的三角形，兩個在腋下，另一個在胯下。這可能會讓你覺得尷尬到羞於見人，或是擔心別人以為你尿褲子了。但別為此感到羞恥，反而要心懷感激。如果你想繼續跑步，就需要排出體內的熱量。坦白說，女性腋窩的出汗效率不如男性，幸好女性的胯下更是如此。

下體同時也會分泌皮脂，它是一種油脂、蠟、脂肪、膽固醇與細胞殘骸的混合物。皮脂有防水功能，能抵擋尿液、經血和病菌的入侵，若非如此，病菌就會藏身在陰阜的細縫中。皮脂還讓骨盆摸起來有種光亮滑溜的感覺，彷彿包括陰毛在內的一切都在熔蠟裡漂過一回。位於生殖器領地的外緣，皮指是第一道防線，是陰道的長城，負責抵禦無孔不入、想寄生在裡面花花世界的病原體。

在從事科學寫作的生涯中，我碰過形形色色的宗教狂、傳教士和生物學家，他們歌頌讚美被大自然淘汰、鄙視的東西。他們的議論具有狄摩西尼（Demosthenean）[†]的雄辯之勢，又不乏對蜘蛛、蒼蠅、蠍子、

* 原注：正如史龍恩（Ethel Sloane）在她優異的《女人的生理學》（*Biology of Women*）一書所指出的，「人人都知道，花癡是一個性欲超強的女人。但為何幾乎沒人認清有這毛病的男人就是色鬼？」這難道不正是因為女人的性欲過強是一種必須貼上標籤的病，而男人性欲旺盛只是「男人本色」？

† 譯注：古希臘演說家、政治家。

蟑螂、毒蛇、鯊魚、蝙蝠、蟲子、老鼠的慈愛之心。無論如何，他們一心想要改變群眾對於他們心愛的痲瘋病患的看法，讓我們對以往避之唯恐不及的東西舉手致敬。

其中，婦科醫生希里爾（Sharon Hillier）肩負的任務空前艱鉅：她以改善陰道的形象為己任。當我到處找人解釋陰道為何有氣味的時候，我發現了她。我當時正在思索人類的費洛蒙；我想到了麝香與靈貓——這些傻氣又酷炫的小玩意兒讓我無法跳脫達爾文的窠臼，以及他有關吸引異性天花亂墜的理論。接著，我在研討會議程表上看到希里爾的專題演講，題目是：「健康陰道的生態環境」。那時我就知道我找到一個成竹在胸的女人，願意去碰觸這個大部分女人想都不敢想的領域。

希里爾知道人們通常認為陰道髒得可以。「陰道」這個詞聽起來要比她的對手——「陰莖」——來得更骯髒，更像臨床用詞；而像「屄」這種髒話，也要比「屌」或「老二」更齷齪下流，後者在八點檔黃金時段出現也不足為奇。我們已經看到了，美國醫生開玩笑地把陰道比作肛門。「在奈洛比（Nairobi），陰道分泌物這個字直譯出來就是**糞土**，」希里爾告訴我，「幾乎所有當地女人都試著保持陰道乾燥，一條潮濕、滑溜的陰道被認為是噁心的。」

「但說真的，不管妳走到哪，故事都大同小異，」她說，「女人被教導要保持陰道乾燥。事實上，正常健康的陰道是體內最乾淨的地方。它比嘴巴乾淨，更比直腸乾淨得多。」她嘆息道，「這種負面教育行之有年。有一次我五歲大的女兒從學校回來後說道『媽媽，陰道裡面都是精子。』」這只是涉及其他大魚的其中一個故事。據說陰道有一種魚腥味，是男性喜劇演員的笑點來源。「你一定聽過這些笑話，」希利爾說，「我最喜歡的是關於一個盲人經過魚店時說了聲：『早安，女士們。』」哈哈。我曾向一位男性朋友抱怨電影中的一句台詞，場景是一個男同性戀角色在討論口交時，轉向一位女士說道：

「對不起，親愛的，我不吃魚。」魚！我哭喊到，陰道聞起來才不像魚！那時我朋友的回應是「但你得承認，它聞起來更接近鮪魚而不是烤牛肉」。是的，必須為不同的器官保留與肉類相關的類比。但無論如何，如果男人認為陰道聞起來就像魚，或者陰道聞起來真有魚腥味，那麼精子就是讓這件好事變糟的原因之一。

陰道生態環境的關鍵在於共生，希里爾表示，關鍵是大環境與小有機體之間的共生共利，持續不斷地互通有無。沒錯，陰道充滿細菌，充斥著生命體，而妳巴不得它就是這樣，但是細菌有好有壞。當環境健康時，陰道中的細菌對身體有益。它們是乳酸桿菌，正是優酪乳中所含的微生物。「健康的陰道像是一瓶優酪乳般乾淨純潔。」希里爾說。味道亦然：「正常的陰道應該有稍帶甜味，又有點刺鼻的味道。應該有優酪乳乳酸般的味道。」我們提供乳酸桿菌吃住——有陰道壁的舒適、濕潤、蛋白質以及我們身體組織的糖分。它們維持穩定的數量，並且不斷將有害細菌排擠出去。它們單單活著、進行新陳代謝，便足以製造乳酸和過氧化氫，而後兩者具有殺菌功能，可以擋住來者不善的微生物。健康的陰道呈酸性，酸鹼值約在三．八到四．五之間。這要比黑咖啡稍酸（酸鹼值為五），但比檸檬（酸鹼值為二）溫和。事實上，把女人比喻為美酒並沒有說岔，健康陰道的酸度正和一杯紅酒相去不遠。這是一條會唱歌，帶著芬芳、有雙腿的陰道。

正常的陰道分泌物也沒什麼好讓人羞於啟齒的。構成它的物質和我們能在血清裡找到的東西沒有兩樣。血清是血液中的固體成分，像是凝血因子被抽離後所剩的乾淨、稀薄、黏稠的液體。陰道分泌物含有水、白蛋白（albumin）——體內最豐富的蛋白質——和一些白血球細胞以及黏蛋白（mucin），黏蛋白是一種潤滑物質，賦予陰道和子宮頸油亮的光澤。分泌物並不是糞土，它不像人體排出的有毒廢物如尿液和排遺。不不不，這些分泌物就是陰道裡的物質。它之所以被分泌出來，是因為我們是兩足動物而地心引力無所不在，此外杯子也有滿溢出來的時候。它是我們堅強假象下的潤滑劑，提醒我們就生理學上的意義而言，我們全是水生動物。

但我們也不得不承認：我們有時候會有異味。我們不像是草莓口味優酪乳或葡萄酒佳釀，倒像是，啊！鮪魚，或甚至是臭鼬。怎麼會這樣？假如妳一星期不洗澡就會明白了。但有時候這不是個人衛生的問題，而是醫學問題，是一種叫作細菌性陰道炎的疾病。很多原因會使得陰道內的微生物平衡被破壞，乳酸桿菌潰不成軍，取而代之的是其他有機物在裡頭繁殖叢生，特別是厭氧菌在無氧狀態下大量繁殖。這些微生物會分泌大量化合物，這些化合物一個比一個髒。這就是為什麼會有把陰道和海鮮相提並論的刻薄說法。痛心之處在於，微生物會製造三甲胺（trimethylamine），就是這種物質讓擱了一天的魚發出腥臭味；它們也會製造腐胺（putrescine），這種物質可以在腐肉上找到；此外，它們還會製造屍胺（cadaverine），你也猜得到這個化學物質的名字從何而來。這些腐臭副產品的組合與數量，要視病情而定。

換句話說，假如妳有羞於啟齒的「女人味」——這個症候群在所有沖洗器和女人除臭劑的廣告中被叫得這麼好聽——妳可能受到細菌感染。通常是低程度但長期的感染，除了腥臭難聞外沒有其他症狀。有些感染的成因已被發現，其中最大的原因是：陰道沖洗。陰道沖洗會殺死有益的乳酸桿菌，為厭氧菌和隨之而來的屍胺感染鋪路。我很少給人開方子，但這一帖非常簡單管用：別沖洗，就是這樣。把沖洗器丟掉吧。

陰道炎也可能由其他感染造成，如骨盆發炎。另外，有些女人生來就不幸具有陰道微生物不平衡的體質，正如同有些女人天生就容易長粉刺一樣。此外，即使是普受歡迎的乳酸桿菌在強度上也有差異，某些菌株會比其他菌株更有產生過氧化氫的能力，因此能更有效抵禦來犯的微生物。希里爾說，有些女人具有「幸運乳糖」，而另一些女人的乳酸桿菌不過爾爾。這些乳酸桿菌不過爾爾的女人比較容易罹患陰道炎和黴菌感染——黴菌是另一種容易在高度厭氣環境下滋生的微生物。

為矯正微生物不平衡，妳可以試著吃大量優酪乳來獲得發酵中乳酸桿菌的好處，但是消化過後能一路來到妳生殖器的乳酸菌恐怕寥寥無幾，而且任何這類改善，在骨盆生態中可能都只是曇花一現。罹患慢性陰道炎的病患可以用抗生素治療，醫生通常建議孕婦使用這種療法，因為孕婦若遭到感染，早產機率便會增加。但若大量長期服用抗生素又會產生抗藥性，有一種正在研究中的栓劑比抗生素更好，可以提供他們正好缺乏的幸運乳糖。

另一個造成陰道炎的原因，便是和沒用保險套的男人亂搞。即使是一次射精也會暫時干擾陰道的生態環境。精子無法在健康陰道的險惡環境中游泳，它們在酸的生化死對頭——鹼溶液中，才得以暫時得到緩衝。精液是高鹼性的，酸鹼值為八，比其他體液，包括血、淚、口水和淚水都要來得更鹼。性交後數小時，陰道整體的酸鹼值會暫時升高，讓居心不良的細菌有機可趁。通常這種改變倏忽即逝，女人的身體很容易把酸鹼值調回原狀，假如精子似曾相識的話——也就是說，假如它屬於女人固定的性伴侶——回復原狀更是輕而易舉。但是女人如果暴露於多重性伴侶的精液，她的體內平衡機制便會失靈，原因目前還不清楚，也許和免疫系統對陌生精子的反應有關。

因此，「性」趣廣泛的女人接受的精子總數不見得會比一個固定只和老公上床的女人多，但她的陰道處長期處於鹼性狀態下的風險卻高得多。妳是受虐狂嗎？妳想在這個故事裡找到行為準則或道德教訓嗎？妳可以把這想成是印證天理昭昭的另一個例子：假如妳和男人亂搞，妳陰道的鹼性會更強，會有腥臭，但更糟的是鹼性陰道比較招架不住病原體的侵襲，包括那些導致性病的病原體。女人陰道若是細菌叢生，就容易罹患淋病、梅毒和愛滋病。同時，假如妳和男人亂搞，也會暴露在大量可能導致這種性病微生物下。總之，在妳的陰道最需要酸性的時候，它反而變成鹼性。這不正是一夫一妻制或禁欲的道理嗎？難道不是在暗示有人在盯著你，檢查你的口紅上有多少凹口嗎？

對我而言，這種聯想並沒有道德或諷刺的言外之意，它不過是肯定了一則自猿人時代以來老掉牙的陳腔濫調：性是危險的。對每一種涉及其中的物種來說，自古皆然。求愛交歡的動物不免暴露於危險下，比那些安分守己睡在洞裡的動物置身於更大的危險。不只是因為牠們暴露在光天化日之下，更由於牠們全神貫注於交尾的種種細節，以致忽略了獠牙利齒的森森寒光，與猛禽振翅的撲翼聲。懷孕、性病、被石頭砸死的危險——的確，性一向就是險象環生。一股腦的衝動危機重重，而性說穿了，就是一股腦的衝動。我們可別忘了這個事實。

陰道是路徑也是旅程，是隧道也是旅人。要更往裡頭看則需要入侵內部，這也是為什麼大多數女人對她們體內的構造——對於那長期以來備受尊崇、經常被高估的子宮與其附屬結構，往往只有最模糊的理解。再次，歐姬芙讓我們看見了被轉化為視覺形象的子宮、輸卵管和卵巢；她藉著沙漠地上風乾了的牛角與頭蓋骨，喚起它們的意象，又是一個雖生猶死的冥想。我想像的卻是水光中長著珊瑚礁的潮間帶，在這裡海筆與海葵粉紅的指頭左右搖曳，隨波起舞，充滿活力，彷彿牠們有了自己的意志。

第四章

平均律鋼琴曲

論陰蒂的演化

在我襁褓時期，母親的朋友曾請她幫忙帶小女兒蘇珊（Susan）。我母親已經有個大女兒，再加上新生的我，所以她自認對女嬰的外生殖器瞭若指掌。但幫蘇珊換尿片、發現蘇珊的陰蒂從圓丘狀的陰唇間探出頭來時，令她驚訝不已。那看起來不像是陰莖——我母親有一個兒子，所以知道那該像什麼樣子——但嚴格說來也不像女孩的性器官，看起來倒像是鼻尖或小指頭，當母親拿布擦拭時它會稍稍變硬，讓母親感到既好笑又難為情。我母親並不喜歡蘇珊那突起、膨脹的陰蒂。思及自己的女兒，她多麼喜歡她們生殖器的模樣：穩妥地被包覆起來，待在飽滿的外陰中，從外面看不出它對觸覺的任何敏感反應。

這件事眾所週知，男人也多少都心裡有數。青春期時，他們會直接拿陽具來一較長短；長大成人時，他們會訴諸一種類似於比較胸圍大小的機制，在上公廁時，或是在男更衣室裡遛達時——在更衣室裡，根據經驗法則，毛巾要披在肩上，而非圍住下體——低頭瞥看彼此的那話兒（在此附上數據以供參考，普通的陰莖在放鬆時長十公分，勃起時長十四．五公分。這要比大猩猩勃起時的七．六公分大一些，但是和世界最大的哺乳動物藍鯨的三百四十公分大柱相比，就小巫見大巫了）。

女人或許認為對自己的陰蒂所知甚詳。她們把它當作老朋友，或許相信真有個掌管閨房之樂的克里托里斯（Klitoris）女神。她們對於佛洛伊德的陰莖羨妒（penis envy）理論從不買單：如果妳已經有一隻半自動手槍，誰還會想要獵槍？但妳問多數的婦女同胞她們的陰蒂有多大，或者陰蒂平均有多大，還是大小是否因人而異，她們也許不知從何說起，或不知該說什麼。要用英吋、公分、公厘，還是停車計時碼錶測量？男人擔心陰莖的大小對女人來說很重要，女人則極力向男人保證那不重要。但陰蒂的大小對女人來說重要嗎？我喚作蘇珊的那個女孩，與我年紀相仿。如果她的陰蒂一直以來都大上一號——也可能沒有，我將會討論到——那麼，她會是一個無論伴侶有多無能，只要最輕微的摩擦就可以享受愉悅，很容易性高潮的女人嗎？還是，大小再次無關緊要，還有其他東西可以讓陰蒂享受愉悅？

我們通常說陰蒂與陰莖本是同根生，從胚胎的演化過程來看的確如此。它像陰莖的莖幹一樣，都是從胚胎凸起的生殖脊發育而成的。但這種比較不盡然正確。女人不是從陰蒂小便或射精的，當然不是。裡頭沒有尿道貫穿其中。就實用性而言，女人的陰蒂可說是百無用處。陰蒂只是一堆神經的集合。更正確來說，是八千條神經纖維，神經纖維的密度比身體其他任何部位都高，包括指尖、嘴唇、舌頭。它的數量甚至是陰莖神經纖維的兩倍。那麼，在某種意義上來說，女人雙腿間的小腦要比男人的大。所有這一切，都是為了能讓女人充分享受魚水之歡。陰蒂讓我們看到一個目標如此單純的生殖器，它不需要兼分泌或排泄的差事。正因為如此，也許它最好能沒事便藏身在外陰的裂口中。它本身就是一則私底下講的笑話，一種神聖的祕密，一只潘朵拉的盒子，裡面裝的不只是愁苦，還有歡笑。

陰蒂麻雀雖小，五臟俱全，因為它小，最好睜大眼睛仔細看。在妊娠的第二十七週時，胎兒身上的陰蒂已發育完全，此時看起來就已是女嬰出生時陰蒂看起來的模樣。陰蒂像古希臘的石柱，是一種圓柱體的結構，分成三部分：陰蒂腳、陰蒂體和陰蒂頭——底座（base）、柄（shaft）以及冠（crown）。但它是考古學家的石柱，因為它底下兩部分都躲在外陰部的皮膚下。當你撥開陰唇，最先映入眼簾的是陰蒂頭，這相當於柱子的柱頭。陰蒂頭神氣地，也許還有點自以為了不起地，坐落在A字型的屋頂之下，這屋頂是內陰唇交界處形成的一個罩子。陰蒂頭（glans）是一個煩人的詞，聽起來與腺體（gland）非常相似，很容易讓人以為這個魔法鈕扣是否帶有某種可以產生分泌物的腺體。但它沒有。Glans的意思是「一團圓形的小東西」或是「可以腫大和變硬的組織」，這兩者用於形容陰蒂頭都合適。假如你細看，會發現陰蒂頭看起來三分像龜頭，同樣是心形的球莖體，雖然沒有像陰莖那樣的開口，用一隻像獨眼巨人的大眼回瞪著你。陰蒂頭坐在莖部——陰蒂體——之上，陰蒂體部分可見，其餘則在外生殖器的肌肉組織下，向上延伸至兩塊恥骨的會合處。陰蒂體被由纖維彈性組織形成的囊包裹著，像是輕裝潛水時穿上的那種乳膠夾克。它是陰蒂的肉質部分，如果妳稍微自慰，摩擦恥丘頂的草原，它就是妳感覺到在肉下面跳動的一根管子。陰蒂體連接著陰蒂腳，它像是如願骨的兩瓣，在皮下呈弧形，彎向大腿並向陰道傾斜。陰蒂頭、陰蒂體和陰蒂腳，一個由三部分組成的希臘石柱，它的形態會因心情而變化，從工作日莊嚴肅穆的多立克型，到渦捲解繞的愛奧尼柱型，再到脊飾花樣縟麗繁複，有如仲夏綠蔭的科林斯柱型——當它變成這個型式時，枝葉與花朵都和拳頭般肥大，而生命沉醉於它燦爛輝煌和稍縱即逝的永恆。

由於在構造上絕大部分是隱蔽的，我們很難測量陰蒂——事實上，比起被看到，它更容易被感受到——不過醫生已盡可能地對其進行系統化的測量，並提供了規範值。測量主要涉及陰蒂頭和陰蒂體，因為這兩部分是器官主體，任何人檢查它都可以感知到。從陰蒂體底部到陰蒂頭，平均來說，嬰兒的長度約為四或五公厘，相當於鉛筆尾端橡皮擦的高度。隨著成長，女性的陰蒂也會隨之長大，成年女性的平均長度為一．六公分，相當於一塊錢的直徑。其中三分之一是陰蒂頭，三分之二是陰蒂體。儘管有公告的標準值，但陰蒂和身體其他部位一樣，也樂於見到異常行為。馬斯特斯（Masters）和約翰遜（Johnson）就指出，有些女性的陰蒂體長而細，上面覆蓋著嬌小的陰蒂頭，有些女性的陰蒂頭則又粗又短，有多種變化和組合。發育成熟後，陰蒂幾乎保持不變，直到老年。懷孕期間它可能因血管和細部的變化而變大，並且通常在懷孕後維持增大的狀態。但陰蒂的好處是，它對雌激素不是特別敏感，因此並不關心你是否正在服用避孕藥或雌激素替代療法。它不會像陰道一樣在停經後萎縮。它會永遠在你身邊。

陰蒂頭是性愛的燈蕊，八千條神經纖維在這裡捻在一起，成了一個具體而微的腦。對許多女人來說，陰蒂頭是如此敏感，以致直接碰觸甚至會感到疼痛，而更喜歡在陰蒂體或一整個恥丘上做繞圈按摩的刺激。陰蒂體的神經較少，但裡面貫穿數千條血管，使得它在亢奮時，會因腫脹而把頭抬得更高。進一步促成陰蒂腫脹的，是兩束包裹在肌肉裡的勃起組織，稱作前庭球，有助於將血液向前推送。一旦充血，激情的陰蒂便會腫大到原來的兩倍大。

然而，我們不要字面上地將陰蒂視為陰莖的對應物。性欲被喚醒的陰蒂腫脹而有彈性，但不會像勃起的陰莖那樣堅硬。我們知道這點。任何女人只要有完整的皮層和適當機會，都能確認這點：勃起的陰蒂不像硬挺的陰莖那樣堅硬。令人驚訝的是，直到最近我們才瞭解造成這種差異的原因。一九九六年，一群義大利科學家在探索陰蒂體的微觀結構時報告說，去他媽的教科書，陰蒂沒有靜脈叢。在男性身上，這組嚴密相連的靜脈是將血液帶離器官的主要管道。當男性勃起時，陰莖的肌肉會暫時壓迫靜脈叢，導致血液流入但無法流出，於是出現勃起。陰蒂的血管沒有形成靜脈叢，相較起來更為分散。在性欲發動時，流入陰蒂的動脈血量增加，但靜脈血的流出沒有遭到阻攔，因此不會成為硬梆梆的小柱。為什麼會這樣呢？陰蒂又不需要進行洞穴探險。可能是血液流動上相對細微的差異，使陰蒂能夠輕鬆快速地擴張和鬆弛，從而成為女性倍受祝福的禮物——多重性高潮。

在七〇年代的女性主義運動中，運動倡議者們或許不會真的如老梗所說的把胸罩燒掉（「胸罩焚燒者」一詞，是將以下二者草率結合的結果：反戰抗議期間的焚燒徵兵卡事件，以及反美國小姐選美的示威活動——當時有一群女性主義者把胸罩扔進垃圾桶，以此象徵性地拒絕社會建構的女性氣質），然而她們的確為陰蒂升起一面旗幟。她們說起話來好似無意間發現了湮沒的無聞國度的探險者一般，也許她們發現的是莉莉絲知道的那個伊甸園。即使是九〇年版的《我們的身體，我們自己》，也宣稱「直到六〇年代中期，女人仍不知道陰蒂有多麼重要」。這樣無知都是佛洛伊德的錯，他提出理論說陰蒂的高潮是孩子氣的高潮，而陰道的高潮才是「成熟的」高潮。只有在她把重心從發育不全的陰蒂轉移到足以證明她是女性錯不了的陰道上，女人才會顛倒黑白得到性心理的滿足。

雖然我們對這種理論感到義憤填膺，但它也許有其道理。陰蒂並非一直都住在冷宮，活在二十世紀末的女性也不是最早頌揚陰蒂的人。剛好相反，佛洛伊德的理論是種反常，是瞭解女性性行為史上的一個汙點。數千年來，專家和業餘人士都認識到陰蒂是女人閨房之樂和高潮的中心。我們不清楚**陰蒂**（clitoris）這個字的起源，所有現代歐語都可以找到它，並且它來自希臘，但這個字在希臘語的語源則眾說紛紜。但無論如何，所有理論提出的字根幾乎都帶有性愛的涵意。一筆西元二世紀的資料顯示，這個字源自動詞 kleitoriazein，意思是挑逗性地搔癢，尋歡作樂。有些語源學家認為陰蒂一字源於希臘文的鑰匙，即一把打開女人性欲的鑰匙。有些學者則把它和意思是「傾向」的字根聯想在一起，而這個字根也形成癖好（proclivity）一字。（在非印歐語系的語言中，陰蒂一字指的是它的外觀而非功能。例如中文的表意字中，結合了代表女性的陰，以及代表莖或果柄的蒂——如茄子的蒂，看起來就很像陰蒂。）

「在佛洛伊德時代，一直追溯到十七世紀初期，法國、德國和英國的權威一致認為，女性的性快感通常源自外陰的結構，尤其是陰蒂，」拉克爾表示，「沒有任何其他部位能與之相提並論。」早期解剖學家，把陰蒂定調為一種既淫蕩又正經的東西，說它是「能帶來野蠻享樂的淫穢器官」或「性交的工具」。一六一二年，杜瓦爾（Jacques Duval）談到陰蒂時寫道：「在法語中，它被稱為誘惑、是感官享樂的刺激物，也是女性的棍棒，表達了對男性的蔑視；而那些不諱言自己很淫蕩的女人，稱陰蒂為 gaude mihi，意指極大的喜悅。」杜瓦爾並未解釋為什麼他將女性的棍棒解釋為「對男性的蔑視」。是因為他認為女人享受感官愉悅的能力，威脅到更大的社會秩序和性秩序嗎？還是他說了我們所有女孩都想聽的話：他，大概還有其他男人，嫉妒 gaude mihi 對性愉悅的偏執？「我們在解剖學上的所有的最新發現，」德曼德維爾（Geoffrey de Mandeville）在一七二四年總結道，「都指出陰蒂除了透過頻繁的勃起激發女性欲望之外，沒有其他用途。」

除了十八世紀偉大的分類學家林奈令人費解地認為只有人類女性才有陰蒂，其他大多數早期的解剖學家和博物學家，都正確地認識到其他雌性哺乳動物也擁有這種可敬的工具。至於到底有多可敬，則取決於它有多誘人而別緻，一個特定案例可以說明：荷蘭博物學家布魯門巴赫（Johann Blumenbach）寫道，他在一七九一年檢查過一頭擱淺鬚鯨的陰蒂，長度為十六公尺——考慮到成年鬚鯨的體長平均只有十二到十五公尺，這是一項非常驚人的成就。

或許布魯門巴赫的測量技巧值得商榷（事實上，藍鯨的陰蒂平均長度將近一公尺，為動物中最大的陰蒂。），但在許多非人類靈長類動物身上發現的優越陰蒂尺寸，則毫無疑義。陰蒂貴族中的女王是巴諾布猿，有時被稱作倭黑猩猩。倭黑猩猩是普通黑猩猩的近親，而牠們是現存與人類親緣關係最靠近的兩個物種。倭黑猩猩在性方面是奧運金牌級的。雄性、雌性、年老力衰者或是幼齒者，都沒關係，整天都在摩擦彼此的生殖器或是性交。牠們大多數的性行為與繁殖無關，而是倭黑猩猩在群體中賴以生存的道德準則。這是牠們集體治療的方法，是社交潤滑劑，衝突後的慰藉，是表達感情的一種方式，而且往往很快演變成敷衍了事。在這個如此重視性行為，雌性頻繁地進行同性戀、異性戀和跨代偷情的物種身上，陰蒂具有如此龐大的重要性也就不足為奇了。雌性青少年倭黑猩猩的體重可能只有人類青少年的一半，陰蒂卻是人類陰蒂的三倍，並在走路時招搖地搖晃。只是到後來，當雌性倭黑猩猩發育成熟，陰唇部位變得腫脹，才很難看到這個器官。但陰蒂仍在那裡，並且每小時都會被它的主人拉出來使用好幾次。

雌性蜘蛛猴和狐猴也有特別大的陰蒂。而非洲斑鬣狗（spotted hyena）更有著看起來與雄性鬣狗的陰莖尺寸相當的陰蒂。牠們的陰蒂和一般哺乳動物的完全不同，而是陰道和陰蒂合而為一的加長器官。雌性鬣狗用這個陰莖狀的突出物性交，也透過這個陰蒂分娩——如果這想法讓你皺眉，那就皺吧，因為牠確實這樣做了。與倭黑猩猩不同，斑鬣狗沒有使用牠巨大的陰蒂來獲得性快感，因為牠對性的興趣僅限於發情期。與之相反，牠的陰蒂偶然會因為產前接觸到高濃度的睪固酮而增大，造成外生殖器雄性化（我們對斑鬣狗的荷爾蒙狀態感興趣，除了生殖器解剖學的原因外，還有其他因素。我將會在關於女性侵略性那章詳細討論）。

斑鬣狗是非洲數量最多的大型食肉動物之一。然而，儘管這種奇特的陰蒂陰道構造在鬣狗身上運作良好，但它的吸引力卻沒能讓它多次演化。一般來說，雌性哺乳動物的陰蒂是個獨立的部位，任一方向都不與鄰近器官有神經連接。對許多物種來說，陰蒂可能會起作用——也就是說，可以達到性高潮。我說「可能」，是因為雖然你或許會認為要知道動物是否達到高潮十分容易，但其實很難獲得確鑿的證據。研究人員觀察靈長類動物的交配，發現雌性的嘴部會噘成欣喜若狂的O形，並像鯊魚一樣將眼睛抬向後腦勺，跟雄性射精時的表情一模一樣。但是，雌性是否經歷到人類性學大師所認為性高潮必有的痙攣和肌肉收縮？科學家只對少數物種進行了實驗，將發訊設備插入陰道，接著在雌性間調情時（為了不干擾設備，研究人員觀察的是同性間的性行為）測量子宮活動。結果每隻猴子的腦電圖指針都呈現了輕微的跳動，這顯示在猴子的嘴噘成O型的那一刻，肌肉確實出現了顫動。

早期解剖學家和其他關注團體可能早就認識到陰蒂的重要性，但這並不代表無論當時或是現在，陰蒂都已被詳盡研究。芙蘭迪（Nancy Friday）抱怨陰蒂往往被沉默包裹遮蓋，以及女孩不若男孩那樣擁有關於自己性器官的解剖學常識。她說，這導致女孩遭受「精神上的陰蒂切除術」。搜索世界上最大的醫學電腦資料庫 Medline，在長達五年的時間裡只找到大約六十條提及陰蒂的內容（相較之下，陰莖的數量是陰蒂的三十倍）。專門討論陰蒂的學術著作只有兩本，一本叫作《陰蒂》（*The Clitoris*），另一本是《典型陰蒂》（*The Classic Clitoris*），兩本書都有幾十年歷史了。就連婦科教科書，給予陰蒂的篇幅才只有一兩頁。專業人士的忽視可能得歸因於這樣的事實：醫學關注的是疾病，而幸運地，陰蒂並不是疾病的常見部位。但至少在美國，這種漠不關心也反映了普遍的迂腐守舊，以及獲得聯邦研究贊助的難度。陰蒂顯然還需要更多研究者的投入。

陰蒂只在一個方面激起當代科學的興趣，就是首先，女性是否應該擁有它。也許你曾有過這些思路，也或許你已經在腦海中漫不經心地想過這些老掉牙的話題，想知道為什麼女性擁有專門享受性快感的器官，而男性才是應該享受性快感的人。男人被描繪成一直想要做愛，女人則更喜歡擁抱。假若一個男人一晚達到三、四次高潮，他便會有荒謬的虛榮心，然而性欲旺盛的女人卻可以在一、兩個小時內達到五十或一百次高潮。也許你認為這是某種外太空笑話，與兩性在性事上不和諧同屬一類。就像男性在十八或二十歲成為真正的男人之前，就已達到性欲頂峰，而女人要到三、四十歲，性欲才會完全成熟綻放。或許你認為陰蒂的存在是一種意外，難以察覺，更像是空氣精靈，而不是解剖上的實體。畢竟，陰蒂很小，與周圍外陰部的褶皺和裂縫幾乎難以區別。對那些無論如何掙扎都無法達到性高潮的女性來說，陰蒂看起來不過是小木偶皮諾丘鼻子上那個最被誇大和誤導的肉瘤。當然，對某些人來說它很管用，但對其他人來說，它可是一點也靠不住。瑪麗蓮夢露（Marilyn Monroe），在二十世紀被精心塑造成性感形象的最高典範，是成千上萬粉絲的愉悅泉源；但她曾向一位朋友坦承，儘管有過三個丈夫和一大群情人，卻從未享受過性高潮。據說康德（Immanuel Kant）直到逝世仍保持處男之身，他在性方面也算是一個令人遺憾的天真之人嗎？

碰巧的是，演化思想家正就陰蒂及其親密夥伴，女性高潮的意義或缺乏意義，進行激烈的爭論。他們質問感受性高潮的能力是否能為女性帶來任何好處，從而可以被解釋為天擇隨時間而產生的演化適應；或者，藉用古爾德（Stephen Jay Gould）的話來說，高潮只是個光榮的意外。這場辯論帶來的惡趣味，遠比我們在一九七〇年代公開棄絕權利、拿著鏡子檢查自己的生殖器來得有趣許多。它給予陰蒂新的愉悅，就在與達爾文主義擦肩而過的剎那。然而，這也是一場令人不安的辯論。有些研究者在出版物上指出，女性高潮可能是不必要的，並且已經走在退場的路上。這是演化的巨輪上一個不幸的困境，那些組成欲火的神經纖維將停止燃燒。但讓我們先別接受這種想法，先用一種冷靜的眼光檢查陰蒂的收益表，思考這個理論背後的起源。你可以之後再自己判斷，是要對這個器官的長久目標抱有信心，或是為克里托里斯和祂在世的祭司——倭黑猩猩們，獻上供品。

關於陰蒂與女性高潮，有三點基本原則我們要牢記在心：第一，我們就實話實說吧，女性的高潮是可有可無的。一般說來，男人要傳宗接代的話，必須要達到高潮，而女人可以毫無感覺就懷孕，甚至是在被強暴的情況下，即使感到恐懼和憎惡也能懷孕。其二，女性高潮是時有時無的，其可靠性和頻率因人而異。其三，這之間還存在著性器同源性的問題，即陰蒂與陰莖源自胚胎同一個凸起的生殖脊。

我們還沒演化到不受這三項事實的束縛。生理學上的事實本身即暗示我們的生殖器可歸在三種可能的演化類型，並以三種主要理論解釋：為何會有陰蒂，以及為何陰蒂會有目前的功能（或者為何它有時會故障）。雖然我很不願意採取人為萬物之靈的觀點，我還是得說，以下理論只適用於女人，而非一般哺乳動物。細言之：

一、**陰蒂是退化的陰莖**。女孩有陰莖是因為身體本是雙性的，胚胎有可能發展成男兒身或女兒身，在她被指定為男兒身的情況下，她需要一根能運作、能射精、受神經支配的陰莖。然而，她得到的卻是陰莖的遺跡，一個小瘤般的感覺器官，裡面的神經結構就和我們在真正的陰莖裡看到的一樣。因此，陰蒂就像男人的乳頭，是一種返祖現象，一個微弱的信號，顯示它本來應當是這樣，卻不再需要是這樣。

根據這個理論，陰蒂和女人高潮並非天擇下的產物。能射精的陰莖，也就是DNA的快遞專車，才是天擇精挑細選的佼佼者，而陰蒂只算是給落選者的幽默獎項。

這並不是說，面對機緣巧合的安排我們就束手無策。大力提倡退化陰莖說的古爾德認為，女人的高潮就像聖馬可大教堂（Saint Mark's Cathedral）的拱肩（spandrel），這是他很有名的比喻，說明陰蒂看似是天擇產物，實則是無心插柳柳成蔭的器官或特徵。當你初次看到這座威尼斯大教堂上金碧輝煌的拱肩時，你會認為建造這些拱肩有其特殊目的——建築大師說，我要在這裡、這裡和這裡做個拱肩；但實情是，如果要造一個窟窿頂，你可能會一個不小心就會把牆壁弄成三角形——也就是拱肩。拱肩不是目的，只是手段，目的是建造窟窿頂。然而一旦拱肩形成了，不妨將計就計，在上面貼上金箔，讓它金碧輝煌、光彩奪目。就讓你隨心所欲地享受性愛吧！

二、**陰蒂是萎縮的陰莖**。前面的理論主張陰蒂現在不是、也從來不曾是天擇的產物，它其實是殘留的陰莖。但另一個理論主張，陰蒂今日也許沒有明顯的用處，但過去它曾是天擇的產物——它像是拜占庭式的窟窿頂，閃閃發亮。根據這種比喻，我們老祖宗姐妹們的行為一如倭黑猩猩，把性當作一把萬能鑰匙——拉攏友誼，安撫怒氣，向任意數量的伴侶索取肉食或是得到幫忙，並且讓兒子的爹是誰成謎。陰蒂鼓勵女人多方嘗試，貨比三家，扮演情場老手。這種看法可以解釋為何女人的情欲發動較慢：她的性取向是為了與多個性欲一觸即發的男人邂逅。這個男人不太行，好吧，我最好出去，換把刷子，繼續完成作品。

我最喜歡的演化生物學家布拉福—赫迪（Sarah Blaffer-Hrdy）正是此一理論的擁護者。在她看來，陰蒂反覆無常的行為，需要長期、也許還要眾人的呵護才能有最佳表現，在在證明它處在從具適應性到不具適應性的過渡階段。赫迪說，假如女人的高潮是一夫一妻制和白頭偕老的關鍵，根據老一輩的看法，陰蒂的設計是為了增進夫妻的閨房之樂，那麼今日人類的陰蒂理應要更有效率。它應該對交配動作本身快速地做出反應，在男人辦完事後馬上就可以休息。然而，事實是只有少數女人可以單靠猛烈的性交動作達到高潮；大多數女人需要一點前戲的挑逗。而男人達到射精的最低門檻，和女人那支難伺候的生日蠟燭——那種不論你再怎麼用力吹它都會死灰復燃的蠟燭——腳步無法協調一致。這一切都暗示女人曾是水性楊花、胃口奇大、四處釣帥哥的高手，一如許多雌性哺乳動物一般。她們視實際需要與盡可能多的伴侶尋歡作樂，並且甘冒多重交配的風險，以減少她們認為更可怕且普遍存在的弒嬰現象——指雄性動物傾向殺害他們認為非己出的下一代。或許我們的祖先已經將三個拉丁單詞打亂並哭喊著：Vidi，veni，vici！（我來、我見、我征服）

在今日的世界裡，女人很難過著像巴巴里獼猴（Barbary macaque）那樣浪蕩的性生活，這種水性楊花的行為在某些文化裡可能會招來殺身之禍*。結果，陰蒂不再被視為女人的最佳配備。赫迪和其他人的確認為，因為它自身和繁殖的好處已不復存在，數千年來這個器官慢慢萎縮，進一步縮在維納斯的百葉窗後，假如趨勢繼續下去……我就不必明講了。我只想站在這裡尖叫。

三、**陰蒂是巴哈的音樂**。我曾聽著巴哈的音樂心想，這是必然的結果。演化沒有最終目的，唯一的例外也許是它給了這世界第二和第五布蘭登堡協奏曲、哥德堡變奏曲和平均律鋼琴曲。恐龍死了，巴哈才能活。

換句話說，陰蒂是天擇的產物。它非常重要，或至少是非常受歡迎的。它同時是多才多藝、慷慨大方、要求嚴格、深刻、簡單又歷久彌新。它是一條變色龍，有能力改變它的意義來適應當前的處境。正像巴哈的音樂，永遠可以被重新詮釋和更新。所以也許我們可以以一個簡單的問題來探討這個理論：假如女人不需性愛，地球上會有七十億人口嗎？如果她們的管風琴沒有管子，你還能指望她們彈奏賦格曲嗎？

主張陰蒂有其優點和動機的人，贊同陰蒂是天擇的產物，經過造化的精挑細選；他們在一開始便把假設當成結論。我稍早曾說，一般來說，男人要達到高潮才能傳宗接代，男人高潮是演化的產物似乎不言可喻。但是斯默爾(Meredith Small)——一名每當要質疑生物學上一些陳腐意見時，大家總會多多借重的靈長類動物學家——曾指出，男人高潮並非受精所必需。在陰莖射精之前，它便已開始分泌可用的精子，而那些活蹦亂跳的精子可以一路朝著卵子逆流而上；中斷性交法之所以對避孕無效，原因也正在此。

另一方面，誰說造化在選擇男人生理狀態的細節時，高潮的經驗是必備條件呢？正如考古學家泰勒(Timothy Taylor)所指出的，理論上男人可以藉由類似排尿系統的方式——一種皮下注射——使女人受精，而不需要高潮。神經系統頗為簡單的雄性昆蟲，有可能正是以這種「無感」的方式釋放出一堆精子，其無知無覺一如雌性昆蟲從產卵器排卵一般。所以，假如高潮經驗是出於機制必要性以外的理由，而在較高等的男人身上演化出來的，並且假如我們把男人享魚水之歡和受精這兩件事脫鉤的話，那麼說女人的陰蒂是返祖現象而且可有可無的論點便會跟著站不住腳。順著這個邏輯下來，所有閨房之樂都會被假設成非必要的，然而，我們所有人，或幾乎所有人，生來都有享受巫山雲雨的欲望與能力。沒有一個東西能像普遍性這樣完美地定義何謂天擇的產物了。

假如我們同意陰蒂和女性高潮是具適應性的，接著我們便可以深入討論它們表現的一些細節。讓我們設想，陰蒂存在是為了給我們快樂，而這種快樂提供我們尋歡求愛的動機——因為如果它不承諾豐厚的回報，我們就會滿足於待在家裡剔牙。接著，我們必須再考慮失望這回事——即陰蒂讓我們失望的頻率。為什麼為了達到高潮，我們就要比男人辛苦？陰蒂是個白癡專家，它可以聰明絕頂，也可以愚不可

＊ 譯注：雌性巴巴里獼猴會與群體內多個雄性進行交配，導致雄性不容易確定親代關係，而會照顧群體內的所有幼猴。

及。或者它是女先知卡珊德拉（Cassandra），告訴我們一些不該視而不見的事情？

在我看來，我們一直反覆思考的微妙問題——陰蒂顯而易見的反覆無常和騾脾氣，它與男人高潮的不同特性和因人而異的表現——都可以用一個簡單的假設來回答：陰蒂的設計是為了要讓女人控制她的性欲。沒錯，這種看法聽起來像漫天飛舞的政治宣傳，但身體組織是無黨派人士，它以它的行為來投票。妳善待它時，它表現最好，妳虐待或誤解它，它便動彈不得。事實上，當女人覺得充滿活力和力量，採取主動姿態時，陰蒂的表現也會達到巔峰。陰蒂不喜歡受驚嚇或被人欺負。有些被強暴的女性表示，她們的陰道甚至在她們怕的要死的時候也會潮濕，這也是件好事，因為潮濕可以使它們不致被扯裂——但女人幾乎不曾在遭強暴時達到高潮，那只是男人一廂情願的想法。陰蒂不想被人催促或逼迫。女人如果擔心她的高潮遲遲不來，她的高潮就會遲遲不來。不去看水煮開了沒有的女人，向陰蒂傳達了一個訊息——我準備好了——頃刻間，水就滾溢而出。

陰蒂喜歡權力，它努力要加強發號司令威風凜凜的感覺。人類學家費雪（Helen Fisher）發現，容易高潮的女人有一個共同特徵：她們會為自己的閨房之樂負責，不會依賴愛人的心有靈犀來給予她們想要的。她們知道什麼姿勢和角度最有效，並藉由言語或肢體動作的協商來獲得想要的結果。此外，能提供許多女人最大滿足的姿勢，也是那些讓她們可以主導性愛舞步的姿勢，例如男人仰臥或側臥。經典之作《巴黎最後探戈》（*Last Tango in Paris*）中，女主角在被舉起、重重壓到牆上時，一路攀爬到欲仙欲死的高潮。這部電影肯定不是女人導演的。

此外，隨著年紀增長和經驗的累積，大多數女性的體驗都會變得更好。一九五〇年代的金賽報告（Kinsey report）發現，二十多歲的女性有三六％沒有性高潮，而這個數字在三十多歲的女性中下降到一五%。此後進行的研究發現，所有女性體驗性高潮的比例都增加了，但年長女性群體仍然比年輕女性更容易達到性高潮。當然，部分原因是，老年女性通常是和年長男性發生性關係，而這些男性更熟練、更不躁進，比起年輕男性有足夠的自控力，而能讓伴侶達到性高潮。然而，年長女同志又比年輕女同志更容易達到高潮，這表示重點不在快槍手麥格羅（Quick-Draw McGraws）的年輕、缺乏經驗。相反地，「瞭解自己」這種多年來培養出來的力量，會讓下半身更懂得合作。

當女人欲仙欲死時，不僅陰蒂會叫好，它還會起立喝采。在多重高潮中，我們看到了最好的證據，證明掌管閨房之樂的克里托里斯女士會幫助那些自助的人。登上第一個山頭可能需要幾分鐘的時間，但一旦抵達，這位精力充沛的登山者就會發現翅膀正等著她。她不需要在攀登下一個高峰前返回地面，而是可以像猛禽一樣在喜悅的氣流中滑翔。

女人心靈狀態與陰蒂力量之間的緊密關係，意味著陰蒂必須先連接到大腦——大大的那顆腦——才能夠吟唱。大腦必須學會駕馭它的小棍棒，就像學會在自行車上平衡身體一樣。一旦學會了，這項技能就不會被遺忘。有些女性在童年時期就學會如何達到性高潮，有些女性則直到成年才將二者連結起來。這不是什麼工程問題。你無法單靠大腦新皮質，這層有著魚皮灰的厚實組織，來弄清楚這點；它負責深思熟慮，總是猶豫不決，並對每一次的衝動進行事後評估。相反地，你必須使用一個更古老的神經系統，你的下丘腦，位於你的大腦底部，位於眼球後方幾公分處，負責控制人的欲望——食欲、權力欲和性欲。有時，將陰蒂連接到下視丘需要繞過新皮質、重新布線。新皮質聰明而專橫，控制欲太強，以致無法將控制權完全交給主人。我說的控制是一種全腦操作，是新與舊，知性與欲望之間的細膩協商。因此，如果女性的新皮質過於喧囂，那麼它就必須被靜音足夠長的一段時間，好讓下丘腦和陰蒂能夠確立它們的夥伴關係。酒精堪負這項任務，只可惜它對神經系統有全面的抑制作用。據說安眠酮（quaaludes）是種非常強大的春藥，但它們已不再被使用；它們的效果太過強大也太過危險，因此遭到禁止。但大麻仍與我們同在，可以作為性導師和一位出色的神經電工師傅，為多年來在寒冷與黑暗中度過的女性帶來百老匯的光芒。我直系親屬中的所有女人都透過抽大麻學習如何達到高潮——我母親這麼做時已年過三十，是位四十多歲的母親。然而，我從未看過大麻被列入快感缺乏症的處方中。取而代之的，我們被告知女性不需透過性高潮來或性生活的滿足，這項主張就像建議那些無家可歸的人最好喜歡上餐風露宿的感覺。

我們不應對陰蒂喜歡權力或它本身很複雜的事實感到訝異。對女人來說，性一直都暗藏危機。我們可能懷孕，可能染上疾病。同時，我們是靈長類動物。我們做愛除了生兒育女之外還有許多原因。我們雖不是倭黑猩猩，但也不是時候到了就會生產的母羊。面對自己的脆弱，我們需要有效的防衛，而陰蒂就是我們的魔術斗篷。它告訴我們快樂是件嚴肅的事，不可小看我們在性事上的聰明。陰蒂從各個不同來源彙整資訊，不管有無意識，從大腦皮質、下視丘、周圍神經系統，做出適當的反應。假如妳驚恐害怕，它就麻木不仁；假如妳性趣缺缺或滿心嫌惡，它就啞口無言；假如妳性趣盎然且身強體壯，它就是一枝緊繃的小指揮棒，一路領隊，這裡哄騙一下，那裡加快腳步，行板、快板、漸強、進入副歌。

有些專家主張，天擇使得女人的性欲比男人小，而這種抑制是有其道理的，因為我們不應在外面胡來亂攪，冒懷了二流基因的風險。這種理論的等級相當於胡說八道。性對女人而言，無論是在社會層面還是感情層面都太重要，我們不可能沒有「性」趣。大量的證據顯示，女人的性欲旺盛，在生理上對挑逗的反應和男人一樣快。給女人看色情電影，她陰道充血脹大的速度和同樣情境中男人陰莖勃起的速度相當。然而，毋庸置疑地，女人的性欲是一種必須配合他人的工具。它和思考、情緒、過去經驗、激情密不可分。暴風眼是陰蒂，它知道的比陰道多，是比陰道更可靠的軍師。說女人具有老於世故的性欲，而非一個頭腦簡單或有氣無力的性欲，當然更合邏輯得多。假如女人能控制她的性欲，假如她覺得性不性完全由她自己，而且能和她想做愛的人在她想要的時候做愛，她產生合理結果的機率就會很高。她可能會和吸引她、她覺得和他做愛是種享受的男人做愛，並藉此為她個人、政治與基因規劃做出上上之選。

陰蒂具有彈性，可以適應不同的居住環境與不同的文化型態。我們老祖宗遵行靈長目動物濫交的行為準則，一如赫迪所說，她們的陰蒂很可能會造成無限制的多方嘗試。然而，不同於赫迪，我相信陰蒂同樣可以接受一夫一妻制的束縛，當婚姻和愛的束縛對女人有利時，它也能滋養這種束縛。在把婚姻捧上天的國家裡，已婚婦女還是能享受性高潮。根據芝加哥大學一九九四年出版的《性在美國》（*Sex in America*）中的調查，有七成五的已婚女性表示做愛時總是或經常達到高潮，單身女性則不到三分之二。在所有受訪的次團體中，信奉基督教的保守婦女最可能說她們每次做愛都能達到高潮。為何不呢？對於我們那些敬畏上帝的姐妹而言，婚姻是神聖的，這意味著床第上的每次上下振動都是件神聖且使人靈魂更加崇高的事。權利造就力量，而力量帶來榮耀，從而以高潮女皇姿態出現的，竟是反對性演化論最力的人。

還有一堆證據顯示，陰蒂以權力為貨幣來進行買賣。根據英國研究員貝克（Robin Baker）和貝里斯（Mark A. Bellis）的研究顯示，高潮提供女人一個可以偷偷摸摸控制男人精子進出的方法：不是接納它，就是排斥它。他們指出，女人高潮和男人射精的相對時機，會影響到他的精子是否能成功使她的卵受精。假如女人在伴侶射精後不久即達到高潮，她的子宮頸——通向子宮的門戶——會做一件頗為壯觀的事情。子宮頸會有節奏地抽動，像魚嘴一樣張開，吸進擺在門口的精子。這全都可以在影片上看得一清二楚。研究人員把微攝影機綁在一個男人的陰莖上，錄下陰莖直搗黃龍的過程：乳白色的精液像酩酊大醉的小燕尾旗般地噴發出來，接著子宮頸以黏滯、顫動的動作，探入這一池子送上門來的基因，似乎要將精子拉進子宮。至於子宮頸的顫動是否真能增加精子抵達卵子的機率，則不得而知。貝克和貝里斯掌握的初步證據顯示，當女人在伴侶射精後數秒到四十分鐘之間達到高潮時，她受孕的機率大於那些沒有經歷高潮，或是高潮發生在這個門戶大開的機會之前或之後的人。

這個數據仍有爭議，但科學家整體的立論極具說服力——女人的性反應和她對權力的感覺，與她此時此刻自由選擇眼前伴侶的感覺息息相關，那麼她的子宮頸很有可能走下一步，接受女人在亢奮過程中證明屬於真命天子的那顆精子。貝克和貝里斯提倡精子之間彼此競爭的觀念：正如男人會拳頭相向彼此競爭一樣，他們的精子也會在陰道爭先恐後地游向卵子。因此女性高潮是女人訂定這場檯面下遊戲規則的方法。也難怪，據說男人都對自己的勇猛、讓女人亢奮起來的能力迷戀不已，就算不在乎伴侶情感上的需要，卻希望能在性事上滿足她。他精子的命運似乎取決於他的做愛技巧。我們假設，老天在物競天擇時疼惜那些恪守「助人快樂為快樂之本」這個金科玉律的男人。

開竅後，也難怪許多女人稱自己不時會假裝達到高潮。與其說服一個令人失望的伴侶結束這一切並**完事走人**，不如假裝給對方他一直期待的——證明妳的子宮頸聽候他的使喚，這樣不是好得多嗎？

貝克和貝里斯的設想是，我們祖先高度傾向於多重配偶制，他們許多基於這種傾向的特徵和驅動力都在我們的身上紮根，因此任何特定男性的精液，都可能與其他假冒父子關係的男人的精液發生衝突。即使是現在，他們聲稱，在一夫一妻制的掩護下，精子戰爭仍在繼續。貝克和貝里斯說，當已婚婦女外遇時（不！），若單純計算與配偶發生性行為的次數以及與情夫發生性行為的次數，會發現她們懷上「私生子」的機會比預期更高。科學家將過高的婚外生育率，歸因於女性與情夫間相對較高的性高潮愉悅（否則，如果她們沒享受到樂趣，為何還要通姦呢？）同樣地，科學家用來支持這項論點的數據也存在爭議，包括在利物浦收集的親子統計數據，儘管這個國際海港可能可以、也可能無法代表全球各地的社區。然而，有趣的是，新資訊至少部分支持了蓋倫在西元二世紀首次提出的古老信念，而在接下來一千二百年左右的時間裡，人們普遍認為女人要懷孕就必須達到高潮。當然，這是錯誤的，但如果女性高潮微妙地提高了女性的生育力，那麼我們就需要考量其實際意義。例如，一對致力於懷孕的夫婦就不該變得如此任務導向，以致女性高潮被忽視而成為可有可無的裝飾。不，最好確保有兩人份的快樂。

在本章中，我幾乎不斷地將陰蒂、女性高潮和女性性欲這三個詞語互換使用；在我看來，它們密不可分。陰蒂位於女性性欲的核心，我們必須拒絕任何貶低它的企圖，無論是來自佛洛伊德還是其他人的理論。然而，陰蒂超越了它的解剖學邊界，透過其他各種渠道獲得餵養並饋以滋潤。一萬五千條為骨盆服務的陰部神經纖維，與陰蒂的神經束相互作用——這是肛門是性感區的原因。神經如同狼群或鳥群：其中一個開始哭泣，消息馬上就傳遍群體。某些女性尿道口周圍的皮膚異常敏感，這些周邊組織在做愛時會被劇烈拉扯，這種超敏特性會讓她們很容易透過性交達到高潮。有些女性則表示要對陰道深處施加壓力，才能達到最佳高潮，這讓婦科醫生格拉芬伯格（Ernst Grafenberg）和他的支持者提出G點（Grafenberg spot）的存在。G點是第二個陰蒂，據稱位在陰道前壁，就在陰道靠近尿道（能從膀胱輸送尿液出來）的地方，是個五公分長、對性刺激高度敏感的組織。有人說，G 點埋在所謂的斯基恩氏腺（Skene's glands）之中，該腺會產生黏液幫助潤滑尿道。其他人則說，那個令人驚嘆的地方實際上就是括約肌，它使尿道保持閉合狀態，排尿時才開啟。還有些人質疑G點的獨立存在，他們認為當現有的基本概念夠用時，就不用費心發明新的性感帶。畢竟陰蒂根部的神經埋得很深，很可能是對其後端的刺激引發了高潮。換句話說，G點可能是陰蒂的尾端。

解剖學不是什麼天啟。當科學家嘗試量化引發性高潮的各個組成時，運氣總是不佳。例如在一項研究中，謝菲爾德大學（University of Sheffield）的研究人員招募了二十八名成年女性，測量高潮的持續時間、強度和陰道的血流量。他們把加溫的小型氧電極插入每位女性受試者的陰道中，透過吸力將它固定在陰道壁上。然後，女性受試者被要求透過自慰來達到高潮，並說明高潮何時開始、何時結束，然後依高潮的強度從一（不滿足）到五（超棒）予以評分。研究人員透過氧電極測量了整個過程中陰道的血流量，顯示陰道組織的充血情況。女性的平均高潮時間，以「開始」和「完成」手勢來表示，出奇地長，平均持續了二十秒——比女性事後猜測的平均十二秒長得多。然而，時間長度和強度之間沒有相關性。女性高潮的強度等級與高潮持續時間並無關連，相對血流量也與感知的愉悅程度無關。

陰蒂是複雜的，它從來不僅是陰蒂而已。就像血流量一樣，其大小和能力之間沒什麼關聯。是的，雌性倭黑猩猩的陰蒂可能很巨大，但這份天賦可能只是讓性交變得更方便，而不代表牠比人類更容易達到性高潮。沒有人研究過是否陰蒂大的女人就容易達到高潮。但是另一種「實驗」已經有人做過，正好能證明陰蒂功能和形式之間的關係。那些陰蒂大得出奇的小孩，會以手術將她們凸出在外的部分切薄——削一削、折入或整個切除：她們接受了陰蒂切除。我們通常不會把陰蒂切除術和超凡脫俗的西方醫學聯想在一起，但這種手術頗為尋常。在美國，每年大約有二千名嬰兒會接受某種形式的「矯正」，替被視為大得不正常的陰蒂整容。至於什麼情況需要接受陰蒂切除術並沒有官方標準，但任何凸出於外陰部柔軟紅唇之外的部分，便具備接受陰蒂切除術的條件。當小孩出生時，發現性器雌雄莫辨，動手術在過去和現在都是理所當然。我們也許可以忍受搖滾明星不男不女，但嬰孩雌雄莫辨卻令人難以接受。我母親幫忙換尿布的小女嬰蘇珊，她非常有可能在稚齡時便落入小兒整型外科醫師手上，再也不會讓偷窺的母親感到羞恥。年幼的病童有時也會接受其他類似的手術，像是打開閉鎖的陰道，修復有缺陷的尿道，或是切除發育不全的睪丸組織。儘管有些手術對孩子的健康是必要的，但就切除陰蒂而言，其實只是美觀上的問題。碩大的陰蒂不會傷害任何人，當然也不會傷害嬰孩。但它看起來可笑，像小男生，又顯得淫穢，而醫生會建議父母趁孩子還小時動手術，以免日後可能的心理傷害，這種心理傷害可能因為孩子對自己性別的不確定感而產生。所以我們可能會問，那些經由外科手術陰蒂被切小或燒灼的女性會過著怎樣的生活？她們會喪失對性的感覺嗎？假如沒有陰蒂，她還能達到高潮嗎？

陰蒂是複雜的。潘朵拉的盒子是希望的寶箱，也是傾注大雨的盒子。切除過大陰蒂的手術仍在持續，引發了目前針對手術後陰蒂性能力所做的研究，結果有好有壞。且看下面兩個個案。

雀思（Cheryl Chase）是一名四十來歲的電腦分析師。她戴著金邊眼鏡，短髮，總是帶著晃啊晃的耳環，塗著鮮豔的深紫色口紅。她有幾分姿色，而且冰雪聰明，能說一口流利的日語。但她也總是忿忿不平，她認為自己到死都會忿忿不平。雀思有兩個X染色體，一般女人的組合，她看起來也是個如假包換的女人，但不知什麼緣故，她生來就有雌雄莫辨的性器官，部分是卵巢，部分是睪丸。她的陰蒂大得使醫生一開始便告訴她父母，是位公子。大約一年後，另一家醫院的醫生發現，等一等，這孩子有正常的陰蒂、子宮和輸卵管，是位千金。他們告訴她父母，其他醫生弄錯了。妳生的是女孩，不是男孩。你們得重新給她起名，搬到另一個城市，然後從頭來過，但首先允許我們來整修她的性器官。父母二話不說，點頭同意了。「他們當場切除我的陰蒂，」雀思說，帶著咬牙切齒說話的輕聲。「他們切開神經進入陰蒂體的地方。我的骨盆開口附近有少量的腿部組織，但沒有神經，所以也沒有感覺。」她是一名女同志，性行為很活躍，卻從不曾高潮過。她什麼都試過了。她寫信向醫生求援，希望在她殘留的組織裡找到能復元的神經纖維。大部分醫生都充耳不聞，「我看起來像露絲博士（Dr. Ruth）*嗎？」他們說。她詢問過那些會動變性手術的外科醫師，他們可以把男變女、女變男，同時試圖在變性中保留病人的性反應，但他們告訴她：「算了吧，他們把一切可用的東西都拿掉了。」雀思說：「我寧可生在一個沒有醫療服務的地方，也不想有這樣的遭遇。」

柯芬特里（Martha Coventry）是一名年約四十五歲的編輯和作家，有兩個孩子。她骨瘦如柴，留著一頭有彈性的深色捲髮。柯芬特里是那種你會希望有她作伴的人，因為她會讓你覺得倍受喜愛。柯芬特里同樣生來有個多肉的陰蒂，這是她母親懷胎時擔心流產，而服用大量黃體素的結果。這使得她的陰蒂有一．五公分長，是常人的三倍，這不還算是情況緊急的陰蒂過大病例，但她父母認定她不應帶著這個醒目招搖的肉瘤上學，免得惹來同學的恥笑侮辱。所以她的陰蒂在六歲時被切除了。「他們從基部將它剪掉，」柯芬特里說，「假如妳現在看我，妳就會知道我少了點什麼。」肉體一去不返，但精神長存不死。「我情感上留下一道疤，但不會忿忿不平，」柯芬特里說，「理由很簡單。我仍然有陰蒂的感覺，仍然有高潮。」

雀思與柯芬特里積極倡導，避免其他生來性器官雌雄莫辨的嬰兒承受她們所遭遇的痛苦。她們和其他有志一同的熱心人士企圖遊說國會通過一項法案，禁止在年紀尚小、無法表達意見，或是哭喊著：「你想做什麼！在哪裡？」的患者身上進行陰蒂切除術。法案仍有待通過，但雀思和她的夥伴已在逐漸說服小兒科醫生，實施希波克拉底耳熟能詳的忠告：**首先，不要造成傷害**。因為沒有人知道當你在陰蒂上動刀時，它會有什麼反應。即使是個大陰蒂，它在嬰孩身上也僅是個非常小的目標，上面曲曲折折繞著一堆神經和血管，很容易受傷。目前沒有針對接受陰蒂切除術的嬰孩做的長期追蹤研究，無從知道她們日後的性生活是否一切正常。我們所知道的只是一些零星的個人故事。柯芬特里和雀思的陰蒂都是從基部切除，但一人靈光，另一人則不然，沒人知道為什麼。有些外科醫師聲稱他們的陰蒂縮小技術，遠遠超越過去蒙古大夫簡陋的刀法，但他們無法提出證據，更無法證明帶著大陰蒂過日子，是否真的會對小孩和她父母帶來什麼無法承受的心理負擔。

究竟我們的陰蒂、我們的蘭花形態、我們半開半掩的科林斯柱，何以竟淪為俎上肉？一如偉大的藝術，陰蒂只有在死亡時才會聲名大噪——而且是被謀殺的。美國的雙性運動人士將她們的遭遇與盛行於非洲、更廣為人知的性器切除風俗相提並論，以此表達她們的悲憤。這種公認的陋俗有幾個名字，包括女性生殖器殘毀（female genital mutilation）或簡稱FGM、非洲生殖器切除、女性割禮——儘管許多人指出這比男性割禮糟得多，不應將兩者相提並論。這個傳統可回溯到至少二千年前，而且從來就不是祕密，直到最近，一般人的印象是：第一，這件事頗為稀鬆平常，大部分只在偏僻的小村落流傳；以及第二，這已逐漸式微。然而兩者皆非實情。至少有二十八個國家、一億名女性的外陰部遭到切除，而且每年都會增加二百萬名案例。在某些國家，包括衣索比亞、索馬利亞、吉布地、獅子山、蘇丹和埃及，普及率更高達百分之百。有些女孩和年輕女性逃離家園，帶著完整無缺的外陰部到國外尋求庇護，但理應

* 譯注：偉斯特海默（Karola Ruth Westheimer），知名德裔美國性治療師與脫口秀節目主持人。

做為文明國家的美國卻遲遲不願給予同情，不承認殘害外陰的行為已構成一種迫害。現在，美國有法律禁止在國內施行非洲生殖器切除術，但這條法律並未禁止對陰蒂過大的孩子——像是蘇珊——施行經過醫師許可的陰蒂切除手術，也沒有對那些大量施行陰蒂切除術的國家採取必要的連帶經濟制裁。

在瞭解外陰部破壞行為的同時，我們也會聽說這項陋俗的切除程度分級。最「輕微」的形式，是切除部分或全部器官的直接陰蒂切除術；中級則是把內陰唇連同陰蒂一併切掉；陰道閉鎖術最令人不寒而慄，不僅將陰蒂和內陰唇切掉，接著將外陰唇切開產生裸露的表面，然後將之縫合以遮蓋住尿道與陰道，只留下足夠讓尿液與經血通過的小洞。最後，當做過陰道閉鎖手術的女孩嫁人，必須容納丈夫的陰莖時，縫線才會被拆除，將疤痕纍纍的外陰唇分開。

不論這一刀切得有多大或多小，這些手術都是在沒有麻醉和消毒的狀況下進行的，不管是什麼粗製濫造的刀子，只要當地的蒙古大夫——通常是女性——認為適合便可派上用場。他們通常會在七、八歲的小女孩身上動刀，她們也許會帶著興奮之情期待這場儀式，心想終於長大成人了，最後痛得失聲尖叫，而當她死命掙脫時，還得由幾個女人把她按住，除非她有這個福氣因驚嚇過度、劇痛、失血而陷入昏迷。有時女孩會當場因為失血過多而死亡，或是在手術後不久因膿毒、破傷風或壞疽而死。就算她倖存下來，也會因傷口無法癒合而遭受經常性的骨盆疼痛，或是因不乾淨的尿液受到感染。囊腫通常會沿著疤痕線形成，有的腫脹得和葡萄柚一樣大，讓她感到自卑，害怕她的生殖器會變得面目可憎、模樣嚇人，或感覺自己將死於癌症。陰道閉鎖的女性在生產時，就像一頭初次分娩、嗚咽個不停、可憐兮兮的鬣狗一般，而她的嬰兒在分娩時也不得不撕裂傷口而出。

支持外陰部切除的人士認為切除生殖器有幾個用處：能馴服女人的水性楊花，減少她與生俱來的淫蕩，以及不讓她有給老公戴綠帽子的非非之想。切除術還有西方人較不熟悉的整型目標，希望藉此強調男女外觀上的差異。割掉相當於女人陰莖的陰蒂只是個開始，切除狀似陰囊的陰唇更是將男女之別推到極致。沒有外露，沒有囊袋，沒有雌雄莫辨之虞。從陰道閉鎖的照片看來，這種手術製造出一個平滑的骨盆曲線，在一些對女性定義民智未開的心靈看來，這真是絕色。事實上，它看起來正如同人見人愛的戀女癖產品——下體光滑的洋娃娃，芳名芭比。

許多人撰文討論生殖器殘毀，也有許多人視它為洪水猛獸。即使是那些講究文化傳統的人也認為切除生殖器是一種應當革除的陋俗。寫到這裡，我對於自己無法為此提出一些更有建設性的見解深感無力，因為這令人厭惡的「儀式」持續存在而感到沮喪，並像其他人一樣，向自己的消極性投降，變得渺小。切除生殖器是對人權無以復加的蹂躪，就像奴隸制和種族隔離政策一樣令人難以接受。我們要如何阻止它持續禍害呢？透過用憤怒的言詞，斬釘截鐵地談論它；透過銘記這個議題的普遍性和頑劣難除，不讓它有機會變得模糊或被遺忘。有人建議，在努力除害的同時，也別忘了尊重那些割人和被割者背後的信仰體系。非營利組織「人口議會」（Population Council）認為，向一群講求不張揚性事的群眾宣傳女人有保有自己生殖器健全的權利，無異是白費唇舌；因此理事會建議，我們應強調切除生殖器可能對女人最寶貴的資產——生育能力，造成危害。好吧，我們且就尊重異俗，不要自以為是。強調生育能力重於身體權利，強調責任重於自戀。你愛怎麼說就怎麼說——只要你放下屠刀。

我舉雙手贊成務實主義，但陰蒂是有理想的、是烏托邦式的，而且是威武不能屈的。這也許能提供我們反對切除女性生殖器的論據，因為手術並非總是奏效。摧殘陰蒂不一定能摧毀意志。就像柯芬特里和一些陰蒂遭到切除，甚至陰道被閉鎖的非洲女性，描述自己能享受性愛，是能經驗高潮的「色情」女子，她們還會加上一句，是驚濤駭浪的高潮。她們陰魂不散的陰蒂就像哈姆雷特父親的鬼魂一樣，趕不走、驅不散，無時不在且無處不在。這些女人在遭受儀式性的切除手術時，也許身陷極大的健康危機，但最終她們並沒有乖乖就範或接受懲罰。假如沒人能保證女孩的欲望會因此消失，又為何要大費周章地危及她的性命或生育能力呢？而假如女人仍能保有高潮，卻沒有——驚喜吧！——採用像巴巴里獼猴的策略，也許就能證明陰蒂無法支配女人——排除她能從陰蒂中得到的感受，以及她給予陰蒂的回報之外，陰蒂一點支配力也沒有。

第五章

吸盤與觸角

豐富的子宮

斐麗絲（Hope Phillips）有一個理智上她喜歡，但她嬌生慣養的身體卻討厭的工作。她是世界銀行的專案經理，經常要出差好幾個月，前往人煙罕至的地方。然而，她的身體飽受威脅：各式種類繁多的寄生蟲；哼唧著瘧疾之歌的蚊子；難耐的高溫；混雜著當地汗水與進口有毒廢棄物的惡臭；以及絕不該輸進任何人血管內的惡質血液。過去，她遊遍南美和亞洲，最近她的工作地點主要在非洲南部。而正是在非洲，她開始懷疑自己是否能承受得起身體逐日的耗損。

四十幾歲的斐麗絲身材纖細，皮膚光滑，儀態優雅穩重。她是在台灣長大的美國人，父親是在台灣研究霍亂的醫生，聽她說話的方式一點也感覺不出她的母語是中文。我拜訪她位於維吉尼亞州阿靈頓（Arlington）的家，四四方方，小巧整齊，裡頭擺放著她到各地旅行帶回來的地毯、家具和雕刻品。我啜飲咖啡，嚼著米蘭諾小餅乾。她則喝茶，沒吃什麼東西，跟我談到她身體的問題，以及採取的解決方法。

過去幾年，斐麗絲一直覺得自己的身體在異常出血。「除了經期，每個月有五天的時間，我會從晚上九點開始出血，而且血是大量噴出來的，」她這麼說的時候身體和手臂微微前傾，特別強調「噴」這個字。起初她不以為意，但她終於決定，啊，沒錯，最好去請教醫生。超音波檢查透露造成她大量出血的可能原因：她有一顆子宮肌瘤，那是一種長在肌肉組織或子宮肌層的良性腫瘤。肌瘤的學名是平滑肌瘤（leiomyoma），年過三十的婦女至少有四分之一以上有子宮肌瘤，實際數字應該接近二分之一。子宮肌瘤通常毫無徵兆，除非發展成惡性腫瘤，否則毋需在意。如果子宮肌瘤長得太大，或者長的位置不好，就會造成經痛、出血、便祕和其他不適症狀。

不幸地，斐麗絲的肌瘤是所謂的子宮黏膜下（submucous）肌瘤：它並不是長在子宮肌層裡，而是延伸到子宮內膜（endometrium），即那層覆蓋子宮內壁的黏膜下。肌瘤的生長並不會造成疼痛，但是每次月經排出子宮黏膜時，布滿肌瘤的血管就會暴露出來。因此，即使經期已過，她仍持續大量出血。醫生建議她接受子宮擴刮術，或許能幫她止住紅潮。子宮擴刮術是透過把子宮頸變寬，或者說擴大，讓醫師將手術工具伸入子宮，將月經時異常流出的子宮黏膜刮除。

這種舊有的刮除方式對斐麗絲的症狀非但沒有幫助，反而讓情況更糟。「結果，我一個月只有十天沒有流血或留下血汙。」她說。這種狀況在旅行時極為不便，但她很老練，精通收拾行李的藝術。在準備為期三個月旅行的行李時，她放棄更換鞋子，好在箱子裡塞進更多衛生棉條、衛生紙，她預備的分量比大多數婦女一年所需的還要多。

但是，出血狀況很快就超過單純的行李問題。有一次她在辛巴威大量出血，血流得像中箭未死的聖巴斯弟盎。*但她可不想在這塊大陸上輸血，特別是愛滋病毒就是在非洲由猴子傳染給人類的。之後她又在美國進行了一次子宮擴刮術，數天後病情加劇，體溫升高到攝氏三十八・八度，她只得取消返回非洲的行程。醫生說她的肌瘤長得太大，照超音波時根本看不到子宮。最終，她來到喬治華盛頓大學醫學院赫爾芭（Nicolette Horbach）醫師的辦公室，商談切除女人身體最特別、在男性身上找不到對應的器官——子宮。

我們曾經討論過，蓋倫與在他之後兩千多年的追隨者認為，女性的身體就像是一隻匆促間脫下的襪子——也就是說，像男性的身體由內向外翻。陰道是倒轉的陰莖，陰唇相當於包皮，子宮是在體內的陰囊，卵巢則是女性的睪丸。蓋倫不是傻瓜，他觀察到的生殖器對應原則並沒有錯，成人的生殖器官的確同源，雖然和他的推論不盡相同。沒錯，卵巢對應的是睪丸，但在女性器官中，與陰莖對應的是陰蒂，而不是陰道。在結構上，陰唇是與陰囊對應，而不是包皮。男女兩性都有反應靈敏的乳房組織，在某種荷爾蒙情況下，男性胸部也可以脹大到要穿胸罩的程度，這種情況稱為男性女乳症。

然而，如果談到子宮，解剖學上的同源對應法則無用武之地。在男性胚胎發育的過程中，穆勒氏管抑制因子在子宮的原始組織還小於香菜籽的時候便將其分解，不給讓胎兒躁動的雄激素任何施展的機會。輸卵管的早期結構也會被穆勒氏管抑制因子清除，但第二組原始管路會被保留，並重塑為輸精管。只有子宮的發育呈現了出現或缺席、有或沒有的明確存在。

而這個唯獨單一性別擁有的器官，承載了無與倫比的重量——它承載著人類的重量，毋庸置疑。今日活著的七十億人，以及數十億的逝者，全都由子宮對於植入胚胎的寬容所撐托，由慷慨供給胎兒的血

* 譯注：聖巴斯弟盎（Saint Sebastian）是西元二五五到二八八年的基督教殉道者，傳說他被綁在樹上並被箭射中多處，沒有死掉而是被活著救下。

液滋養成人。這也讓子宮承載了無數不可思議的醫學神話。希波克拉底相信，子宮在女性體內無拘無束地四處漫遊，從而引起無數身體、心理與道德的問題；英文的**歇斯底里**（hysteria）正是從希臘文的**子宮**（hystera）而來。希波克拉底同時認為，人類的子宮有七個腔室，以「觸角」或「吸盤」彼此連接。他荒謬的錯誤源於過去法律和宗教習俗禁止醫師解剖人體，要求這位以醫師誓詞*聞名的醫學之父，透過研究其他物種來推斷人體構造；而這些物種，大多擁多個腔室、結構像觸角的子宮。

希波克拉底愚昧的錯誤一直持續到文藝復興時期，達文西有一幅華麗的畫作繪出了敞開的子宮，可以看到裡面的胎兒和臍帶，顯示他知道子宮只有一個腔室。但達文西在其他有關解剖學的畫作裡，又體現了當時的另一種神話，就是「乳管」（'milk vein'）從子宮一直向上延伸至乳房，將懷孕時子宮的血液轉換成母乳，如此供給新生兒。直到十九世紀，醫學界還辯稱子宮的功能足以媲美腦部，因為它可以供應充分的血液，故此女人若想經由教育或事業充實心靈，其代價就是不孕。

子宮的論戰持續延燒，到我們這時代最具爭議而難以平息的議題，墮胎，進一步衍生出誰才擁有子宮的問題：是女人還是胎兒（或是胎兒的代理人，比如說教會或政府）？此外，雖然只有一半的人口有子宮，但是美國最常施行的兩種手術都是在子宮進行。一種是剖腹產：子宮被切開，迅速取出胎兒（不論胎兒是否真的需要用這種特種部隊突襲的方式出生）；另一種則是更劇烈的風暴——子宮切除術（hysterectomy）。針對斐麗絲失控的出血，赫爾芭建議的解決方案就是子宮切除術。

赫爾芭是個精力充沛的黑髮女子，特別強調眼妝。她對醫療採取務實、甚至可說是大膽的做法。但大膽並不表示急躁，她第一次與斐麗絲見面就花了兩個小時。斐麗絲描述她的症狀、病史，以及工作上的需求。她也談到最近生活中出現的變化，使得她不願意切除子宮。斐麗絲結過兩次婚，都以離婚收場，但她過去都沒有考慮過懷孕，直到最近她和一個男人約會，生命中第一次想像自己可以生兒育女。「太諷刺了，簡直就像上帝在我回頭時甩了我一巴掌。」斐麗絲這麼告訴我。她問赫爾芭有沒有其他辦法，能不能只切除肌瘤，但保留子宮？

赫爾芭列出了幾種方案。她可以服用一種叫做促性腺激素釋放賀爾蒙（gonadotropin-releasing hormone agonist）的藥物，這種藥可以暫時抑制供養肌瘤長大的雌激素分泌。不過這種藥只有服用時才有效，並且會有更年期的副作用。

另一種方法，是進行子宮肌瘤切除術，將肌瘤從子宮切除。這時赫爾芭展現了她直言不諱的一面——她告訴斐麗絲，妳四十五歲了，即使在最佳狀況下，受孕的機率也已經很低，況且妳的肌瘤又這麼大，切除它更會降低生育機率。赫爾芭還指出，肌瘤切除術可能會造成大量失血，手術過程很可能會需要輸血，也有更高的機率造成術後感染和併發症。她警告，如果這些情況發生，復原將會比子宮切除術所需的四到六星期還要久。

赫爾芭還告訴斐麗絲，她可以什麼也不做，只要和過度失血的情況共存直到停經為止。一旦體內的雌激素分泌自然降低，肌瘤就會萎縮到不會造成影響的程度。

斐麗絲返家思考。她無法忍受再五年的持續失血，尤其想到失血情況還在持續惡化。她也考量了肌瘤切除術方案，但是赫爾芭的話相當殘酷。她過去一廂情願地以為，只要動了手術，術後復原，然後和她最近遇到的男人結婚，就可以在四十五、六歲時立刻懷孕。但是這機率太低了。她的姐妹們都生兒育

＊　譯注：即希波克拉底誓詞。

女了，家族樹不需要她再添枝加葉。斐麗絲對於肌瘤切除術較久的復原期也感到困擾。「我從來不用我的子宮或生育能力來定義自己，」她說，「我是用工作來定義自己。」

斐麗絲和親友商談，也和交往中的男友提到子宮切除術，他的回答不太窩心，「是啊，」他淡淡地說，「我母親有些朋友也做過那種手術。」最後，她決定進行子宮切除術。因為肌瘤太大，手術必須由腹部進行，而不是從陰道或用子宮切除常用的腹腔鏡。她和赫爾芭都同意我從旁觀看手術的進行。

三月的一個早晨，子宮切除小組齊聚在喬治華盛頓大學附設醫院，這個外科小組成員非常特別，其中有三位女性外科醫師（赫爾芭和兩名住院醫師）以及一位男護士，赫爾芭臉的下半部用手術用口罩遮住，眼眶周圍塗著黑眼線，看起來很像埃及艷后。斐麗絲赤裸地躺在手術台上。赫爾芭並沒有使用全身麻醉，而是使用鎮靜劑來安撫她，並使用脊椎硬膜外麻醉，阻斷腰部以下的感覺。這種最低限度的麻醉方式比全身麻醉更容易恢復知覺。當工作人員為斐麗絲準備手術器具時，她已發出細微的鼾聲。她的身體看起來相當年輕緊實，對這種「中年」或「我母親輩」才要做的手術而言，她顯得太過年輕。準備小組在她的骨盆腔和腹部噴灑優碘，用泡沫擦拭陰毛。清洗擦拭完畢後，用一條藍色被單由下往上覆蓋她的身體，直到頸部，只在胃部附近留下一塊三角形的空間。她的頭部隱藏在一塊簾布之後，她成了一具沒有主體的的肉身，一個待宰的女人*。

在赫爾芭的要求下，有人將一卷爵士樂錄音帶放進手術室的錄音機裡，醫師們聚集在這個他們專屬的蒼白遊樂場上。他們在斐麗絲的肚臍下方割開一條十五公分長的傷口，她的皮膚綻出一道明亮的鮮紅。他們電燒皮膚止血，切開斐麗絲纖薄的脂肪層，看起來就像是生雞肉上平滑分布的脂肪。接著切開腹直肌筋膜，也就是在皮膚底下固定一切的結締組織。筋膜之下是兩層粉紅色腹肌，醫師沒有用刀切割它，而只是輕輕撥開這兩層肌肉。

「教科書上標準的解剖就是這樣，」赫爾芭告訴住院醫師，「看它多漂亮。」她開刀的病患通常會比斐麗絲胖四十多公斤，要切開那些贅肉可是件麻煩的事。能夠開到像教科書範例般理想的人體，是件多麼美好的任務。

但是，血液四處流淌，他們得不斷把血吸走，盡力電燒止血。最後他們來到腹腔，用鉗子隔開斐麗絲的隔膜。斐麗絲的內臟看起來健康而有活力，煥然發光，她儼然成為一座向全世界展示的活博物館。這使她在簾後的喃喃自語著實令我吃驚。在硬脊膜外麻醉造成的麻木下，她並非沒有知覺，而是處在一種平靜的狀態下，醒醒睡睡。她不安地跟麻醉師說話，麻醉師則安慰她，告訴她手術進行得很順利。赫爾芭進入腹腔，用手觸診許多部位，膀胱、腎、膽囊、胃，檢查是否有異狀。既然都開到這裡了，何不順便看看呢？「情況有時候比我們原先想的還要複雜。」赫爾芭說。

然而這是一次標準的解剖，沒有意外。赫爾芭為我指出卵巢的位置，兩顆卵巢的大小跟一顆大草莓差不多，像煙燻一樣的顏色，有節奏地跳動。它們就像是潮濕的豆莢。其中一側有個明顯的白色囊胚，可能是斐麗絲最後一次排卵的地點，成熟的卵衝破濾泡，留下一個液態的、尚在癒合的口袋。赫爾芭也指出附著在子宮上的輸卵管，輸卵管精細柔軟，呈粉紅色，纖細如筆，尖端有著像根雞毛撢子的鐘型葉狀結構，稱為繖部（fimbriae）。輸卵管是依十六世紀解剖學家法洛皮爾斯（Gabriel Faloppius）而得名，他

---

* 譯注：原文為 women **en croute**，法文 **en croute** 為一種以酥皮包裹肉類的派。

認為長得像喇叭一樣的輸卵管，有驅除子宮內有毒氣體的功能。我倒覺得輸卵管長得像海葵，是隨著血液韻律而舞動的花瓣。

赫爾芭說這次的子宮切除術將會是相當保守的一次手術，她會保留輸卵管與卵巢。這並不常見，醫生通常會切、切、切，一併摘除整套生殖器官，子宮、子宮頸、輸卵管、卵巢。他們認為既然女人臨近更年期，她的生殖系統也快要退休了，為什麼還要留下這些日後可能罹癌的器官呢？小心藏著癌症的莢！卵巢癌相當致命，況且它沒有任何徵兆，一發現就幾乎無法醫治。既然都進行大手術了，那就做得更大一點，根除卵巢癌的危險，之後再讓開刀的婦女採用荷爾蒙替代療法。

然而，這種摘除輔助器官以預防疾病的論點，引起許多人極大的不滿。他們表示，非必要的卵巢切除術就跟去勢沒兩樣。只因為日後可能有極低的罹癌機率，就割掉整個健康的器官，這實在沒道理。就像在一顆腎臟完全報廢前把它摘除，或者把你不需要的八五％肝臟切除，或是回到對應性別概念的器官——切除睪丸，以預防睪丸癌。赫爾芭在手術前就告訴斐麗絲，她極力支持留下卵巢和輸卵管，斐麗絲似乎也沒有理由反對。

著手摘除子宮前，赫爾芭先用一條線圈紮住供血給子宮的主要血管，避免出血。檢查目標部位後，醫師們隨即瞭解到手術將比原先預期的還複雜。主肌瘤非常大，把子宮與子宮頸擠壓得變形，甚至還長出一條偌大的寄生血管，供應它養分。癌症腫瘤也是如此，它誘騙身體快速長出一條血管以供養它。不管是良性或惡性，所有組織都需要血液才能維生。醫師決定切除部分的子宮肌層，切掉肌瘤，讓子宮下墜，才可以進行子宮切除術。他們討論如何收束血管，切除肌瘤血管，預防出血。他們還發現其他散布在子宮裡的小肌瘤。赫爾芭要求注射血管加壓素好讓斐麗絲的血管收縮，進一步減少出血。醫師將手伸進腹腔，深及手肘，全然專注地工作，在一旁觀看的我不禁跟著屏氣凝神。

九十分鐘過去了。手術者看起來並不疲累，但我已經為他們感到疲倦。醫生終於可以開始摘除器官。他們將這些器官被放置在一只金屬托盤上，護士將托盤端給我看。斐麗絲的子宮頸是個發光、太妃糖顏色的管狀結構，令我想起陰莖的龜頭。而那顆肌瘤，看起來是如此龐大而有意圖性，讓我很難相信它不是斐麗絲體內某個有功能的部位。它看起來就像一朵鬱金香，帶著渦漩狀的紫色組織，赫爾芭說那讓她想起了腦組織。子宮此時還不太上相，只是個不起眼的袋子，大小約如小孩的拳頭，畏縮地連結在它供養許久的肌瘤上。

隨著子宮頸和子宮的摘除，斐麗絲的陰道現在直接開向腹腔，接著醫師將陰道縫合。陰道也許不像傳言中那麼髒，但它是個裂縫，你可不希望它成為連接公私領域的門戶。赫爾芭確認沒留下任何會引起感染的肌瘤組織殘餘物後，醫師便用無菌水沖洗手術部位。不久後，斐麗絲其他的生殖器官就會歸回原位。醫師準備將手術切口縫合，有人換了錄音帶，改變節奏。「打開時聽爵士樂，合上時則要聽搖滾樂。」赫爾芭說。收音機裡流瀉出一首名為〈上了枷鎖的女人〉（‘Woman in Chains’）的輕快歌曲，此情此景再合適不過。只是，斐麗絲是上了枷鎖還是已經掙脫？醫師縫合切開的部分，手工堅固精巧。縫合工作大部分由一位住院醫師負責，她顯然很喜歡這個工作。她的手指飛快地縫合，彷彿正在演奏一種用縫線、腹直肌、脂肪、皮膚組成的樂器。縫合最上層皮膚時，身體已恢復到原先最佳的狀態，斐麗絲的皮膚看起來出奇整齊，除了一條細細的黑線，根本看不出剛剛被侵襲過。「我們希望縫線縫得盡可能漂亮，因為病人就是用這個來評斷我們，」赫爾芭說，「他們從不會看到我們在裡面做的努力。」看？看不見，但他們怎麼會感覺不到呢？

不論從哲學、生物學甚或語源學的觀點來看，女人之所以為女人，都不是靠子宮來定義的。並非生下來有子宮才算女人，女人也不一定要一直保有子宮。我們不想落入子宮崇拜的陷阱，也不希望男人因嫉妒子宮而受苦。很少有男人會嫉妒女人有子宮，身邊有孕婦時，男人更不會羨慕擁有子宮。大多數人在成長過程中，都會熟悉一種女性生殖器官的醫學形象，那就是歐姬芙的公羊頭畫作，公羊的臉是子宮體，鬍子是子宮頸，角則是輸卵管。這個形象令人聯想到女性精緻巧妙的骨盆，像三角形中的三角形。那是美學性的描述，至少我們確實擁有子宮；擁有它，我們甘之如飴。女性一生中有三十八年的時間，從十二歲到五十歲，藉著月經的形式，感受到子宮週期性的牽引起伏。何謂子宮？它的核心地理形式是什麼樣子？它為什麼這麼多變，像園裡挖出的松露那樣生生不息？我們應該心懷感激，態度精確而不諂媚。未受孕的子宮大小約如一個小拳頭；讓我們看看這顆拳頭有多大的能耐。

就某種意義上來說，演化堅持一種經典的十二步計畫*：一天只做一件事，不追求完美，它根本不會去努力什麼。它沒有進度、沒有計畫、沒有 **scala natura** 或說自然之梯，不會由低而高、由原始到進化排序組織。看看蒼蠅在活得像隻蒼蠅這方面表現得多出色，有機會的話，你也會愛上像蒼蠅那樣從所有角度觀看世界的感覺。如果哺乳動物給我們的印象比昆蟲更高、更有價值、更吸引人，別忘了這種偏見也是演化的天擇造成的。我們往往更喜歡那些看起來最像我們的，因為相似代表基因上的關聯性，而我們偏袒我們的基因：它們讓我們成為我們。我們對於自己所屬基因池的偏好勝過其他水域，這種現象稱為親源選擇。這種選擇會延伸到我們生活中的許多不同領域，似乎指出了我們會更傾向幫助一個有親緣關係的人而非陌生人。而當我們與猩猩或甚至獅子相處時，感覺都比與那些像外星人一樣有外骨骼、身體結構分節且長著向後彎曲的附肢生物來得好。但我們認同那些有毛皮的恆溫動物，並不表示哺乳動物的形式更接近我們心中的女神。

說完這些，我現在想主張的是，子宮過去是、現在也是一項偉大的發明，一個生理學的革命。我先前提過，在體內受精和受孕是對胎兒的保護，而在發育中獲得保護的胎兒，有幸能發展出複雜的中樞神經系統。子宮和附著其上的胎盤無私地養育後代，宛如再也沒機會養育，甚至產後也不能再透過母親養育孩子。一個動物的母性越強大，越想要主宰孩子周遭的環境。於此同時，我們胎盤哺乳動物，真獸下綱（Eutherians），定義了哺乳動物的使命。有袋類以相當合理的手段完成這項任務，牠們透過外育兒袋養育牠們蟲般的嬰兒。袋鼠就是澳洲的鹿，無尾熊則相當於松鼠。在美國，負鼠是郊區的特產（或問題），牠們也是有袋類。然而，胎盤哺乳動物的物種數量遠大於有袋哺乳動物，棲地也更加廣泛。那些以育兒袋養育後代的物種，有沒有可能演化出像人類這樣的大腦，或者由那些生下帶殼蛋的物種演化出來呢？很可能行不通。子宮在骨骼與韌帶組成的籠中是如此安全，而胎盤的滋養又是如此無與倫比地豐沛。子宮與擔負它的女性的智力無關，卻與其承載的胎兒大腦之生長息息相關。

胎兒肯定清楚他的生活有多美好。他不想離開子宮，直到逐漸緊縮的胎盤迫使他離開——這由母親的身體決定。夠了、夠了，我們之間玩完了，給我滾出去！感覺到這陣即將到來的枯竭，胎兒會釋放一系列生化訊號，最終被逐出這個唯一的伊甸園。

於是，子宮的地理學，不可能與這個器官作為原始的母親角色，作為胎兒的帳篷和胎兒超市的角色

* 譯注：十二步驟（twelve-step program）是一套旨在戒除成癮或不良行為的計畫形式，最初由匿名戒酒會提出。

切割。考慮到子宮必須體現的矛盾特徵，它必須可塑又穩定、豐饒又讓人承擔得起。在其他器官停止成長後，它還必須在成人體內生長。子宮必須與身體的其他部分交流，以分辨排卵與月經交替的旋律。子宮是內分泌系統的一部分，是腺體、器官和大腦透過荷爾蒙分泌和反應編織而成的結果，透過生化機制與腎上腺、卵巢、下視丘和腦下垂體交織在一起。於此同時，子宮也是一個享有特權的地方，隔著一個圓頂，讓胎兒不會被母體排外的免疫細胞給驅逐。

子宮的結構並不複雜，未受孕的成年婦女子宮約六十公克重，七公分長。子宮有兩個部分，長度各占一半：子宮本身，或者說子宮底（fundus），是胎兒成長的地方；子宮頸，向下伸進陰道，當經血流出時會微微張開，分娩時開得更大。從婦科醫師的角度看，子宮頸就好像一塊淋上糖漿的甜甜圈。一位在女性健康診所工作的醫生有次跟對我提到，骨盆檢查總讓她覺得很餓；她不是在開玩笑或有意猥褻，她只是喜歡甜甜圈。

另一方面，子宮也像個三明治，是個肌肉英雄。子宮頸與子宮底都是由三種肌肉組織形態所組成。中間那層是厚厚的子宮肌層，由三層肌肉互相包裹組成。子宮肌層的外層覆蓋著光滑的漿膜，其紋理和功能與包圍在心臟、肺臟四周的液囊相當。子宮漿膜就像這些液囊一樣，具有保持器官溼潤的保護作用。

子宮肌層的另一邊是子宮內膜，由三層黏膜組成。黏膜和漿膜不同，它會呼吸、吐納、分泌。它吸收水分、鹽分與其他合成物。它釋出混合了白血球、水分和黏稠蛋白質的黏液，也排掉組織細胞。月經有部分就是排出黏膜。在月經期間，會將兩種膜鞘排出，等到週期重新開始時又會再度形成。這個第三層，也就是最深的子宮內膜層，則跳脫生死輪迴的巨輪，胎盤就是落腳在這個最穩固的基地，提供胎兒一個安適的家。

希波克拉底認為子宮在體內四處遊蕩，上至胸骨，甚至到喉嚨，如果沒有定期餵以精液的話，它就會變得狂暴。他估計，妓女的子宮遠比處女的子宮來得平靜。他當然錯了，但這並不表示子宮不動如石；事實上，子宮很有彈性，而且可以改變位置。它由六條韌帶鬆鬆地繫在骨盆腔上，這些韌帶是具彈性的纖維組織，可以支撐器官，包覆提供養分給子宮的血管。子宮在骨盆腔的位置會隨著你的姿勢是歪是正，膀胱是滿的還是空的，以及其他一些不起眼的條件而有所改變。如果你現在坐著，還不需要上廁所，也沒有懷孕，你的子宮可能是稍稍向前傾，子宮底位在恥骨上方三到五公分的地方。如果你站著，膀胱毫無尿意，肩膀筆直挺著，你的子宮大概接近水平的姿勢，像顆掉下來的梨子。

懷孕時的子宮會呈現生理上最誇張的模樣。懷孕前僅僅六十公克重的器官，到懷孕末期會成長到將近一公斤重，這還不包括胎兒和胎盤的重量。它的體積增加千倍，除非器官病變，否則成人身上沒有哪個器官會發生這麼劇烈的變化。然而，產後只要六週，子宮就會回復到拳頭大小。子宮肌層負責大部分的負重任務，隨孕期變化，肌肉細胞會在懷孕初期大量複製，然後在懷孕中期生長、變得肥大，就像身上其他部位的肌肉細胞會隨著大量運動而變大一樣。到了懷孕末期，肌層細胞既不分裂也不增長，而是整個子宮壁不斷延展、延展，直到你覺得，媽呀，好像就要爆炸了。事實上，懷孕期間子宮破裂的情況非常罕見；畢竟，胎盤哺乳動物已經在地球上存活了一億二千萬年，有足夠的時間解決子宮擴大的問題。

就像在生活中經常發生的，子宮壁延展的問題透過兩種對抗的力量的調和得到解決。祥和的馬利亞啊！懷孕的子宮就像兩個旗鼓相當、肌肉結實的女性比腕力，一隻手臂向前，把對方壓下，另一隻手臂奮力扭動，把自己抬上來。要知道子宮之所以長大，是因為懷孕期間母體的雌激素氾濫。四千年前，有名女性把大麥種子和自己的尿液混合，想說如果這些大麥長得比平常還要快，就表示她懷孕了。當時的人並不知道這個實驗有可能奏效，是因為雌激素會刺激許多不同形態細胞的生長——哺乳類、昆蟲、穀類——它是一種強效的生化物質，稍後我將詳細討論。

這種設計只有一個問題。荷爾蒙同樣也會刺激肌肉細胞，使細胞陷入像電擊般的興奮狀態。荷爾蒙會讓細胞痙攣，痙攣過度的子宮就是驅逐胎兒的子宮。因此，即使子宮肌層被迫擴張，也必須保持穩定。這就是黃體素的工作了，黃體素即所謂的懷孕荷爾蒙；本身的意思是助孕酮。它會抑制肌肉細胞的收縮，在九個月的孕期中，與雌激素和黃體素相互調和。微小而短暫的宮縮會在膨脹的子宮內一閃即逝，就像沙漠中突然襲來一陣短暫雷雨。隨著孕期漸晚，這些被稱為假性宮縮的現象會越來越長。母性神啊！這太神奇了！你的肚子在膨脹，你覺得自己快要爆炸了，不，你會塌縮，你是一個巨大的黑洞。

子宮長大，子宮收縮。它豈不就像心臟，一個龐大、有力的肌肉，鼓脹、收縮、抽搐、產生咆勃爵士樂*般的節奏。振盪和深沉的節奏是生命的泉源，生命的原理，甚至細胞也透過脈動的機制運作。當無線電天文學家第一次發現來自遙遠中子星的脈動訊號時，他們以為偵測到來自外星文明的訊息。除了其他生物外，還有什麼能發出如此有節奏的訊號呢？只在科學家發現訊號太過平均、太過機械化時，才發覺他們誤把生命賦予了稠密中子星高速旋轉的核心。我們之所以會本能地對音樂產生回應，是因為我們的內臟本來就是打擊樂手，而心臟和子宮則是我們最容易發現的天然節律器。

除了律動性，子宮和心臟還有一個共同特質，就是它們都與血有關。不是所有女人都會流血，但幾乎所有女人都流血，或流過血。卡爾登曾說她對自己無法行經的遺憾，遠超她對自己無法懷孕的遺憾。

僅憑這一點，她便感覺自己錯過了身為女人的旅途中某些非凡經歷。她也確實少了番體驗。在女人一生中，再也沒有哪個階段比初經更能作為兒童期和成年期的分野。當人們談到最難忘經驗時，也許會憶起甘迺迪總統遇刺或挑戰者號太空梭爆炸時自己正在哪裡；但女人記得她們的初經，這個記憶帶著高昂的情緒潛入腦裡。除了少數例外，大多數的女孩都喜歡初次來潮，她感覺自己好像完成了一件大事，像是自己真正存在了。馬丁（Emily Martin）訪問過許多來自不同階層的女性對月經的看法，她們談到初經都有愉快的經驗。有人記得自己在浴室裡唱起歌來；另一人衝去學校咖啡廳告訴女性朋友，她們小小慶賀了一番，為她買了冰淇淋。其他羞到不敢公開慶祝的人也喜在心裡。安妮（Anne Frank）在日記裡提到她生命中最初幾次的月經，是她「甜蜜的祕密」。如果女孩有經痛，她起初甚至可能會喜歡經痛。這是她身體力量的展現，肌肉的收縮將她推向一個看來光明且重要的命運。

過了愉快的初經後，女人很快就開始覺得月經麻煩、混亂又讓人難為情。我們試著理直氣壯，斥責自己實際一點，但遇上男性收銀員，我們買衛生棉、衛生棉條時還是會覺得不自在。關於月經有許多迷思、禁忌，有些並不教人意外，這要歸功於我們耳熟能詳的醫學專家希波克拉底、亞里斯多德與蓋倫（一個方便記憶的縮寫是HAG，也就是巫婆）。希波克拉底辯稱，血液的騷動促使月經產生，因為女人缺少男人那種藉由溫柔、甜美的排汗，來驅散血中雜質的能力；他認為經血「很難聞」。蓋倫相信經血是食物血中的殘餘物，因為女人體型較小、較次等，所以無法消化。亞里斯多德則推測，月經代表未成形的胎兒過多的血。

---

* 譯注：咆勃爵士樂（英文：Bebop 或 Bop），源於美國，是一種興起於一九四〇年代初中期的爵士樂演奏形式。

從西方到東方，由上到下，人類普遍都認為經血有毒。人們相信來經的女人會滲出有毒氣體，讓肉腐敗，酒變酸，麵團落地，鏡子變黑，刀變鈍。來經的女人被圈禁在茅舍中、家裡，不准四處走動。有些人類學家認為，漁獵社會在女人來經時特別嚴格執行隔離，部分原因是害怕月經的味道會招引動物。即使是今天，婦女來經時仍被警告不要到有熊出沒的地方露營，否則大熊會被味道吸引而來。這個警告有沒有價值仍未可知。北卡羅萊納的生物學家最近試圖找出最佳的誘熊方法，但發現經血毫無用處。有些男人宣稱他們可以嗅出女人是否處在經期，但還沒研究證實這種沾沾自喜的講法，且撰文者和這些自稱敏銳的人同居時，也發現這種說法沒有任何真實性。那些對月經抱有偏見的男人，當然不是靠他們的嗅覺來分辨誰乾淨誰不乾淨。舉例來說，那些信奉東正教的猶太男人就拒絕看女醫生，理由是她可能在經期，但相信這件事對他的傷害比疾病更大。

持平而論，人們對月經的看法並非全然負面。有時候，經血的成分被視為具有療效。摩洛哥人將經血放入藥膏裡，用來包裹傷口。西方人曾認為經血可以治療痛風、甲狀腺腫、病毒。根據以毒攻毒的理論，經血也可以治療月經失調。醫學界盛行數百年的古老放血法，很可能就是模擬月經而來，雖然女性自然地出血並不能避免她們在生病時免於額外的生理性失血。

我們可能會為各種嗜血魅魔的幻想感到憤怒或好笑，但我們實際上又比那好上多少？我們現代女性將經血視為骯髒的，比手上一個切口流出的血還髒，不然你會更願意把哪一個放進嘴裡吸吮？帕格利亞這位自稱女性主義者中最令人厭惡、最反女權的人，在她的《性人格》一書中，對月經的態度並不比HAG的更具啟發性。「經血是汙點，是原罪的胎記，是超驗宗教的褻瀆，必須從人類身上洗淨，」他寫道：「這種想法僅是一種對女性的厭惡或恐懼嗎？或者經血中有沒有可能存在什麼令人不自在的怪異，可以正當化我對其禁忌般的迷戀？……我相信擾亂我想像力的並非經血本身，儘管這鮮腥的洪流是如此勢不可擋——是血液中的白蛋白、是子宮剝落的組織、是女性海洋中的胎盤水母。我們對自己在生物學上的起源，對黏液，有一種演化上的反感。女人的命運是，她必須每個月面對生命在時間上的深淵，那深淵就是她自己。」胎盤水母？忘記月經小屋吧，這女人應該被關在水族館中。

我們也經常過度關注月經和經前的負面影響：頭痛、落淚、乳房疼痛、粉刺。我們將這些症狀視為精神醫學上的獨特類別，與恐慌症和強迫症齊名。我們假設在這段期間女人的性能力會減少，然而事實正好相反。正如尼可拉斯（Paula Nicholson）所指出的，實證研究表明：「月經週期前女性經常會有較高的活動力、思維更清晰、幸福感上升、更快樂，也更有進行性活動的欲望。」這部分我可以向你保證。我在大學時期最美好的記憶，就發生在我經期將至卻尚未來臨的時刻，我坐在客廳讀書，感覺到一股莫名的愉悅湧上心頭。我從書上抬眼，空氣令我目眩——如此清晰、透徹純淨，房內的事物如此銳利地銘刻其中，驕傲地顯現出來，就像那是我第一次看見空氣一樣，彷彿組成它的每個原子都變得可見。我的思緒專注而無憂，感覺那一刻我彷彿服用了某種完美藥物，那種未曾被發明出來，被稱為自由或創造力的藥物。

這種激情很短暫，一下便消散不見，接下來的時間裡，我怎樣也無法重獲這種感覺。那是在一九七〇年代，女權主義者試圖創造一種從女性角度出發的神話，並嘗試給月經一個更好聽的名稱，但我總忍不住嗤之以鼻。我相信有一天，我女兒會對我說那些字眼「太二十世紀了」。比方說，在我的女性研究課程上，一位老師曾建議學生在接下來的幾個月裡以餐巾紙取代衛生棉條，這樣能更好地感受月經的過程，讓血自然流動。放屁啦，女人已經使用衛生棉條三千年了；古埃及人就留下像是早期衛生棉條的紀錄，就連觸角子宮之父希波克拉底都有這樣的記載。我再也沒有聽老師的建議，從那之後。自從母親允許我將衛生棉片改為衛生棉條後，就讓我愉快許多——醫生向她保證衛生棉條不會危害年輕女孩和她的處女膜，而打從那時起，我就不想再回到兩腿間夾著一顆棉質足球的尷尬處境。

此外，我相信我們需要一個以女人為中心的月經神話，一個相對於男性的小便儀式，存在於女性之間的共同低俗意象。男性顯然認為他們直挺的小便方式，帶有男子氣概、趣味性和某種具煽動性的形象，不然怎麼解釋電影和電視中總會出現公共小便斗場景？馬丁描述了月經可能會煽動女性抗爭和團結，為工薪婦女提供理由，讓她們撤退到她們的男性經理無法觸及的地方。「在二十世紀早期的文獻中，」她寫到，「有分散的文獻提到，由二或三名女性組成的團體，經常在洗手間『對每件事大驚小怪』……一個女孩在洗手間裡為工資被偷走而啜泣；一群成衣廠的女孩艱難地嘗試團結組織時，聚在洗手間裡閱讀工會張貼的傳單。」讓我們再次撤退到小隔間裡，為一些平凡瑣事大驚小怪、煽動情緒。讓我們推翻那些圍繞月經的各種傳言、道聽塗說與帕格利亞的拘謹語言，在現實中找到月經神話。我們如何又為何流血？為何我們的子宮內膜演化出一種週期性的死亡和更新？令人訝異的是，這問題直到最近才被提出，仍然相當活躍地在尋找答案。在探索月經起源的過程中，我們甚至有可能找到一些新血。

月經使我們第一次感受到子宮。一個西方小家庭的婦女，她一生中會有四百五十次到四百八十次的月經。在經期中，她大約會排出三十毫升或八十五公克的液體，其中一半是血，另一半是子宮內膜以及陰道和子宮頸的分泌物。大多數人認為月經是種被動現象，是重力作用下的衰敗。子宮內膜形成，是為了等待胚胎著床；如果沒有受孕，子宮內膜就會崩潰，像發黴的壁紙一樣剝落下來。我們想像中的積極過程，是可預期的月經週期，是新陳代謝的時間，是卵子成熟時子宮內膜層充滿了組織和養分。如果沒有事件促使新陳代謝維持活力，如果沒有胚胎受孕著床，就不再需要子宮內膜來餵養小孩，於是活動消止，電源拔除，於是流出紅潤的洗澡水。

然而事實並非如此。當代的生物學教導我們：死和生同樣積極。卵子是進行細胞凋亡而死，也就是說，它們是自殺的。月經同樣是一種具主動性的現象，華盛頓大學的演化生物學家普羅菲（Margie Profet）曾形容，月經是一種適應，是設計的產物，來自最偉大、最謙遜的神祇——由天擇驅動演化而生。「種種機制共同構成了女性的月經，這顯示了適應性設計的精準、經濟、效率和複雜性，」她寫道，「如果月經只是荷爾蒙流動導致的無用副產品，演化就不會特別設計出一套產生月經的機制。」

第一個與月經相關的機制是一種特化的動脈型態，那是數條被稱為螺旋動脈（spiral arteries）的血管，以其螺旋形開瓶器般的造型而著稱。它會供養子宮表層，並在每個月拋棄兩層子宮內膜。在孕期中，螺旋動脈會成為胎盤獲得血液的重要渠道，然而它們的功用不僅只於餵養胎兒。在女性月經週期開始時，螺旋動脈的尖端也會生長，變得更長、盤繞得更緊，就像一條彈簧被旋緊又拉長。子宮內膜的血液循環會變得緩慢——而平靜正是災難的前兆。在出血前二十四小時，螺旋動脈會緊縮。當水龍頭被擰緊，就會失去血流的供給。這對子宮來說就像一次心臟病發，缺乏血液就是缺乏氧氣，這會導致子宮內膜組織死亡。接著，螺旋動脈就像當初突然緊縮那樣短暫地再次開放，讓血液湧入。血液在死亡的子宮內膜底下積聚，使內膜膨脹、破裂，由此開始經期。它們有限的生命到此告一段落，螺旋動脈再次收縮。至於子宮肌瘤的寄生血液供應，並不符合螺旋動脈的緊縮—鬆弛—緊縮模式，從而擾亂了月經的規律。

月經的另一項獨特特徵是經血的質地。除非你是血友病患者，不然當你切到手指，血流通常會逐漸變少然後停止，這都多虧了你的血小板，以及帶有黏性的血漿蛋白如纖維蛋白等。但經血並不凝固，它可能會隨時間變得黏膩，其中夾帶的死亡組織或許會結塊——我們黏滑的梅杜莎啊！但這些血液內的血小板含量很少，且不會形成阻止傷口流血的那種緊密網狀結構。經血不會持續流溢的唯一理由，是子宮內膜死亡後螺旋動脈（spiral arteries）的收縮。

螺旋狀的動脈和血液，就像開瓶器和酒。我們天生便設計要流出月經，然而這還不是故事的全部。就如演化思想家邁爾（Ernst Mayr）所說，所有生物學問題都包含兩個部分：如何和為何，一個是近因解釋、一個是終極理由。月經背後一定有個更根本的理由，作為整個精確而複雜的系統演化的最初原因。但在這裡，我們面臨了歷史因素造成的限制。直到近代，科學家幾乎清一色男性，而男性沒有月經；男性科學家似乎沒理由深入研究這種女性身體現象的終極原因。讓婦科醫生感興趣且深入探索研究的，僅是月經如何產生的生理學。直到二十世紀九〇年代初，普羅菲提出一個極具挑釁意味而不容忽視的理論時，人們才開始嚴肅思考月經出現的原因。

三十好幾的普羅菲是名纖細美麗的女性，一位披著加州天鵝絨的鐵娘子。她有著金色長髮與藍眼，語調友善、宛如歌唱，穿著也相當可愛，像是帶著大型裝飾拉鍊的黑色皮短裙和成套的短版外套。她曾獲頒麥克阿瑟獎（MacArthur fellowship）——就如布朗特（Roy Blount Jr.）所說的「一個該死的天才獎項」——但她從未費心取得博士學位，她擔憂形式上的認證，會誘使自己走向對專業的盲從。在政治上，她有點接近女權自由主義者，是那種覺得寫了《鐘形曲線》（*The Bell Curve*）的莫里（Charles Murray）是個好人，並認為美國食品藥物管理局威脅美國人自由的人。理性來說，她是一個激進主義者、一個好事者，換種說法則是她問出的問題如此惱人，以致過去從未有人提出過。

就像其他優秀的演化思想家一樣，普羅菲從經濟學角度架構了她對月經的看法，也就是成本效益分析。她提出，子宮內膜組織每月的出血和再生會消耗許多熱量，對那些大半時間都處在營養不良的短命更新世祖先而言，每一份熱量都很重要。再者，如果失血，就會失去鐵質，而鐵質對我們祖先來說是一種重要的微量元素和稀有物資。最後，月經週期會降低女性繁衍後代的效率，子宮內膜的生長和剝落會限制婦女可以懷孕的時間。如果演化對繁衍如此渴切，為什麼在這項反生產性的工作上耗費這麼大的力氣？

一個代價高昂的特徵需要一個充足的理由，這讓普羅菲提出了她的觀點。她認為月經是種防衛機制，是身體免疫系統的延伸。流血是為了讓子宮免於潛在病原體的威脅，因為病菌會搭精液的便車進入體內。試想，子宮是一座等著被掠奪的奢華城市，而精液正是最佳的特洛伊木馬。細菌、病毒、寄生蟲都可以操縱基因的方向盤，找到通往子宮的門路。從精液的電子顯微鏡照片中可以看到一幅卡通式的暴民景象，精子蝌蚪狀的細胞旁，依附著一大群簇擁巴結的微生物。如果允許這些病菌無限期地待在子宮，它們就會在這裡為非作歹，讓我們生病、留下疤痕，甚至害死我們。因此普羅菲主張子宮內膜必須死亡，女人才能活下去。

普羅菲也強調，月經並非唯一一種透過出血將病菌趕出子宮的方式。女人在排卵時會出血，懷孕時會出血，產後更是會大量失血。出血應被視為子宮解決體內受精危險的通用方法。

月經是一種防衛機制的怪異說法，有許多混淆不清的地方遭人質疑。譬如說，為什麼子宮內膜剝落要伴隨血流？身體大可以在不出血的情況下拋棄死亡的組織。舉例來說，我們的胃黏膜就會定期更新但不會流血。普羅菲認為女性流血，是因為血液攜帶了身體的免疫細胞，即T細胞、B細胞和巨噬細胞，而免疫細胞會擊退所有試圖潛入子宮的病菌。但作為一個錙銖必較的生物，比起將子宮內膜剝落，我們將它們重新吸收回收不是更合理嗎？對此，她的答案是：是為了避免回收帶有疾病的組織。那麼，和其他也會受精液威脅的雌性哺乳類相比，為什麼人類流這麼多血？人類大量流血，是因為我們是性好漁色的物種，我們的性交活動並不限於發情期，性交的理由也不僅是為了繁衍後代，而是為了維繫感情、交易、撫慰、轉移注意力，因此我們得要大量流血才能洗淨自身，讓我們稱經血為罪的巨噬細胞。普羅菲也預測，除了人類會在經期大量出血外，大多數哺乳動物都會有某種保護性的子宮出血現象，科學家肯定會發現更多有月經的動物，只要他們開始尋找。我們所知許多會流血的物種，都是與人類親緣關係較近的哺乳動物，像是蝙蝠、牛、鼩鼱、刺蝟等動物，都曾被觀察到從陰道出血。

普羅菲的激進主張很快就得到回應，而且是來自專業領域大量、幾乎清一色的負面回饋。胡扯！婦科醫師大聲斥喝。他們反駁：月經比起做為一種保護機制，女性反而最容易在月經期間受細菌感染，如淋病和披衣菌。此時子宮頸黏膜會變薄，使得陰道的病菌可以輕易到達子宮。另外，別把精子當成帶來禮物的希臘人吧。月經的殘餘經常會逆流，成為上生殖道的病原體傳播到下生殖道的子宮腔和輸卵管的有效途徑。批評者聲稱，利用月經防衛子宮，就像雇用一頭狼來保護一群珍貴的複製羊一樣。

其他人則指出，定期的月經是近代的產物。我們更新世的祖先不必擔憂每個月失去養分與鐵質，因為她們忙著懷孕或哺乳，根本沒時間行經。即使在今日，一些開發中國家的女性都可能好幾年沒有月經。一位人類學家說自己曾訪問一名三十五歲的印度婦女，她不僅從未有月經，甚至沒聽說過類似的現象。她十一歲就結婚了，在初經前就懷了第一個小孩，此後就一直懷孕、哺育，從此閉經。

然而最終，真正使批評普羅菲的知識分子陷入困窘的是，他們未能提出任何其他假設來解釋月經。於是，在最初激烈的鄙夷和反彈後，一些科學家開始有禮貌地檢驗這個命題，尋找其他可行的替代理論。

密西根大學的史特拉絲蔓（Beverly Strassmann）以噴火戰鬥機式的熱情，熱切接受了這個挑戰。她在刊登普羅菲論文的同一期刊上發表了一則對該理論的長篇回應。史特拉絲蔓指出，普羅菲的論點可以導出幾種預測：第一，在月經前，子宮內的病原體應該比月經後更多；第二，月經時間應該與女性遭病原體入侵的最高風險期相關；最後，經由跨物種比較，哺乳動物經期的流血程度應該與動物的性交相關，也就是說，性活動越活躍的動物，流血就越嚴重。

史特拉絲蔓總結，並無證據可以支持以上三種預測。根據許多不同研究，從女性子宮抹片檢查到的細菌量，在整個月經期間到下一次行經都沒有顯著差異；縱使有，月經之前的微生物量也呈現最低而非最高。事實上，對許多種病菌來說，血液都是絕佳的生長媒介，不僅提供了蛋白質、醣分，還包括鐵質，而我們都知道鐵質對大力水手卜派*會產生什麼效果。研究者甚至發現，透過投放鐵質，可使培養基中的金黃色葡萄球菌（*Staphylococcus aureus*）快速增殖，這可能也是為何這種會引發駭人中毒性休克的細菌，會以放置過久的衛生棉條做為溫床。

史特拉絲蔓也重新考慮月經和其他子宮出血的時間，是否與女性需要清潔消毒的時間相吻合；或者，換個角度來說，當女性不流血時，如懷孕或授乳期間，是否就不需要保護？我們的祖先在漫長的孕期和產後，是否會有一段時間需避免性交？保存了人類早期生活方式的現存漁獵部落似乎很少進行禁欲。例如，馬利共和國的道根（Dogon）部落，在孕期前兩個月都會持續做愛，並在產後一個月恢復性生

* 編注：漫畫角色，出自一九二九年的 *Popeye the Sailor*，在吃了富含鐵質的菠菜罐頭後變得力大無窮。

活。然而，女性平均在產後二十個月才恢復月經。於此同時，所有文化的婦女都會在更年期後繼續進行性活動，但沒證據顯示月經結束後性交導致的感染風險就會提高。

史特拉絲蔓對其他哺乳動物的演化分析，也未能支持月經的抗病原體假說。她發現猿類的經血流量和性交頻繁程度之間沒有任何關聯性。例如，有幾種狒狒性行為放蕩，但子宮出血量很少，或根本不流血。其他幾種狒狒在性行為方面較矜持，只和單一雄性繁殖，卻會大量出血。大猩猩是單一配偶的物種，出血相當隱蔽；長臂猿也是單一配偶，卻會明顯出血。

如果不是為了抵禦微生物，我們為什麼會出血？為什麼要有這種鋪張浪費的月經系統？史特拉絲蔓切中普羅菲的核心假設——月經代價太高，需要一個合理的演化解釋。史特拉絲蔓辯稱，月經並不昂貴，而是一種交易。這是以熱量換取熱量，一種濕婆式的破壞和再生——因為讓子宮內膜處於生死循環的狀態，比維持子宮的繁衍能力更便宜。試想，子宮內膜生長的巔峰時期，亦即排卵後，是可能受孕的時期，是最肥厚、豐腴的時候，新陳代謝處於高度活躍狀態。它會分泌荷爾蒙、蛋白質、脂肪、醣分、核酸，這肥厚的子宮內膜就相當於女人的蛋黃，珍貴而充滿生命力。史特拉絲蔓估計，子宮內膜在最成熟時的耗氧量，是子宮內膜最薄，也就是月經剛結束後的七倍。需要氧氣就等於需要熱量。此外，子宮內膜釋放的荷爾蒙會使整個身體加速運轉，從腦部到腸道都會受到刺激。同樣地，新陳代謝活動越高，就消耗越多熱量。因此，將旺盛的生產力限制在每月的某段時間，即排卵期，是有道理的——如果沒有胚胎著床，維持子宮內膜和荷爾蒙刺激反而會造成負擔。所以把這一切負擔都拋棄吧，殺掉它，我們下個月就可以重新開始。史特拉絲蔓估計，一名女性四個月的月經週期，可以省下相當於活躍的子宮內膜六天所需的養分。即使是蜥蜴，在生育季節結束後，輸卵管也會萎縮。

於是子宮就像一棵落葉樹，一棵橡樹或楓樹，子宮內膜則如樹葉。當氣候溫和，陽光普照，樹木便甦醒過來，萌發新葉。枝幹分生就如血管，樹幹、分枝到細枝，只是分配的是水而不是血。這種形式的相似，無疑具有相同的根源。聖潔之水，崇敬之血，同一而無異。分岔的枝條，正是將液體從源頭送向末梢的最有效方式，從心臟或根部，流至全身，以此滋養、萌芽、舒展、增厚而增色。葉片是光合作用工廠，將陽光轉換為可用的能量，使樹產生種子和果實，包藏樹的胚胎。維持樹葉生長是相當昂貴的——樹必須供給葉片水分、養分以及來自土壤中的鉀——葉片的回報則是將陽光變為黃金。相似地，子宮內膜的代謝成本很高，但子宮具生殖力，帶有可滋養胚胎的養分。而對兩者來說，它們的投資都只在特定時期才有價值。對考慮生長葉子的樹而言，這個時期在春天和夏天，陽光充足，水未結凍，土壤鬆軟，適合深掘養分。也只有在那段時期，葉子可以連本帶利地償還它的消耗。對子宮來說，這段時期相當於有值得供養的胚胎到來的時期，是一個成熟的卵可以與它相配的時期。有趣的是，葉片在秋季枯萎，就如子宮內膜在循環落幕時死亡。嫩枝頂端的小體收縮，切斷水分，殺死依靠水分存活的葉子。

縱使如此，週期性更換子宮內膜的成本效益，仍無法解釋對於經血的需求。我們難道不能收回這些資源而不見血嗎？在史特拉絲蔓的觀點中，血不是重點，而是高度充血的組織在剝落時造成的附帶損失。若要剝落這些組織，就不得不溢出一點血。華麗的螺旋動脈破壞了子宮內膜，啟動了血流，普羅菲認為這樣的機制是月經來自適應的證據，但史特拉絲蔓認為，這些動脈是為了胎盤而生的。史特拉絲蔓說，這既是螺旋動脈之所以生存，也是它死亡——成為月經——的原因。胎盤如此壯麗也如此嗜血。胎盤需要血，而螺旋動脈供應它；每個月螺旋動脈將它捲曲的指頭鑽入子宮內膜，一旦胎盤形成，便給它送上鮮血。當子宮內膜死亡，就會連帶拿走這些血管化的組織，螺旋動脈的尖端，血的指頭。事實上，其他許多哺乳動物的子宮血管結構不像人類這麼華麗，而這些動物也往往很少或沒有月經出血。那些擁有螺旋動脈的物種——像是人類和特定幾種靈長類動物——也會流最多血。史特拉絲蔓認為這是一種結構問題，一種管道而非防禦。我們當然可以重新吸收並回收這些組織和血液；那肯定是更勤儉的做法，一種對吝嗇大自然的致敬。此外，我們確實也會在某種程度上吸收它們，只是人類胎兒相對於懷胎者的身體，實在是太過龐大，難以將它們全數收回。其他擁有相對自己身體尺寸來說巨大胎盤的靈長類動物也無法做到，而這些物種一般來說也都是我們的姐妹血親。

那麼，對於這個女性最特別又最平凡的特質，這在一生中累計要流出將近三十八公升的血和黏液，我們要給出什麼結論？我們該相信誰的說法，是普羅菲、史特拉絲蔓、婦科醫生，還是你（如果你也有一套說法）？事實上，我們不需做選擇。在觀察生物時我學到了一件事，那就是生物往往不會只有單一一個成因。自然的經濟法則就在於物盡其用，我們可以把這個過程稱為多重適應（pleoaptation），一個器官或系統適應了多種用途。比如說，身體最大的腺體肝臟就超過五百種功能，包括分解葡萄糖、蛋白質、脂肪與其他身體所需的成分，生產紅血球細胞的靈魂——血紅素，以及將我們喝的酒和蔬菜中的毒素解毒。我們能說肝臟只為了某種功能，其他功能都是附帶的嗎？當然不。先不論肝臟會帶來什麼問題——這個器官最早出現在數億年前的無脊椎動物身上——它扮演了多種重要角色，從此開始擔負廣泛功能。同樣地，我們流汗是為了避免過熱，但是焦慮或吃辣時也會流汗，以驅散體內的有害化學物質，如壓力荷爾蒙和咖哩。還有，那對我們稱之為乳房的改良汗腺，會滲出一種讓新生兒特別感興趣的汗液。

那麼，月經也可以具有多重適應性。它充滿活力，並具有保護功能。我們女人可以善用這些特質，值得好好慶祝。一部分是為了大眾的利益，另一部分則是為了女人自身的利益。這麼想吧：出血和月經是布滿血管的子宮副產品，但我們為什麼需要這些血管和螺旋動脈？都是為了支持一個吸血鬼般的大胎盤。胎盤一定要大而豐腴，才能支持胎兒的腦部發育。腦組織永不滿足，它消耗的養分比維繫身體任何組織所需的養分還要多上十倍，貨真價實。在懷孕最後三個月，胎兒的腦部急速發展，所有透過臍帶供給胎兒的能量中，有四分之三供應胎兒的腦部。難怪臍帶會那麼粗，就像一條長長的香腸；也毋怪乎嬰兒分娩後，娩出多肉的胎盤也被視為一項大工程，值得歸類為第三產程（第一產程是子宮頸擴大，第二產程是分娩嬰兒）。胎兒的腦需要吃東西，它吃的就是血。

我們為何流血？答案很簡單，因為我們人類是如此血淋淋地聰明。

這樣的說法或許太過悲情：我們流血是為了讓我們的兒子能思考。當然，還有我們的女兒，但她們至少很快就能用自己的蛻膜（decidua）為這個種族付出代價。帕格利亞宣稱，女人經由月經「承擔男性在自然基礎上不完美的負擔」。我們的說法不一樣：女人肩負人腦的負擔，而人腦這器官至少有能力讓人產生自由意志的錯覺，讓人超越、**擺脫**自然的束縛。儘管如此，培養人類意識的責任由女人一肩扛起。

至於宣稱月經是抵抗病原體，透過流血淨化身體、把子宮視為戰士的說法，是種自私、激進、色情的表達，是體認到我們是一個肉欲的物種，我們的性欲遠超出繁衍的需求。當我們說自己為了防衛而出血，並不表示我們要幫助後代、配偶或整個該死的物種——我們只是為自己的利益而流血。

讓我們也對他人施以援手吧！當你們的女兒、姪女或一個小妹妹跑向你，告訴你：「它來了！」的時候，帶她出去吃碗冰淇淋或一塊巧克力蛋糕吧！讓我們乾一杯牛奶，慶祝這以血開始的新生命。

第六章

集體歇斯底里

失去子宮

如果說我們仍不知道月經究竟有何功用的話，那麼無獨有偶地，在醫學之父希波克拉底將子宮形容為「吸盤與觸角」兩千多年後，我們對子宮的瞭解仍然相當不完全。然而即使子宮那麼難以捉摸，我們仍鍥而不捨地鑽研它。舉例來說，研究人員也不過是近幾年才發現子宮內膜具有製造和生產的功能。女性體內這個肌肉發達、上下顛倒的梨形器官，原來是個忙碌的藥物工廠。這個發現揭穿了一套醫學範式的騙局，因為多年以來，人們一直以為子宮只是生化資訊的接收器，以為子宮只會接受身體其他器官製造的荷爾蒙，本身並不會製造重要的化學物質或分子。卵巢吩咐子宮內膜變厚，子宮內膜就變厚；受精卵叫它捐血，它就乖乖捐血。

然而更近期的研究發現，子宮不僅是接受者，也是個製造者。沒錯，子宮對卵巢和其他器官分泌的類固醇荷爾蒙都有反應，不過子宮本身也會製造荷爾蒙，並將其釋放至全身，供應身體各部位的需求。子宮會製造蛋白質、糖、脂肪，這些物質都體現在史特絲蔓對月經的代謝成本所進行的分析上。子宮會製造前列腺素，對身體諸多部位造成影響，最明顯的是它能促使身體的平滑肌收縮。所謂的平滑肌，指的是無橫紋的肌肉，這種肌肉附著在骨頭上，譬如手臂、腿、臉以及陰道等處，由一束束強韌的纖維所組成，可隨意收縮。包圍你體內器官的肌肉則是平滑肌，這種肌肉在肉眼或顯微鏡下看起來是平滑的；它運作起來相當「圓滑」（"smooth operator"），完全不受到控制（在這二分法上，心肌是個例外。心肌是橫紋肌，但不管你叫它動或不動，它都自顧自地跳動著）。子宮肌肉是典型的平滑肌。除非你的瑜伽練得出神入化；你自己、你的身體和你的意志三者已渾然一體，收放自如，否則你無法命令子宮收縮，前列腺素卻可以。子宮製造前列腺素，多少算是自動分泌，會作用在自己身上並讓母體器官收縮。前列腺素的分泌使得經期時的蛻膜能夠排出，造成伴隨我們大半輩子的生理痛。在生產的陣痛期，子宮也會製造前列腺素，使得子宮頸張開，推出嬰兒。然而子宮分泌的前列腺素並不限於影響子宮，它也會刺激其他平滑肌組織的活動，很可能也會對血管壁產生作用，讓血管擴張；這樣的效果或許能預防會導致高血壓和心臟疾病的血管硬化問題。

子宮還有許多其他的功能。它能製造麻醉劑（在其他地方製造這些麻醉劑都是犯法的），子宮能合成和分泌β內啡肽（betaendorphins）和強啡呔（dynorphins），這兩種物質是身體的天然鴉片，化學結構與嗎啡、海洛英類似。子宮也製造一種稱作花生四烯乙醇胺（anandamide）的大麻素，這是一種大麻的重要成分。不久前，人們一直認為這些物質是中樞神經系統，也就是腦和脊髓的獨家專利。畢竟我們是藉著研究植物性的等效物質對腦的作用，來瞭解大腦的內源性鴉片和內源性大麻。以前我們認為大腦自己會製造這些物質來滿足自身偶爾的需求——或許是止痛，或許是助興。但現在看來，在製造麻醉物質這方面，大腦並非第一把交椅。子宮製造的麻醉物質至少和神經組織一樣多；至於大麻的等效物質，子宮製造的劑量甚至比其他器官多出了十倍。雖然原因還不明，但推想出理論並不困難。孕婦很清楚子宮製造的天然鎮痛劑有多大的功用，如果子宮要變成這樣的龐然巨物，它至少得有法子讓自己在膨脹的過程中舒服些，所以子宮需要製造類鴉片物質或大麻素，一方面或許能讓膨脹的過程不會太疼痛，另一方面也可以保護裡面的胎兒——畢竟子宮實在太擁擠了。

不過麻醉物質的功能並不僅限於止痛，子宮分泌的麻醉物質也會影響身體其他組織的運作，包括散布在子宮內的血管。以花生四烯乙醇胺來說，它控制了子宮內膜與即將著床的胚胎之間的互動。在這樣的情境下，子宮會在胚胎應該著床的位置製造適量類似大麻物質的混合物，而胚胎表面會有受器讀取這些類似大麻的分子。當數日大的胚胎朝著床地點移動時，表面的受器會成為名符其實的鉤子，緊抓住大麻醇蛋白。這時胚胎就可以深入子宮壁，形成胎盤，在未來的九個月中養育胎兒。此時胚泡還沒長出腦部，所以這段期間並沒有任何心智活動。或許將花生四烯乙醇胺用做訊號分子完全是個巧合，卻是個奇妙的巧合。大麻素能給予胚胎實實在在的幫助，這與那些追求神祕經驗的半吊子，藉由大麻得到的飄忽感完全不能相比。

老實說，我們對於子宮努力分泌的各種類鴉片物質、化學訊號、荷爾蒙，以及胎兒蓬勃分泌的荷爾蒙前驅物質實在瞭解甚少。除了生殖，我們不知道這些東西對我們的整體健康和幸福有什麼重要影響，也不知道這些物質到了更年期後是否會繼續分泌。當子宮內膜不再發生增生和剝落的現象後，子宮的分泌工作是否也會跟著停歇？關於這點專家們意見不一，但或許每個人都該承認自己「不知道」。想想看，科學家至一九九〇年代末期才發現子宮裡有這麼高濃度的花生四烯乙醇胺，這使我們應該對目前所具備的知識抱持更加謙遜的態度。正因如此，我們對於摘除子宮這件事也應該格外謹慎，視其為萬不得已時的下下策。

子宮切除術是種很古老的手術，最早的紀錄是西元一〇〇年由希臘醫師阿奇根尼斯（Archigenes）在羅馬操刀。今天，子宮切除可說是家常便飯，與根管治療或白內障手術一樣稀鬆平常。在美國，每年至少有五十六萬名婦女切除子宮，數目之多令人觸目驚心：平均每分鐘就有一個女人拿掉子宮。有的摘除方式就像斐麗絲那樣，由腹部手術進行，有的則是由陰道伸入管狀器械，或者在胃部開口，使器械進入體內進行切除。雖然反對這手術的聲浪在二、三十年來持續高漲，但每年動手術的數字仍居高不下。八〇年代初期，這個數字曾一度下降，可能是因為當時激進的婦女健康運動甚囂塵上，但在這之後數據持續保持平穩。美國部分地區格外樂於接受這種手術，例如，美國南方的手術率為全美之冠，且農村高於都市。但撇開地理差異不談，美國在子宮切除上的人口比例是世界之冠，超出歐洲和發展中國家二至四倍，只有澳洲和日本能望其項背。

子宮切除術，或是這種「醫學處置」，背後可能出於多種不同的原因。但在所有的案例中，因子宮頸癌或子宮癌危及生命而必須切除者只占一〇%。其他案例都是所謂的「良性」狀況，當然，這些「良性」狀況可能被當事者認為是惡性的。一般最常見的原因是子宮肌瘤，這正是斐麗絲的夢魘，占了所有案例的四〇%。另一個常見原因是子宮內膜異位（endometriosis），這是由於子宮內膜組織在剝落後於子宮內到處生長，在子宮外部或輸卵管周圍生長，從而引起大量出血、骨盆腔疼痛或使子宮下垂至陰道。四十多歲是子宮的危險期，婦女的月經週期在這時開始變得不規則，月經量增多，子宮肌瘤便有如雨後春筍般出現。簡單地說，如果一個女人到了更年期而子宮不出問題的話，那麼她便可與它相安無事直到老死。

有關子宮切除術的故事不勝枚舉。有些人大肆抨擊，稱之為「子宮切除產業」；也有些人提出實際坦誠的意見，供躍躍欲試的人參考。但除此之外，還有許多人談子宮色變——他們的情緒當然不如反墮胎人士那麼激昂，不至於指著別人的鼻子罵凶手，也沒有舉著貼了血淋淋子宮照片的牌子抗議——但是這些人仍然會為此流淚、喊叫，交相指摘。細看這件事，你或許會得出與我一樣的結論，那就是子宮切除這檔子事不能憑著理論輕易下判斷。我們也無法給出一個標準答案，憑三言兩語就解釋為什麼一個這麼重大的手術，竟會變成家常便飯。

部分解釋指出，子宮切除手術之所以如此頻繁，是子宮這個器官本身的問題。正如我們提過的，子宮可以大幅度地伸縮，在懷孕時擴張到非常驚人的尺寸。子宮內膜在女人一生當中時而變厚、時而變薄，共數百次之多。這導致子宮成為畸變物的溫床——子宮肌瘤、蕈狀息肉、沾黏，以及到處散落的子宮內膜組織碎屑。子宮肌瘤的成因為何？為何會有那麼多婦女有這毛病？原因無人知曉。飲食可能扮演其中一個角色：我們的飲食中脂肪過高，過高的脂肪會刺激雌激素過度分泌，雌激素又有助於子宮肌瘤的成長。然而，我們看到有許多苗條健康的素食者也長了子宮肌瘤，所以脂肪的解釋也就到此為止。有些女人有發生子宮肌瘤的先天遺傳傾向。有些家族中有子宮肌瘤病史，而黑人女性的罹患率又比白人女性更高。在環境中類似雌激素的化學物質或許難辭其咎。但不管原因為何，子宮病變多傾向於局部發生，這是個客觀事實而非巧合。此外，大多數女性到了四十多歲時，經血量會大幅增加，這可能是因為子宮肌瘤，也可能是因為即將停經，荷爾蒙分泌起伏的關係。中年的子宮自己會流乾，這也是一個客觀事實。

在身體狀況改變或健康出狀況時要如何面對，則是一件更主觀的事。歷經二十五年的正常月經，到了四十多歲流量開始大增，卻沒多少女人知道她們的同儕也遭遇相同的處境。其實在即將停經前，月經流量變多是完全正常的現象。然而她會這麼想：真討厭，我好像在大出血，我會貧血，這一定有問題！救命！於是她去看婦科醫師，就這樣，她不得不接受她所在區域的醫療習慣和意見。如果她住在一個時尚、充滿天真知識分子的城市，當地醫師可能會因個人信念或害怕惹上官司，而不敢「下猛藥」。醫生會對病人說：等等吧！多吃些肝臟類食物和補血劑，這種情況會過去的。但如果她住在美國中西部的小鎮，一個安安靜靜、尚未受到激進思想衝擊的地方，她可能在第一次就診時就踏上子宮切除這條路。醫生也是人，人是習慣的動物，而子宮切除手術往往是年高德劭、兩鬢斑白醫師的習慣。子宮切除手術簡單明瞭，並且可以徹底解決出血量過多的問題。「對那些這麼做事的人而言，這是一種良好且安適的生活方式，」《你不用進行子宮切除術》（*You Don't Need a Hysterectomy*）的作者史特勞斯（Ivan Strausz）這麼說，「婦科醫師不總是依靠智慧做出正確判斷。他們往往只是做著他們一直以來都在做的事。」

其實，女人每次去看病幾乎都接受了醫療干預。這使我們提出一個難解的問題：為什麼歐洲女性接受子宮切除手術者比美國少得多？這個問題尚未做過系統性的研究。有些人從社會文化面揣測，認為這是由於各文化對「老化」的態度有所差異。對美國而言，「新大陸」這美稱與其被視為歷史事實，不如說是美國人追求永恆的指標。大美女丹妮芙（Catherine Deneuve）拍攝的香水廣告所向無敵，她曾在一次訪談中表示，衰老這件事在任何一個國家裡都不是件容易接受的事，但在美國尤其難以忍受。在美國，如果人們認為中年婦女已經「沒戲唱」而且討人厭的話，我們也不能期待她老化的器官在醫生眼中會得到什麼尊重。

或許吧，但還有一個更有趣的可能。子宮切除教育資源服務基金會（Hysterectomy Education Resource

Services，或稱HERS）的創辦人寇菲（Nora Coffey）激烈反對切除子宮，她有一次告訴我歐洲的婦女之所以能保全她們的器官，是因為她們有什麼毛病都不太吭聲。她們不像美國女人那麼常看醫生，她們將看醫生這樁「愉快」的事留到真正生病時。美國人就不一樣，他們就算在健康時也常跑醫院，這是美國人「健康心態」的一部分。女人尤其習慣做定期婦科檢查、抹片檢查、骨盆腔觸診，想確認一切安好。預防勝於治療，這很明智——但醫生卻不會就此罷休，他們會拚命在雞蛋裡挑骨頭，尋找疑點，尋找異常。一旦他們找到與標準有偏差之處（不管他們的標準是什麼），當然就會告訴病人。他們會叫病人暫時靜觀其變，但是對當事者來說已經太遲了。憂慮的種子已經種下。女人會擔心：問題是不是越來越嚴重了？難怪最近常覺得疲倦，常生理痛，常感到身體不太對勁！

我能向你保證，這種負面訊息絕對有潛在的殺傷力。有一次我做產前掃描，檢查胎兒有沒有異常時，醫生告訴我：「妳有子宮肌瘤。」

我一開始的反應是恐懼，整個人陷入恐懼中。這要緊嗎？我問道。肌瘤大嗎？會不會傷害到孩子？會不會造成流產？

沒問題，沒問題，掃描師向我保證。只有兩粒，小小的，大概幾公分大，在子宮壁上。

啊，是這樣嗎，那我該怎麼辦？

不用怎麼辦，他們說。我們只是認為妳該知道。這兩顆瘤也許在懷孕期間會變大，但也許不會。也許在妳生產後才長大，或許又不會。

如果長大的話呢？

妳會感覺得到。可能會痛，也可能不會。不用擔心，我們只是認為妳該知道而已。

所以我知道自己有子宮肌瘤。現在，我只要下腹感到一點抽痛，心裡就會有個聲音喊著「又來了」，那兩顆東西一定又長大了！一定是來索命的！我會想起斐麗絲體內肥大、發紫的子宮肌瘤，它的體積使得寄生的子宮都顯得太小了些；想起有史以來最大的子宮肌瘤，它一八八八年由一婦人體內取出時，重達六十五公斤，婦人在手術後不久便去世了。但是我雖恐懼，卻還不至於去醫院檢查一下腹內的肌瘤有多大。但我應該比歐洲人好些吧！我父親是基督教科學派教徒[*]。雖然他後來離開了教會，但仍保留當年信仰中不喜歡看醫生的習慣，我也耳濡目染（但我不願在此推崇我們的做法。我還記得當年父親背上長了一顆可疑的痣。他一開始時不願看醫生，直到那顆痣長到像一美元硬幣大、被診斷為惡性黑色素瘤後才割掉，但為時已晚。這種在早期顯然很容易治癒的癌症後來擴散到他的腦部。父親於五十一歲時死於癌細胞擴散）。

事實上，我們的歐洲姐妹們很可能根本吃了大虧。賓州州立大學醫學院的肯恩（Joanna M. Cain）醫師認為，如果歐洲婦女知道有此選擇的話，她們很可能也會選擇摘除子宮。會不會是歐洲的子宮切除手術比例太低，而不是美國的比例太高？肯恩醫師表示，我們很容易開口抨擊子宮切除手術的濫用，聲稱婦女們被食古不化又貪財的醫師誤導。然而，難道婦女都這麼容易受騙嗎？認為她們這麼天真好騙，難道不是對婦女們的侮辱嗎？如果一個女人幾年來都為這個肚臍下方十五公分的器官所苦，被疼痛和疾病糾纏，時常大量出血，搞得痛不欲生，她到底要求助於誰？還有誰可求助？若她得到的健議是：不可以，妳千萬不可以切除子宮，無論如何都不可以。那她該如何是好？肯恩醫師說：「我們根本沒有把女性的痛苦當一回事，我們低估它，藐視它，也從不認真對待它。」

婦女們已厭煩了長篇大論的訓話。我曾與許多聰慧的女子談過，她們都深入研究過切除子宮這個議題。她們讀過許多文章，也找到許多問題的答案。她們清楚所有的選擇，也在決定採用子宮切除手術前試過其他方法。但只有一件事令她們非常不快：就是那些捍衛子宮的人自以為是的模樣，那些人讓她們感覺自己摘除子宮的決定是種懦弱無能的表現。她們指出，一味反對子宮切除既是把問題過度簡化，也是另一種偶像崇拜，是用神聖高貴的子宮來界定女性的存在價值。這是卑鄙下流的父權主義在作祟，更糟糕的是這種話竟由女性鼓吹。試問：一個人如果割了盲腸，是否就該安上不尊重他盲腸的罪名而受到懲誡？

許多女性表示，切除子宮讓她們感覺前所未有的痛快。她們終於擺脫了子宮的桎梏，感到輕盈、自由，現在她們希望能幫助別人不要經歷同樣的痛苦，並努力替這個手術洗刷冤名。在我的訪問中，多次聽到類似的說法：「我唯一遺憾的是沒有早些年動這個手術。」

讓我們回到抉擇這件事上，有抉擇的自由實在太棒了。婦女們應該有權自由決定摘除子宮，而不用感到愧疚或殘缺。這樣說很容易，要提倡也很容易；但是選擇的權利只有在人們能自主、瞭解利弊得失，且有機會考量其他選擇的情況下，才有意義。要達到這種境界相當不容易，然而目前美國一年就會做出五十萬個這樣的抉擇。舉剛才談到的子宮肌瘤為例，若是住在較發達城市中的人患了沒有症狀的子宮肌瘤，醫生通常會告訴她沒關係，人人都有子宮肌瘤，到了更年期就不會再長了。這樣的說法沒有問題。但是倘若這個女人排出大量帶血的組織，感到非常不舒服，非常疼痛，那麼這種肌瘤一定要治療。這時，就連最有醫德的醫生都可能會提出一些不盡然有醫德的主意。他可能會建議還想生孩子的婦女割

＊ 譯注：基督教科學派為十九世紀後半期出現的基督教派別，認為病與罪一樣都出自人的必死意識，故需靠上帝的永恆意識才能治癒。

除子宮肌瘤，但是對於過了生育年齡或不想再生小孩的婦女，他可能會繪影繪聲地描述子宮肌瘤切除術的恐怖；例如割除肌瘤比切除子宮危險，會流更多血，術後有更高的機率發生併發症和感染。我訪問過許多四、五十歲的女人，她們都曾因子宮肌瘤求診，醫生只告訴她們一句話：切除子宮。如果她們問及割除肌瘤手術，醫師通常會提出反對意見。但是切除子宮肌瘤真的比切除子宮更危險嗎？再很多案例中，子宮肌瘤可以在子宮腔內視鏡檢查中割除：醫生將子宮鏡由陰道伸入子宮，用子宮鏡上安裝的工具將腫瘤慢慢鑿破，一點一點地弄碎，只留下外殼。這種透過子宮鏡進行的子宮肌瘤切除術甚至不算真正的手術，更不會有什麼恐怖的血腥場面。但沒有多少婦女被告知這個選擇，原因是並非每位婦科醫師都具備這樣的技術。如果妳的醫師沒有透過子宮鏡進行子宮肌瘤切除術的經驗，就去找一個有經驗的。這種手術是對付有症狀的子宮肌瘤的第一陣線。

就算子宮肌瘤無法使用上述方法摘除，也可經由腹部手術，切開子宮切除肌瘤，之後再將子宮縫合回復原狀。這是個大手術，但如果參考醫學文獻，你會發現根據手術中出血量、手術後併發症、感染和痊癒時間等因素來看，開腹的子宮肌瘤切除術都遠遠優於子宮切除手術。我曾看過這方面的專家，美國賓州布林莫爾醫院（Bryn Mawr Hospital）的托福醫師（Michael Toaff）進行一次子宮肌瘤切除術，整個過程難以想像得乾淨俐落。病人大約只有二十至三十毫升的出血量，相當於幾次例行性的驗血量。這名婦女的復原狀況和我訪問過的其他幾個有類似經驗的婦女相同，她們都在幾星期內復原，身體狀態不輸那些切除子宮的女性。

哦，是嗎？醫生會反駁：妳現在當然覺得不錯，但是記住，肌瘤會再長出來——到時怎麼辦？再來一次子宮肌瘤切除手術嗎？或是乖乖切除子宮？沒錯，長過子宮肌瘤的女性很容易再長，不過大部分子宮肌瘤都是良性的。在舊肌瘤切除後，新長出來的肌瘤通常會像大部分肌瘤一樣安分守己，不會作怪。一顆子宮肌瘤會痛，並不表示下一顆也會痛。然而先入為主的觀念很難打破，一般印象是子宮肌瘤切除手術可能有危險，或根本無濟於事，這也會影響醫師對病人的建議。沒錯，婦女應該要有選擇的權利，包括切除子宮。但如果最好的幾個選擇都已被事先過濾掉的話，要做明智的抉擇談何容易。

為了維護選擇的自由，我們需要更犀利的言辭，更勇於表達。一方面是為了我們自己：當然，我們必須清楚表達我們要如何看待自己的身體，以及我們的需要是什麼；另一方面也是為了醫生的好處：我們不平則鳴，否則無法提醒他們不可胡亂說些不經大腦、傷人的言語。我們對醫生往往過於順從，把他們看得像家長一樣，因而更容易受到他們的傷害。醫生絕不可以告訴病人，她們已經不需要子宮，說子宮「只不過是一個袋子，還要拿它來幹什麼？」然而這樣的事情總會發生。曾有個女人告訴我一段她與婦科醫師間不愉快的對話：她五十八歲，子宮下垂，醫生要她拿掉子宮。

我不要把子宮拿掉，她說。我不要那麼早停經，我還沒有心理準備。有沒有別的選擇？

早停經！醫生用不可置信的語氣說道。妳已經五十八了，妳早該停經了！

信不信？我現在還有月經。她這麼說。

哦，好哦，他回答。那妳想怎麼樣？讓我給妳一面獎牌嗎？

這男人應該為他的嘴買個醫療事故險。她最後還是把子宮拿掉了，但她現在還有其他的問題：她雖然不再子宮脫垂，卻有了膀胱下垂的問題。她的不幸至少可以讓我們學到一件事：如果妳去看婦科醫生，醫生說話避重就輕，或冷酷無情，或曖昧輕佻，請找其他醫生。不要期待這種醫生會給妳好建議。請將這些自以為是的妙語和幽默留給情境喜劇吧。

為了做出真正明智的選擇，我們需要知識做為後盾。但是有些知識我們還無法得到，原因正如我們所瞭解的：子宮仍是需要更多研究探明的領域。目前已有許多相關資訊，但我們還需要下更多工夫蒐集資料、汰舊換新，並視個人情況做出調整。婦女應瞭解自己情欲的每個細節；如果性生活對她很重要，比方說，她性高潮時帶有很深層的顫動，她應該先做別的打算，不得已才考慮摘除子宮。我們都曉得陰蒂對婦女的性欲來說非常重要，但只有靠子宮和子宮頸的收縮，才能讓高潮達到更深度的舒張和律動。婦女應該明白，不論她有多少心理準備或心理建設，摘除子宮可能造成的後遺症都是無法預料的。她可能決定做個較「保守」的手術，也就是僅摘除子宮但保留卵巢。她心想，保留了卵巢，她身體的生化狀況就能保持穩定，不必因為突然間少了卵巢分泌的荷爾蒙，而對心臟、骨骼和大腦造成負面的影響。可惜的是，事實並不保證如此。子宮切除術會波及卵巢，卵巢大約有三分之一的機率無法在術後復原；這時卵巢雖然在體內，卻不再進行任何活動。此外，就算卵巢倖存下來，罹患高血壓和心臟病的機率仍會提升。可能的原因是摘除子宮，導致她們失去一個可以保護血管的前列腺素分泌源。

切除子宮的結果有的很糟糕，有的很不錯，有的很平常，各種情況都有女性能站出來描述她們的真實經歷。有些婦女說，摘除子宮後一直感覺到疲憊和沮喪，無法恢復。有些則說她們對自己的孩子感覺不比從前，可能是因為過去用來裝孩子的容器不見了，所以那份牽腸掛肚的感覺也跟著變淡了。也有人說她們感覺很棒且後悔沒有早些動手術。有的則說她們當時除了手術沒有其他選擇的餘地，所幸手術後一切還不錯，但她們也不至於為這個手術開慶功宴。美國洛杉磯的蒂娜（Beth Tiner）在網路上成立了一個「少子宮族」（Sans Uteri）互助團體，這是一個以摘除子宮或考慮摘除子宮的女性為對象的互助會。這個團體不對子宮切除這件事進行價值判斷，既不贊成也不反對。蒂娜自己在二十五歲那年拿掉子宮，因為自十七歲以來的子宮內膜異位，讓她感到非常痛苦。她不後悔動手術，也不再感到疼痛了，然而她還是做好心理準備：她前面的道路很可能會因為這麼年輕便失去子宮和卵巢而出現問題。有些女性在進行子宮切除術後讓自己變得更加堅強並重拾性欲。小說家史瓦茲（Lynne Sharon）以一則尖銳而感人的虛構故事《你將會擁有一個全新的身體》（*So You're Going to Have a New Body*）描寫了自己進行子宮切除手術後的恢復計畫。這是一個即興創作，其中包括甩掉她乏味的男性婦科醫師，與一位年老長而可靠的情人短暫私通，並用更快的速度在中央公園周圍慢跑。在進行手術一年後，她感覺更好了，獲得了全新的身體，「即使無法平靜，也至少可以寬容地接受這具身體的空虛。」不變的是，她至今依舊保有某種「空洞的期待」，就像一個女人來到了懸崖邊緣，在那裡駐足太久，早已忘卻自己原先在期待著什麼。

摘除子宮十八個月後，斐麗絲的狀態還不錯——沒有興致高昂，但是還算不錯。她很慶幸自己做了這個選擇而不是進行子宮肌瘤切除術。原因很簡單，她害怕進行外科手術，更不想擔心還要做第二次。剛動完手術時，她的腹肌相當虛弱，以至於當她到非洲旅行三個月，擠在當地僅有的交通工具裡顛簸行過泥地時，她幾乎不能坐直腰，有一度連背部也挺不起來。回家後，她開始積極運動，腹部的疼痛和麻痺感逐漸消失。雖然沒了子宮，但她的性生活並未受到影響。她與男友的關係也沒有因為這場手術而破裂，或許她的男友曾有一瞬間將她看做他母親的朋友之輩，但最後克服了這扭曲的形象。他們在一九九七年結婚，在美國加州和辛巴威各舉行了一場婚禮。如今，斐麗絲又回到她熟悉的奔波生活，現在她的行李中帶的只是一般旅行所需的裝備——這對斐麗絲這樣有經驗的旅行者來說，根本不算什麼。

第七章 圓圈的思考

乳房的故事

任教於加州大學爾凡分校的演化和生態學教授柏莉（Nancy Burley），跟鳥兒玩了個萬聖節遊戲。她選了幾隻公斑胸草雀，幫牠們作了打扮。未加打扮的草雀原本就是漂亮的小鳥，有紅色的喙、橘色臉頰、斑馬紋前胸、帶橘圓點的翼羽，以及黑白條紋相間的眼圈，活像個默劇演員。斑胸草雀不像一些鳥一樣有冠羽，所以在這次的實驗中，柏莉替雄斑胸草雀戴上頭冠——一頂白羽高帽，把牠變成了鳥兒大廚。雄雀的腳一般來說是淡灰色的，柏莉在雄雀腳上飾以紅色、黃色、淡紫或粉藍色腳環，讓牠的腳踝變得非常搶眼。就這樣，柏莉改變了雄斑胸草雀的外觀，也改變了牠的一生。就如同這一連串既奇妙、有趣又重要的實驗中看到的，雌雀顯然對雄雀身上的各種飾品有自己的見解。雌雀很喜歡白色的廚師高帽，爭相與這風流倜儻的雄雀交配。通常，成對的斑胸草雀會遵循共同撫育雛鳥的自然法則，但如果雌雀是與一隻頭戴白冠的雄雀交配，牠會樂於多花時間去照顧幼雛，並允許雄雀偷懶——縱使雄雀並沒有真的偷懶，而是忙著和其他雌雀搞七捻三。這愚昧無知的草雀太太可說是只因為這頂小帽而選錯了床頭人。

但若雄雀戴上紅色帽冠，雌雀就會噘起小嘴兒。嗯，這隻不怎麼樣：姐妹，你可以要牠。而如果一隻紅冠雄雀終於得到一個女伴，牠就注定要終日照顧孩子，完全沒有時間搞婚外情，也沒有其他雌鳥需要牠的兼職服務。腳環的效用則恰恰相反。在雄雀腳上套上白色腳環，牠就乏人問津；套上紅色腳環，牠便成為大眾情人。

斑胸草雀喜歡白色帽羽和紅色腳環，並沒有什麼明確的理由。我們無法就柏莉的裝扮實驗結果下定論說，啊，沒錯，雌雀用白羽冠來決定雄雀是否會是一個好父親，或有優良基因，因此認定這隻雄雀就是好貨色。一隻戴白羽冠的斑胸草雀並不太可能真的有超人一等的基因，因為羽冠並非牠與生俱來的。這個意料之外的觀察結果，反而為擇偶所謂的「感官利用理論」（sensory exploitation theory）提出證據。根據這項假設，白色冠帽利用了斑胸草雀腦中的神經生理系統，而該過程有某些我們並不瞭解、卻容易被挑起和激發的功能。也就是說，白色冠帽激發了既有的神經路徑，從而吸引了雌雀。雌雀雖然不明究理，但牠知道自己喜歡什麼。我們每個人都有那種被某個自己覺得漂亮的東西誘惑的衝動。「人類有種精緻的審美觀，本身就構成存在的理由，」柏莉說，「我們欣賞印象派畫作，並非出於功能性。我認為，這就是我們在斑胸草雀實驗中看到的。喜好是審美性的，而非功能性的。偏好和實用並不相干。」

然而，該證據也暗示，若某天雄雀突變，天生有一叢白色頭冠，整個雀鳥王國很快就會產生突變。一段時間之後，突變的效果可能更加明顯，直到草雀生來就有像柏莉為牠精心設計的冠帽。對未來做此推論的研究人員私心以為，草雀的白色帽冠有其意義，它代表草雀是否有氣概。研究人員也會開始推測這種特質背後隱藏的知識。

我認為，女性的乳房就像柏莉實驗中的白羽冠帽一般，它們可愛，它們呼之欲出，它們令人無法抗拒，但卻是無理可說的，而且並沒有我們想像中那麼了不得。當然，這是一種逆向思維。演化學者提出許多理論來解釋乳房存在的意義，他們通常都以象徵性或機能上的價值來評估乳房，認為乳房是男性藉以認識未來可能伴侶的指標。當乳房在我們面前乞求論述時，我們怎麼能不把它應得的演化意義賦予給它？生物學家龐德（Caroline Pond）寫道：「很少有問題像女性乳房的演化起源和生理功能一樣，把焦點放在基於少數事實的廣泛猜測上。」乳房的故事聽起來真實又有說服力，而且可能全都有那麼一點事實根據，因為無論我們選擇了什麼、如何做出選擇，我們都會賦予它意義，而這就是身為人類的特權。就如女演員米倫（Helen Mirren）在電影《幸運兒》（*O Lucky Man*）中說的：「所有宗教都同樣真實。」

但我仍要提出，乳房的存在本身是個意外。乳房是感官的投機分子，它與一個女人生來是否健康、優秀或具生殖力，關係不大或完全無關。乳房只是一項附屬品。如果我們尋求美麗的乳房，想盡辦法使它更凸顯並展示它，甚至還要它尖挺，像芭比娃娃彈頭般的乳房那樣不自然，我們就是在做乳房一直以來在做的事——也就是滿足一種非理性的美感需求，而這美感沒有任何功能，只能供人消遣。理想的乳房是，而且一直都是修飾過的乳房。女人的胸脯喜歡引人遐思，並總是藉由衣物修飾來引人綺思。女人可以選擇使自己的乳房變得更偉大或更低調，而乳房本身的質地柔軟又有彈性，簡直就像可把玩的黏土一樣，也讓女人充分可以這麼做。乳房真是有趣的東西，而我們也應該學習幽默以待，如果我們開始認真對待乳房的話，對它幽默也比較容易。

首先，有關人類乳房最明顯的一點是，它和其他靈長類的乳房不同。雌猿或雌猴的乳房只有在授乳時才會脹大，而且變化非常小，在體毛覆蓋下甚至根本看不出來變化。只要停止哺育下一代，牠們的乳房就會回復平坦。只有人類在首次懷孕前的青春期階段，乳房就開始隆起，而且終其一生都保持這模樣。事實上，女人在孕期和授乳期間乳房的膨脹，與青春期乳房的發育是兩回事。一個乳房小的女人在懷孕期間乳房腫脹的幅度，與一個大胸脯女人懷孕腫脹的幅度是一樣的。這也就是為什麼這種暫時性的腫脹在胸部小的女性身上看起來更明顯。對所有女性而言，乳房會增大，是由於乳腺和乳葉（產乳工具）增殖和擴大，血流量增加，以及含水量和乳汁的增加所致。小胸脯女人和大胸脯女人的泌乳組織一樣多——非泌乳乳房約有一茶匙份量的乳房組織——而她泌乳時也會製造出同樣多的母乳。泌乳本身是女性的重要功能，所以天擇壓力促使乳房遵循標準化的規範來行動。

一雙美乳的發育完全是另一回事了。在此，是指乳房脂肪和結締組織的發育質量。由於脂肪和其結締組織幾乎沒有細胞層面或功能上的限制，讓乳房能隨著時尚的審美需求而用盡性別優勢。至少在某個程度上，乳房主人不需付出太大的代價，就可以讓乳房誇大、凸顯到引人注目。在羅斯（Philip Roth）的小說《沙巴斯劇院》（*Sabbath's Theater*）中，愛好文學的裁縫沙巴斯和一名瘋人院中小胸脯病患有段這樣的對話：

「乳房，我最瞭解乳房了。我從十三歲開始就在鑽研女人的乳房。我不認為有任何器官或身體的任何部位像女人的胸脯一樣，有各種不同尺寸。」

「我知道。」馬德琳愉快地笑道，「為什麼呢？上帝為什麼要讓女人乳房有那麼多不同的尺寸？那不是很有趣嗎？胸部比我大上十倍的女人大有人在。甚至有更大的呢，不是嗎？」

「那倒是真的。」

「有人是大鼻子，」她說，「我呢，則是小鼻子。但會有人的鼻子比我大上十倍嗎？四倍、五倍甚至無限大。真不知道上帝為什麼要如此對待女人……但我不認為胸脯大小和奶水夠不夠多有關，」馬德琳說道。「不，胸脯的大小差異為什麼這麼大，卻還真的無法用奶水多寡來解釋。」

如同瘋女馬德琳所說的，滿足視覺感官需求的乳房尺寸如此懸殊，但它並非哺乳動物的乳腺；乳腺可算作一個器官，為人體所必備。相反地，美乳不具功能性，它甚至具反功能性。這點解釋了我們為什麼會認為乳房很美，卻不會迷上乳房的實際功能。我們明知乳房的實際價值，但卻很少因此而覺得它美。女性豐滿但不泌乳的乳房本質上那麼誘人，那麼美得沒有理由，簡直像背叛了自己的存在。雖然乳房仍扮演泌乳的角色，我們卻獨愛這半球體的乳房。我們真的很愛乳房，甚至愛到瞥見一個正在哺乳的女人時都會覺得反感。那並不是因為在公眾場合看到暴露的乳房，讓我們覺得不自在。我們不是很喜歡看到女人穿著超級低胸的衣服，並想要走近更看個清楚嗎？也不是因為那提醒了我們的動物天性，因為我們會在公共場合大啖食物，還塞幾塊到嬰兒嘴裡——也可能是一瓶擠出的母奶——公然展示身體的需求並不會令旁觀者感到不自在。真正讓我們感到違和而難以忍受的，是美感和實用的結合。在我們察覺到哺乳中的母親漂亮又迷人時，我們實際上刻意忽略了乳房的美，而只將注意力集中在嬰兒和母親合而為一的美妙上，只留意我們想像中母乳的神奇特性，或是回想起襁褓時期感受到的溫暖、舒適和愛。母親的乳房不僅撫慰我們，更呼喚我們到那兒憩息。然而美麗性感的乳房卻挑逗我們，讓人驚艷，所以我們常可見它用於各種廣告標牌、雜誌封面，以及任何一個轉角處。此外，人們對待乳房有兩種大相逕庭的觀念。其一是古老而具邏輯性的，將乳房詮釋為母親的愛和乳腺（布拉福—赫迪〔Sarah Blaffer Hrdy〕曾寫道：「拉丁文對乳房的詮釋為 *mammae*，為呼叫『媽媽』的哭叫聲衍生而來，是不同語言族群的嬰孩在傳達單純又緊急的訊號『我要吃奶』時，不自主地發出的聲音」）。另一種對乳房的想法則更新、更明確，即乳房喧鬧卻無實際功用。就人類這物種而言，美麗性感的乳房是為了擺架子，為了展示其神聖不可一世的模樣。

在美國，呼之欲出的誘人乳房如此招搖過市、無所不在，以致據說美國社會對於乳房的癡迷已到了不可救藥或病態的程度。其他文化，包括非洲和亞洲部分地區，乳房則像無關緊要的路人。文化歷史學者同時也是《靈活的身體》（*Flexible Bodies*）一書的作者瑪汀（Emily Martin）曾對我說：「從我對中國的研究看來，與美國文化相比，中國文化並不那麼強調乳房和性的關係。在中國，女人並沒有用特別的衣物或內衣來凸顯或遮掩乳房。在許多村落，女人大白天袒乳而坐，較年長的女人甚至裸著上身在外洗衣，但這與情欲完全無關。」雖然迷戀乳房的程度在各個國家或各個時代各有不同，但這種情結依然持續，而且不只限於男性或情色刊物。《透視衣裳》（*Seeing Through Corhes*）一書作者荷蘭德（Anne Hollander）對我說：「每個人都喜愛乳房，嬰孩愛它，男人愛它，就連女人也愛它。世人皆知乳房是喜悅的來源。乳房是人類的寶藏，而且你也不可能擺脫乳房。」女人在十四世紀做出的第一項改變，就是脫下天主教時代無款式的鬆袍，開始炫耀自己的酥胸。男人改短裝束，露出自己的腿，女人則穿著更低胸的衣服以及更緊的胸衣，不但將胸部擠得更緊，還往上提得更高。她們用緊身搭和鯨骨調整身材，把鬆垮垮的乳房塑成緊緻有型的球體。「作為時尚噱頭，乳房怎麼都不會出錯，」荷蘭德說道：「乳房可能會短暫不受重視，好比十六世紀時期的人們崇尚細乳粗腰，還有一九二〇年代的反傳統風潮。但是大胸脯的時代終究會回來，因為我們就是這麼愛戀乳房。」

我們喜愛的並不是身為器官的乳房本身，而是幻想中不具實際功能的美麗乳房。最近在一場柬埔寨六至十五世紀的雕像展中，我注意到大部分女性神祇的胸部輪廓，都與現代整形醫生會塑造的乳房一樣：豐滿、渾圓而結實。特洛伊戰爭中美人海倫的乳房據說是完美無瑕、渾圓、懸掛胸前的尤物，甚至用作高腳玻璃杯的模型。古印度、西藏、克里特島和許多其他地方，杯盞總是盛滿美酒，而女人的乳房乃美的極致，完全不受地心引力影響而下垂。但這樣的乳房是我這幾年在健身房更衣室中不曾看過的；我所看過的女人中，乳房真的就像人臉一般有各種不同的模樣：有像管子一樣長的乳房，有淚珠狀的雙乳，有鬆垮下垂的乳房，有往上翹的乳房，有帶深色乳暈的乳房，有既小、乳頭顏色又淺的乳房，看來好像被攝影師修過圖。我們會誤把下垂的乳房和年紀扯上關係，但事實上，乳房可能在任一年齡下垂；有些女人的乳房甚至原本就長得很低。所以理想中又高又挺的乳房，代表的不單單只是青春這回事。

我們不知道為什麼乳房會有那麼多種尺寸，也不知道到底是什麼機制在控制乳房的發育，尤其是決定人類乳房是否「有料」的脂肪組織。人類的乳房和一般哺乳動物的一樣是依乳腺而發育；乳腺是調整過的汗腺，乳汁則是濃度特別高的汗液。催乳素是負責製造乳汁的荷爾蒙，是在哺乳類演化前就存在的激素。這種激素可用來平衡鹽分和水分，最初存在於早期脊椎動物如魚類，可幫助魚排汗。最原始的單孔目哺乳動物、鴨嘴獸和多刺的食蟻獸，牠們的乳汁就像流汗一般，單純地從乳腺流到母體外皮上並無乳頭的表面，再讓幼獸舔舐。

乳房組織發育得相當早，在胎兒形成後四週就開始。乳房沿著兩條平行的乳稜——從腋下延伸到腹股溝的原始哺乳類構造——發育。男性和女性都有乳稜，但只有女性後來受到足夠的荷爾蒙刺激，才發育出隆起的乳房。如果我們是老鼠或豬的話，我們的兩條乳腺就會發展出八個乳頭，以滿足一大窩子嗣的需求。而如象、牛、羊和靈長類等一次只生一或兩胎的哺乳類動物，就只需要兩條乳腺，所以其他乳腺在胎兒期就已退化。四足家畜的乳頭都位在臀部和後腿之間，幼畜可在母親有力的後腿保護和腹下的遮蔽下吸奶。至於會抱住自己小孩或是讓小孩攀爬在自己胸前的猴類、猿類或人類，其充滿乳汁的乳頭則最靠近腋窩，位於最上方的兩個之上。

雖然如此，我們潛在的乳房並沒有完全離開我們。乳稜提醒我們皮下的遺傳：乳房組織遠比我們所知道的分布還廣，從我們的鎖骨開始延伸至最下面的兩條肋骨。又從我們胸腔中的胸骨延伸到腋窩後面。乳稜在某些人身上表現得特別明顯，如特大的乳頭或特大號的乳房。《紐約時報》雜誌的散文作家杜瑪絲（Janifer Dumas）回憶她做內衣推銷員的日子，寫到有位顧客尋找一款適合她不尋常尺寸的胸罩。這名向她裸露胸部的女人是現代阿蒂蜜絲（Artemis，即經常被描繪為擁有多個乳房的狩獵女神），在此案例中，阿蒂蜜絲擁有三個一樣大小的乳房，標準的兩乳位於胸部兩側，第三個則位在左側乳房的正下方。杜瑪絲為她找到完美的款式，一種法式內衣，類似於運動胸罩，但更寬鬆，沒有鋼圈，寬寬的鬆緊帶可以穩穩包裹住胸部。「我突然想到，我也賣這種胸罩給最近才進行過乳房切除手術的女性，」杜瑪絲寫道，「一款為舒適而設計的內衣，事實證明，不管是多些什麼或少了什麼，它都能包覆。」

原始的乳房組織早在胎兒期就出現了。但是乳房和身體其他部分不太一樣的是，它在青春期開始之前或再稍晚，會一直保持原始狀態。除了子宮外，沒有哪個器官在尺寸、形狀和功能上會像乳房那樣，在青春期、懷孕期和泌乳期會大幅改變。這是因為乳房必須在整個成人期間不斷反覆改變自己，為哺育每一張新來的小嘴而脹大縮小，這也使乳房較容易罹患癌症；因為在身體其他部位控制細胞成長的基因控制機制，在乳房部位較為鬆懈，才留給惡疾立足的空間。

具審美功能的乳房比實際擁有腺體功能的乳房更早發育。從青春期初期起，腦部就開始分泌刺激卵巢的荷爾蒙。兩個卵巢依序分泌雌激素，雌激素再促使身體原本就儲藏的脂肪存到乳房中。這種脂肪組織懸浮在結締纖維組織的膠質細胞間質中，結締纖維組織又從胸壁上的肌肉一直延伸至乳房皮膚的內側。胸部的結締組織本身具彈性，這也是胸部富有彈性的原因。想要擁有美麗乳房，雌激素非常重要，但光靠它還不夠。胸前偉大的女人體內的雌激素含量並不一定比一個小胸脯女人更高。應該這麼說：雌激素對乳房組織多少有些作用，但反應的敏感度，部分是由基因組合決定的。反應敏感的人只要微量雌激素就可以促使胸部發育，並達到令人驚訝的效果。對雌激素反應敏感的女人，服用避孕藥可能會使她們需要較大尺碼的胸罩。而對雌激素反應較不敏感的女人，在吞下一錠錠口服避孕藥後，乳房還是沒有太多變化。事實上，就連小孩也可能對雌激素有所反應。醫學作家中的佼佼者洛雪（Berton Roueche），在作品中描述了一名男童在六歲時乳房開始發育的故事，最終追溯到他服用的維他命丸，因為工廠用同一台壓形器製造維他命和雌激素丸。他寫道：「想想看，雌激素在這壓形器上沾到維他命錠上的份量雖然微乎其微，卻造成極深遠的影響。」停止服用維他命後，男孩的乳房逐漸縮回，他的父母親也終於鬆了口氣。

相反地，睪固酮等雄激素可抑制乳房的脂肪累積。就如我們在前面所見，那些因先天基因安排、天生對雄激素不敏感的女性，可能會發育出非常大的乳房。而性腺無法製造出足夠睪固酮的男性，也會深受乳房之苦；也就是說，如果沒有睪固酮限制乳房在一定範圍內發育，男性體內少量的雌激素就可能迅速儲存脂肪。這在在表明了，分別男性和女性的界線十分細微——細微的就像胎兒具雙向潛能的生殖脊，細微的就像我們的乳稜一樣。但是雄激素並無法完全解釋女人乳房有大小差異的原因。許多女人的睪固酮濃度較高，有明顯的鬍鬚、濃密的腋毛，表明她們對運行體內的雄激素並非不敏感，但她們的胸前仍然偉大。甲狀腺荷爾蒙、壓力荷爾蒙、胰島素、生長荷爾蒙，全都在乳房發育史上留下模糊的痕跡。也就是說，我們並不清楚是什麼形塑出美麗的乳房，也沒能力做出波霸女星梅威斯特（Mae West）的荷爾蒙配方。如果科幻節目有顯示出任何跡象的話，那肯定是未來將能克服令人心碎的「乳房過小」問題。我們的腦也許不會變大，乳房卻一定會變大。現在沒有泌乳的乳房平均重量為三百公克，乳距約十公分，乳高約六．三公分，而平均胸罩尺碼為36 B。36 B 是九十年前設計出的時尚胸罩尺碼。

雌激素能幫助激發實用層次的乳房——即哺乳的乳房——使其變得更精緻複雜。哺乳的乳房會分泌帶甜味的乳白汁液，其內有許多堅實有韌性的乳腺管和乳葉，蜿蜒穿過脂肪和充滿韌帶的膠狀物。每個乳房約有五至八個乳葉，乳汁就在這裡製造。而每個乳葉都有獨立的乳腺管，將乳汁送至乳頭。每個乳葉又可再分為如二十四小串葡萄般的小乳葉，乳葉和小乳葉在整個乳房平均分布，但所有乳腺管都通往同一目的地，即乳頭。由於乳腺管匯集於乳頭時，會像蛇或長春藤一樣蜿蜒彎曲，它們的直徑會變寬。乳液是在細小的葉囊中製造，再由此推送到較寬闊的乳腺管。乳頭表皮布滿許多管道，雖然這些管道被乳尖上一個個小疣遮蓋，但當母親授乳時，她的乳頭會如氣球般膨脹，變得有如澆花器一樣，每一條乳腺管的出口都清晰可見，並且噴出乳液。

乳腺管和小乳葉直到懷孕時才完全成熟，這時它們會增殖、增厚並開始分化。有如耳垢般稠密度的顆粒原本封住乳腺管，現在開始破裂。小乳葉開始分出蜂窩狀小孔。現在開始，乳房將由這些「乳農」來發號司令。它們將乳房撐大，將脂肪驅逐，好奪取更多的地盤。一個泌乳的乳房會比原本增加四百五十多克。環繞在乳頭周圍牛眼般有色澤的乳暈，在懷孕期間也會明顯改變：色澤會變得更深。乳暈上則散布另一套調整過的汗腺，像小雞皮疙瘩似的，稱為蒙哥馬利腺（Montgomery's glands）。這些小疙瘩會在授乳的乳房上大量增加，並分泌出潤滑液，使得乳房被嬰兒吸吮時不致過於疼痛。斷奶後，小乳葉萎縮，乳腺管停工，乳暈還原，脂肪緊接著收復失去的地盤，但已無法囊括。哺餵母奶的婦女常埋怨自己的乳房永遠無法回復從前的堅實豐滿，這是因為脂肪已變得怠惰，欲振乏力，無法再徹底滲透舊有的領域。性感的美乳非常好逸惡勞，它是派對上的寵兒。你若要尋找忠誠可靠的美德，請找乳腺管和小乳葉，因為在你需要它們時，它們會立刻回來待命，不怕汗流浹背。它們努力不懈，鞠躬盡瘁。

乳房實際上只有幾十克重，它所象徵的意義卻重若泰山。雅隆（Marilyn Yalom）在她文化研究的一本書《乳房的歷史》（*A History of the Breast*）中對乳房的描述極為傳神。她說，乳房有如人們聚集的社區販賣亭，完全開放，容納任何言論，接待任何怪咖。乳房昔日的光輝，很輕易被今日道貌岸然的說教所掩蓋。女巫和魔鬼乾癟的乳頭使人警惕，因為這是縱欲的代價。在西元前一六〇〇年克里特文化時期的雕塑中，女祭司裸露著堅挺的乳房，雙臂纏繞著蛇，而雙蛇引頸吐舌，呼之欲出。蛇堅韌的舌頭和女人挺拔的乳頭似乎一搭一唱，警告人們要小心他們所擁抱的強大胸脯可能像愛情一樣有毒。乳房是胸脯，有容乃大；許多文化中描繪的多胸女神擁有無與倫比的能力。例如亞馬遜神話中不與男人為伍的女戰士，為了繁衍後代，一年只男人「配種」一次。倘若生了女嬰，就撫養長大；若是男嬰，則將其殺戮，或使其殘廢，或拋棄山野。有關這些剽悍女戰士的傳說，最為人所樂道的是她們自殘式的乳房切除術。她們將一邊的乳房切除，為的是培養更精湛的射箭術，方能抵抗周圍虎視眈眈的男性侵略者，以免被其征服。男性對她們的看法呢？雅隆評述說：「男人認為亞馬遜女戰士是怪胎，是長鬍鬚的男人婆，是畸型，她們僭取原本應屬男性專利的戰士角色。少了一只乳房，給人一種不協調、不平衡的恐怖感。留下的那只乳房用來養育雌性後代，切除另一邊是為了用蠻力對付男人。」對女性來說，亞馬遜女戰士代表的是一個未竟的夢想和對未來的盼望。「去除乳房，得到某些陽剛的力量，在在暗示了這些神話中的女戰士想成為雙性人：既是能哺乳養育嬰兒的女人，又是剽悍霸道的男人，而其陰柔面完全是為了養育照顧其他女性，其攻城掠地的陽剛面則完全是用來對付男性。」類似亞馬遜女戰士形象的一個較柔和版本，是十八世紀法國的自由女神像，這女神像常以一邊裸胸、一邊遮胸的形式出現。她願意裸露一邊乳房（或至少她對於暫時的衣冠不整一點也不在乎），清楚表明她對目標和理想的奉獻。近來有些因乳癌而切除一邊乳房的女性，也披上亞馬遜女戰士的戰袍，並在雜誌封面或廣告上，神氣十足地展現她們赤裸裸、毫不對稱的前胸。割去的那只乳房殘留下來的是斜斜的疤痕，像一把弓或一個子彈囊般跨過前胸，令人怵目驚心，卻有一種狂暴的美感。

乳房也用來宣示所有權，就像牛身上的烙印一樣。林布蘭的一幅名畫《猶太新娘》（*The Jewish Bride*）中，比新娘年長許多的丈夫右手兀自按著新娘的左乳，似乎在宣告「妳是我的人」。然而還有另一隻手，那是新娘的手，它伸了上來，觸碰新郎那隻探索的手。新娘伸手表達的含意，到底是欲拒還迎的忸怩作態，還是無聲的婉拒，我們無法猜透。另外，在十九世紀的美國，照片上顯示，被拍賣的女奴都是裸露雙乳，意指她們的身分有如被買賣的動物。十七世紀施行巫術的女人被抓到後，常常是將其乳房割下後，才將她們活活燒死。安娜・帕彭海默（Anna Pappenheimer）是個巴伐利亞婦女，也是掘墓人和廁所清潔工的女兒。她被控訴為女巫後，不僅乳房被殘暴地割掉，還被塞進她的嘴裡，然後又塞進她兩個成年兒子的嘴裡，作為對她母親角色的怪誕嘲諷。

早期科學家對於乳房也有一套說法。在十八世紀，幽默的瑞典分類學家林奈將一項「殊榮」頒給了乳房，因為他將一整個綱命名為「哺乳類」：原文 Mammalia 的直譯就是「乳房的」，正是林奈的發明。

正如史賓格（Londa Schiebinger）說的，林奈若可以選擇一個當時哺乳類共有的特徵來命名，我們或許就會被稱為披毛類或空耳類（空耳指的是哺乳類中耳三根骨頭的結構），或是四心室類。但不管林奈當代人如何取笑他，人類和全身覆蓋著絨毛卻同為胎生的同種，一併都被稱為哺乳類。當時方值啟蒙時期，林奈也有他要表達的立場，所以將乳房作為比喻之用。動物學家接受人也是一種動物的觀念，這種觀念向來令人不快，但我們仍需一種分類來建立我們與其他物種的關係。不管林奈想強調哪一個特徵來建立我們與其他物種的關係，在所難免地，該特徵所表現的都是人類的動物性。所有哺乳動物都有毛，但男性比女性毛更多，所以用取名披毛目並不適合。耳朵的結構太乏味，不值得以命名來使其永垂不朽。用乳房來命名既浪漫又響亮；而最妙的，是乳房也是女人最凸顯的部位。在林奈介紹他所命名的「哺乳類」的同一卷書中，他也給了我們人類一個學名，叫作智人（*Homo sapiens*）。這種分類使得人類和其他物種完全區分出來。史賓格認為：「就這樣，在林奈的語彙中，女性的特徵（亦即能授乳的乳房）將人與獸連結，而傳統上認為男性的特徵（即理性）將我們與獸撇清關係。」啟蒙時代的思想家提倡人生而平等，並享有與生俱來的權利。既然動物學和分類學如此強調女人的動物性，理性的男人便撿到一個現成又冠而皇之的理由，可以對女性權益的議題愛理不理，直到女性的「理智」完全被確認再說（有趣的是，母奶最大的特色在於它是人體內最純淨、最有靈性的體液，它表現的是女人最不像動物的一面。我們將在下一章中討論）。

十九世紀有些科學家也用乳房來評斷人種的優劣，就像骨相學家用頭骨來區分人種的高下一樣。雖說乳房生而平等，但某些乳房似乎享有更多平等。歐洲女人的乳房通常被描繪為昂首立正的半球形，好像在說：讓我介紹這聰明又文明的乳房給各位。非洲女人的乳房則毫無彈性，鬆垮垮地掛在那兒，活像個山羊乳房。在反奴隸制度的文學中，女奴的乳房渾圓高聳，惹人憐愛。與之對比的是女奴的白種女主人，她勒緊腰身，雪白雙乳被推擠得高高的。

林奈將我們和其他哺乳動物歸為一類，原因是大家都有乳頭。但我們的乳房卻是我們所獨有的。演化論學者對此也心知肚明，所以提出各種理由證明乳房存在的價值。但正如前面龐德所說的，並沒有多少證據可支持任一理論。在人類的演化過程中，乳房究竟何時開始隆起，並沒有任何線索。乳房不會形成化石，所以我們不知道它是在我們脫掉體毛之前或之後出現的，而我們也不知道我們何時掉毛，或為什麼會掉毛。乳房就是女性身體中如此一個突出的特徵，以致科學家一直盯視，試圖尋找線索。乳房讓他們困惑，理當如此。

男人沒有乳房，但他們喜歡宣稱他們對乳房的所有權，撫摸他們的「猶太新娘」，覺得自己也參與在乳房的發明上。所以許多演化理論認為，乳房之所以出現是為了與男人對話也就不必太過驚訝。這種理論中最著名的首推英國動物學家莫里斯（Desmond Morris），他於一九六七年寫了《裸猿》（*The Naked Ape*）一書，轟動一時。在書中，他對乳房提出一個絕妙的比喻，就是乳房是臀部的模擬。你或許聽過類似的理論，這種理論你想不聽都難，因為它就像滾石樂團一樣不肯退場。這理論是建立在一連串假設上。第一個假設是男人和女人需要配對——說得好聽就是結婚——如此來繁衍後代。這種結合需要配偶長期培養親密關係，意思就是交媾時最好面對面，而非像一般所假設我們史前老祖宗那樣以狗兒交配的姿勢。為了因應面對面的方式，陰蒂漸漸前移，讓早期女人更願意採面對面的姿勢。對男性來說，女人的乳房膨脹更能刺激他們，願意改善他們的技巧，因為從前在後半身垂涎的雙臀，現在在前半身有了替代品。莫里斯在他後幾本書中，甚至將一對美臀和一雙有深V乳溝的豐滿美乳照片並列，顯示它們的神似之處。

莫里斯認為乳房有些像雙臀，或許沒錯，但難道不能反過來說臀部漸漸發展成乳房的模樣？或兩者同時發展，將原本的美感發展出來？人類的翹臀完全不像其他許多靈長類又扁又窄的屁股。莫里斯和其他學者主張，由於人類在演化過程中姿勢漸漸變成直立，尾椎部分需要更多肌肉，因此臀部一定更早發展。泰勒（Timothy Taylor）在他的著作《性的史前史》（*The Prehistory of Sex*）中表示，這種垂直排列也讓身體騰出部位來貯存脂肪，同時不阻礙基本動作。並且，由於這種直立的姿勢，使得女人需要發展出誘人的臀部。對於許多其他靈長類動物來說，外現的外陰是個重要性徵。但是女人站立時，她的陰部是不外現的，如果一個女人不張揚她的陰道，就需要其他性徵擔當後衛，臀部因此就身兼重任。而為了抓住男人的視線，乳房也不甘示弱地開始膨脹。這樣不錯，只是女人覺得男人的翹臀也一樣誘人，而且女人會注意女人的臀部，男人也會注意男人的臀部。美臀悅人眼目，但其渾圓曲線不為容納強壯的肌肉；男女後半身的下體曲線是為了滿足情欲而存在，是為了滿足我們對圓弧形和豐滿的喜愛。若說乳房模仿臀部，倒不如說兩者在這共同主題上有所交集。

有許多理由讓我們懷疑乳房的發展是為了鼓勵面對面的交媾。有些靈長類如倭黑猩猩和猩猩也是面對面交配，但雌性伴侶的前胸並沒有性感的乳房，下半身也只有狹窄的尾部和腫脹的外陰，卻依然追求者眾。牠們有什麼祕密招數嗎？

若放下乳房的養眼功能，它在生殖方面扮演了很重要的角色，這使得許多理論家認為乳房發育的目的，是女人向男性展現自己有繁衍後代的能力。不錯，乳房的發育確實是種宣告，表示這女人已能生育。然而身體其他部分在這方面也不遑多讓——陰毛的出現、骨盤擴大、身體開始散發體味。女人需要有一定比例的脂肪來維持懷孕的需要。乳房是兩團脂肪，它向大家宣告：這女人的營養已貯存足夠，有能力哺育孩子了。人類老祖宗史前時代的男性在選擇伴侶時必須以此為依歸。然而，就算乳房在身體上如此凸顯，卻只占人體脂肪總量的一小部分，大約四％而已。而隨著體重的增減，乳房尺寸改變的幅度不如身體其他積存脂肪的部位，如大腿、臀部和上臂。因此乳房豐滿與否，並不能完全反映女人的健康和營養情況。如前所述，乳房大小與女人的生育、授乳能力沒有絕對關係，所以不能以它正確評估其為人母的表現。另一派人則認為，乳房有如煙幕彈，擾人耳目，讓男人搞不清楚女人是否在排卵，抑或已經懷孕，或者到底誰是嬰兒的父親。它的存在或許多少可以壓抑男人想殺掉非親生骨肉的衝動。我們不明白何以男人會迷上這個難以捉摸的東西，所以也只能假設男人天生就是愛乳房的模樣。

女人也認為乳房是她們的專利品。絲默爾（Meredith Small）將乳房重新定位為隨身攜帶的貯藏庫，存在目的並非要告訴男人她有旺盛的繁殖力，而是為了自力救濟。絲默爾認為，女人在成長過程中一直有營養不足的壓力，而碩大的乳房可能就是貯藏脂肪的倉庫，因為人類老祖宗長途跋涉尋找食物，女性若要多年授乳，就需要有脂肪供應。然而，就這點來說，乳房在供應脂肪上並非有求必應。就算真有需求，它也吝於提供能量。女性在授乳時，動員臀部和大腿的脂肪還容易些！乳房的脂肪雖然更靠近乳腺，但授乳時卻袖手旁觀。斐雪（Helen Fisher）認為乳房是女性歡樂的聚寶盒，它展現的是全然的豐腴，並以性感的乳頭達到畫龍點睛之效，令人愛不釋手，或吸吮或擠壓，得到最大的刺激和快感。然而，並非所有女性都喜歡這種長期的愛撫，在《女人話乳房》（*Breasts: Women Speak*）一書中，有位七十五歲的婦人說道：「我有豐富的人生經驗，我的結論是：女性之所以會長乳癌，是因為男人玩它玩得太過分了！」當然男性也有敏感的乳頭，他們也奢望女伴能偶爾舔它一下。

如果說乳房不是為了女人自己而存在的話，它或許是為孩子而存在吧。茉根（Elaine Morgan）是位勇於發抒己見的思想家，她一直努力不懈地推動「人類演化的水生猿假說」。其中有幾個關於乳房的說法。譬如她相信人類演化過程中有個時期生活在水中，我們有部分是鰭足類動物，有部分是類人猿。乳房存在的一個理由，是它可能扮演過救生背心的角色。也就是說，嬰兒在水中吃奶時能緊緊抓著母親的乳房。近來茉根也指出，乳房的存在與我們身上沒有毛有很大的關係，而無毛狀態是我們老祖宗「水生」留下的痕跡和證據。幼猴和人猿在吸奶時能緊抓著母親的胸毛，小嬰兒卻無物可抓。此外，初生嬰兒嗷嗷待哺，處於全然無助的狀態，不像其他動物一樣一抬頭就能碰觸到母親的乳頭，他吃奶必須靠母親的遷就。所以人類的乳頭比較靠近胸膛下方，不像猴子較靠近肋骨。茉根做出以下結論：「乳房在靠近乳頭附近的皮膚變得較鬆軟，是為了讓乳頭較易運作，鬆軟的皮膚內有腺體組織和脂肪。」茉根認為「這種現象造成人類的乳房擁有獨有的特殊曲線，對成年男性極具挑逗力，但這性感曲線是為小嬰兒而發展，也為小嬰兒成全」。水生猿假說並沒有任何證據支持，而方才提到的「乳頭的皮膚變得鬆軟是為了授乳」的假設，也未必有足夠證據。女人授乳時必須將嬰兒抱近胸口，或用枕頭撐著嬰兒，或用帶子將嬰兒固定（大部分發展中國家的婦女都用這方法授乳），如果母親為要遷就嬰兒，就得長期像條牛一樣，駝著背將搖晃的乳頭放進嬰兒口中，她日後要想再站直，真是非常不容易！

在這關頭，美麗性感的乳房一點忙也幫不上。

柏拉圖認為人的精神和靈魂是個球體。榮格認為圓圈象徵人的「自我」。佛陀坐在有八個花瓣的蓮花座上，座壇象徵人的意識和無意識兩種心理狀態的合一。在歐洲的歌德式教堂裡，每片玻璃窗上的花紋都沾有聖徒或非聖徒的眼淚和頌讚，但是最精湛的藝術卻表現在象徵天堂的穹頂上。圓圈代表的是愛和擁有，正如我們今日在婚禮上交換戒指所代表的意義一樣。莎士比亞的劇場也以圓形舞台為中心，並將劇場命名為「地球」（Globe）。

我們人生一切的追求，都是一個「圓」，何以如此，無人知曉。這很可能起因於人的臉。一個新生兒眼睛注意到的第一件東西不是乳房，因為嬰兒還無法將視覺焦距對準乳房，他注意的是母親的臉。人類的臉是圓的，比人猿的臉圓得多。人類的眼白強調了瞳孔的圓。微笑時，我們的臉頰變圓了，而上翹的嘴角、下彎的眉毛所產生的效果，是圓中有圓。也只有人類把這樣的微笑當作是友善的表示；其他靈長類動物則不把微笑當作微笑，牠們的微笑是做怪臉，表現的是威脅或恐懼。

或許我們可以再更扯遠些，談談水果吧。水果是採集時代人類的主食，是一切豐盛的象徵。水果是圓的，堅果也是圓的，塊莖和大多數植物可食的部分也是圓的。我們喜歡圓，但這是否與我們愛好光明有關？因為照耀我們的主要光體，日頭、月亮都是圓的，越圓就越亮。圓是照亮人的，它劃清了和黑暗之間的界限，我們無法躲避，卻怎麼也不嫌多。

乳房是身體對「圓」的禮讚。幾世紀以來，乳房有著各式各樣的名稱，我們都用鍾愛的東西稱呼它，如蘋果、甜瓜、太陽、月亮、櫻桃、臉龐、雙眸、燦爛的珍珠、小地球、曼陀羅、宇宙中的小宇宙等。但我們若單單聚焦於乳房，就會忽略人體禮讚「圓」的其他方式。我們只消看人的臀部，它是圓而凸翹的；我們有線條修長的頸子，它下接肩膀，從後面看來呈現優雅的弧度。我們的肌肉亦呈現出渾圓狀，在動物中，這是獨一無二的，其他動物就算肌肉再發達，也不會有運動健將身上常見的弧形肌肉。許多動物跑得比我們快，但牠們沒有圓圓的腿肚子，當然更沒有人類男女兩性都有的富曲線的臀部。我們手臂上的「小老鼠」乍看之下很像乳房；肩部的三角肌亦然；發達的胸肌更神似於有乳溝的雙乳。肌肉發達的男性性感的曲線不斷地表現在希臘雕刻作品上，在米開朗基羅的作品中，在瑋柏（Bruce Weber）為克萊內衣廣告拍攝的男性裸胸，「火辣」的程度不輸給傳統半裸的女性酥胸。

我們喜歡曲線分明的身材。有人認為人類的體毛掉落，為的是要將乳房和雙臀的曲線凸顯出來。既是如此，我們的體毛為何不單單在這些特定的地方掉落呢？原因是我們掉毛後的美感應以全身的角度來欣賞，因此掉的是全身的毛。我們的身體像個舞台，展現它凹凸有致的曲線，這曲線或多或少取決於個人不同的生理特質和荷爾蒙。雌激素這種荷爾蒙分泌旺盛，控制女性每個月的排卵，又擅於囤積脂肪。我們的靈長類老祖宗的乳房能承受膨脹的壓力，所以有潛力發展出天生的曲線。男人有旺盛的睪固酮，是製造精子不可缺的元素，同時又有助於製造肌肉，但這些都與曲線無關。沒有曲線，我們還是可以有健壯的身體，能夠傳宗接代，能夠動作敏捷。但是，令人不解的是我們有曲線，而且不但有曲線，我們更愛曲線。我們垂涎在眼前搖晃的曲線，迷戀渾圓的乳房，崇拜渾圓的肌肉。我們也心儀高聳的顴骨，它究竟是臉上的曲線，或是臉上的乳房，或是雙臀，或蘋果，或臉上的小臉？

在此我必須說明，迷人的外表不僅吸引異性，也能呼朋引伴。人類是群居的動物，無法脫離環境而生存。我們必須擇優去劣，發揮所長，才能為自己和子孫謀福利並立於不敗之地。朋友可以成為我們的保護者，甚至對我們下一代也愛屋及烏。美麗的外表可展示於同性，也可以吸引異性。展示可以為了一較長短，也可以為了取悅別人。女人向別人展現自己，為別人穿上華服美衣，也在乎其他女人對自己的評價。傳統上，我們把這種行為解釋為爭奇鬥豔、較勁，甚至會引起嫉妒紛爭，但最終目的是讓大夥兒瞧瞧誰能贏得郎心。然而由另個角度來看，女性之間爭相表現，也可能是一種結盟的動作，暗示大夥兒有條件成為盟友。果真如此，女人可能用胸脯作為選擇的條件，正如男人選擇女人一樣。而這時女人所展現的胸脯並非母性柔軟下垂的胸脯，或處女含苞待放的胸脯，而是強壯飽滿的胸脯，它像肌肉一樣能伸展彎曲，在眾人中一枝獨秀。

斑胸草雀是天生的美學家，但這種鳥有構造上和智力上的限制。牠無法自己製作帽子，如果牠們做得到，牠可能會肆無忌憚。牠們可能會把自己的羽冠弄得像瑪麗．安東尼（Marie Antoinette）的頭髮一樣高聳。或者，牠們可能會用萊卡纖維編織羽冠，使其極富彈性，充分搶奪其他雀鳥的視線。羽冠是個抓住注意力的完美特徵，腳環則幫不上什麼忙。羽冠帽可以起吹噓的作用：來看看我！是的，看著我。

人都有品味與審美觀，我們卻肆無忌憚地將其放縱、誇大或濫用。乳房像羽冠一樣，很容易被操縱利用。乳房是身體非常理想的裝飾品，我們利用它，它也剝削我們。乳房比身體其他方面更容易操縱，因它柔軟、可以擠壓。它可以被托高，可以將兩面擠得更靠近，可以往前推，或加上襯墊變得更「有料」，或動隆乳手術。將腰勒緊不是件容易的事，將乳房托高卻輕而易舉。人們對乳房戀慕成癖，瘋狂崇拜，這種態度與人類之為「穿衣的猿猴」這美名相輔相成。讓我們來看看，十四世紀時婦女流行的裝扮是低胸衣服，於是胸衣開始出現，胸衣能將乳房提高，好穿上低胸洋裝。當時露肩連衣裙便打入冷宮。一般認為，理想的乳房是有造型或經過設計的。乳房的大小、形狀各有差異，差異之大有如天方夜譚。但不同的乳房可以被塑造成同一模式。我們利用人類眼目的情欲，以及對圓形的喜好，對球形的青睞，在乳房上大作文章，將其膨脹，縱容溺愛，到無以復加的地步。

女性可以暗自慶幸的是，男性也開始有越來越多的壓力需要膨脹其曲線。健身器材的發明，使得像赫赫有名的大衛雕像的曲線不再遙不可及，男性的胸部和手臂都膨脹了起來，可以說到處都是乳房。美體的科技方興未艾，人們愛美成癡卻與生俱來，由來已久。自從希臘神話中的美男子納西瑟斯（Narcissus）

發現水像鏡子一樣能反射自己的形象後，我們便一直因虛榮而受責。倘若我們不肯改變行徑，停止再為自己的體態擔憂，也不再垂涎別人身上水蜜桃或哈蜜瓜似的乳房，我們其實已能在自己身上預見百年女巫乾癟的乳頭那可怕的前景。

若說所有的乳房都美麗動人，這等於說所有臉蛋都美麗動人一樣，這種說法很不錯，卻不真實。的確，我們各有迷人之處，都有生命力，在基因形態和生理構造上都與眾不同，各有各的優點。然而我們卻又能立刻分辨什麼是美。美是專制的，但這又能怎麼辨呢？我們所犯的錯誤是將美物賦予超過它本身的意義。高聳的顴骨、圓翹結實的臀、豐滿的雙峰，不錯，都很美，但它們絕不能變成女性魅力的必要條件。如果乳房真有那麼重大的意義的話，它絕不會如此易變和捉摸不定。它應該只是條乳腺，每個女人只要有一茶匙大小就夠了。如果乳房會說話，它可能會說笑話——說盡天下愚蠢的笑話。

第八章

聖水

母乳

耶穌基督的母親，聖母馬利亞分娩時不覺得痛。終其一生她都是處女之身，想當然爾，她的處女膜也完好無缺。假如她豁免於夏娃傳下的詛咒，也許也不會行經、大解與小解。她死後屍體不會腐爛，而是完整無缺地上天堂。她推翻了解剖學、生化學和熱力學定理。她和其他女人之間沒什麼共通處，更遑論「較低等」的哺乳動物。而透過林奈分類法，女人便這樣與智人在觀念上有了聯繫。然而，馬利亞以一種不容置疑的方式，表達了她的女性本質並置身於她的分類群中：她使用了她的乳腺。她哺育聖嬰耶穌。授乳中的聖母馬利亞，是西方藝術中最常見的意象。自文藝復興以降，聖母通常裸露一隻乳房，而聖嬰耶穌不是準備吸奶，就是已經以嘴銜住一隻乳頭。這隻裸露的乳房通常看起來有點奇怪，有點像是一顆撞球，幾乎沒附著在胸部之上，而且較接近鎖骨位置，距乳房所在的中肋骨胸腔較遠。先不論畫家的專業技術如何，這按慣例繪製的裸露乳房畫得並不準確。觀畫者不該只盯著馬利亞的酥胸想入非非，而是該深思其純潔以及其中蘊藏異乎尋常養分的可能性。能哺育全能上帝的胸部，其能力是何等無窮，因它將生命賜予了能賜永生的上帝。正如平常女人的乳腺越吸吮越發達、越哺育奶水越充足，馬利亞的胸部也經由與至聖之吻的親密接觸而被強化、被神聖化：它同時分泌和吸收。聖母的乳頭自然不曾破裂或長水泡。

就神聖的汁液來說，聖母的奶水僅次於基督傷口流下的寶血。如果基督教的聖物箱內的真十字架碎片足夠來建造一整座教堂，那麼也會有足夠的馬利亞乳汁餵養所有會眾，這使得十六世紀的新教改革家喀爾文憤世嫉俗地問說：「那些乳汁……是如何被收集的，一直保存到我們這個時代？」我們可以想像，馬利亞的乳房永遠不會乾涸，它會滋養全世界直到世界終結。在佛羅倫斯一位不知名畫家創作的一幅十五世紀壁畫中，聖母用手托著自己一只乳房，為一群擠在她腳下的罪人向成年基督代求救贖。銘文上寫著：「親愛的兒子，因我給你乳汁，請憐憫他們。」

聖母的乳房受人尊崇，既非空前，也非絕後。希臘女神的奶水據說可將永生賜給那些喝她奶水的人。當宙斯想為他和凡人女子阿爾克蜜妮（Alcmene）通姦生下的海克力士（Hercules）謀得神性，便將嬰孩偷偷帶到老婆赫拉的臥房，讓他吸吮她的乳房，一嚐永恆的滋味。海克力士生來就肌肉發達，他以吸奶之力張嘴一吸，便把赫拉驚醒，她在盛怒中甩開他，噴得天空中滿是她的乳汁——因此造成了奶路（Milky Way），即銀河。但海克力士也喝足了，足以讓他躋身不朽之列。

假如女人的經血常被認為是穢物的話，她乳汁的純淨可以使她鹹魚翻身。正如費爾德斯（Vaorie Fildes）在她的經典之作《胸部、奶瓶與嬰兒》（*Breasts Bottles and Babies*）一書中所描述的，西元前十六世紀的紙草經推薦，母奶可以治療白內障、燙傷和濕疹，並「祛除腹內的毒素」。古埃及的奶媽地位之高，非其他僕役可比。皇室的奶媽會受邀參加皇家葬禮。她的孩子被認為與國王有血濃於水之親。奧德賽在離家二十年後，只有兩者認出衣衫襤褸的他：他的忠狗阿爾格斯（牠在看到主人後瞑目死去）以及他的奶媽尤里克萊亞。她的乳房早已乾癟，但仍保留曾在裡面流動的純淨，而純淨一如忠誠，是不會與時俱逝的。母奶的力量來自其所承載的能量：它保留了曾餵養過的每個嬰孩的記憶。

實用的乳房是改造過後的汗腺，它就是要拿來用的，正如胰臟、肝臟和結腸是拿來用的一般。哺乳是一種基本的生理功能，乳汁是一種體液。然而，就比喻上的意義而論，哺乳和母乳從過去到現在都獨樹一幟，屬於超生理學的範疇。它們被賦予一種神奇的地位，擁有足以讓人屏氣凝神、以昭告世人的絕對地位。它們是永無止息的勸誡、慶賀、罪惡、快樂和痛苦的泉源。我們認為哺乳是自然、美好與可愛的事物，但縱觀歷史，它也在各種變奏中造就了許多憤怒和恃強凌弱事件。沒有人乞求過女人要讓心臟跳動，讓神經元反應，或讓經血流下。但哺乳是另一回事。女人哺乳嬰兒也許是出於天性，但不保證就是這麼回事，所以有先知耳提面命，政客出面立法，將它提升到社會醫療的地位，不容許有藉口或怨言。我們不允許哺乳維持它原來的面目，讓它就只是身體的一種機能。乳腺經常被低估，這也就是為什麼在二十世紀中葉，嬰兒配方奶粉不只是母奶的替代品，還被認為更勝一籌。但現在乳腺又被高估了，以為它可以讓每個孩子長成牛頓或珍奧斯汀。母乳現在被視為女性精髓的瓊漿玉液，透過它，我們把自身的一部分傳給我們的孩子，我們給的是淨化與改善後的自我。我們的奶水似乎更勝於我們本身。

我們瞭解自己——太瞭解了，不是嗎？——但我們對自己的奶水卻懵懂無知。它依然是一團謎。科學家不斷分析，不斷在裡面發現出人意表的成分。它難道與時並進嗎？難道它演化的腳步快我們一步嗎？你要是讀了母乳哺育倡議團體的主張，不免要疑心，用國際母乳會（La Leche League）會長迪爾（Le Ann Deal）的話來說，就是母奶是「神奇的物質」。就連科學家在頌揚母乳時也暫時拋開慣有的限定語，稱它是「無以復加的體液」、「濃郁的雞尾酒」、「一種真正令人心嚮往之的液體」、「一種人權」、

「比食物還要豐富得多」。我們若相信母奶會將一種幾近超自然的能力傳遞給嬰兒，我們就是在呼應古代醫聖的言論，他們主張女人的性格和性情，可以模塑依偎在她們胸前啜飲乳汁的嬰孩的人格。他們還舉出眾所周知的例子，例如羅馬皇帝提庇留（Tiberius）是個可悲的酒鬼，據說他的奶媽就貪嗜杯中物。而殘暴的卡利古拉（Caligula）的奶媽，據說曾在她的乳頭上抹血。

想想妳自己對母乳的感覺吧。假如妳曾哺乳，妳很可能嚐過自己奶水的味道，妳不會不知道它比牛乳來得甜也淡些。但是，如果冰箱裡有一杯母乳，你會喝下它嗎？這想法令人不安，感覺有點像同類相食。母乳嚐起來比牛奶稀薄，但它是如此豐富，飽含著意義和特殊性，就像瘋狂科學家燒杯中冒泡的溶液一樣劈啪作響。如果一個成年人每天喝人奶，這人是否會變得巨大，就像吃了左半邊蘑菇的愛麗絲一樣；還是會變得不朽，就像海克力斯或吸血鬼諾斯費拉圖那樣？

讓我們來仔細檢視哺乳吧。我剛說過乳腺是改良後的汗腺，但也可以從另一個角度來看：它是改良後的胎盤。胎盤和乳腺有許多共通點，它們是專家，又是臨時工，功能都是哺育嬰孩。沒有其他器官像胎盤和乳腺這對組合如此作用短暫，又如此一心一意。它們為嬰兒而存在，假如嬰兒不需要它們，它們便功成身退。它們是昂貴的器官，除非絕對必要，我們不會加以保留。這就是為什麼嬰兒的吸吮對乳腺的生產力是不可或缺的。除非吸吮的機械性動作肯定地告訴乳腺有必要分泌乳汁，否則它不會繼續製造乳汁。就演化的觀點來看，嬰兒的死亡率太高，也使得自動分泌乳汁成為不智之舉。假如母親生下的是死胎，但母體仍自動分泌數天的乳汁，每天消耗六百卡路里，那簡直是暴殄天物。分泌乳汁是因時制宜的應變措施，也是一種制約反應，這就是為什麼要啟動與維持它這麼教人灰心喪氣。身體要萬事具備時才會分泌乳汁，也才會停止泌乳。從某方面來說，泌乳和血液十分類似。血液必須在血管裡通行無阻，然而假如有傷口，它必須隨時準備好凝固，否則一旦我們被多刺的灌木叢刮傷，便會因失血過多而死。同理，奶水必須準備好持續流淌，但它是如此昂貴，以致嬰兒必須苦苦哀求，努力吸吮才能得到。

母體在懷孕期就開始製造奶水。製造奶水的乳葉會變厚、增殖，並且環繞在乳腺管四周，直到因小乳葉覆蓋而看不見其中的乳腺管。在乳葉尖端，腺泡細胞顫抖並膨脹，同時開始分泌一種由蛋白質和碳水化合物組成的黃色液體，叫作初乳。有些初乳也許會一路來到乳頭並流出，但大部分都被回收入乳腺管，它還沒有理由去到別的地方。腺泡不過是在做一會兒泌乳、一會兒不泌乳的循環。許多荷爾蒙會促使腺體膨脹，並有助於維持這樣的循環作用。黃體素刺激腺泡細胞的分裂和成熟，同時也防止它們過於早熟。要不是由於有大量定義懷孕的黃體素存在，腺泡細胞會注意到另一種荷爾蒙——催乳激素，它是餵母乳的媽媽們的好朋友。懷孕期間，位在大腦底部的腦垂體腺開始分泌不斷增加的催乳激素。催乳激素促使腺泡細胞合成乳汁。黃體素則建議稍緩不急。在整個妊娠期間，黃體素都是贏家。

分娩後，黃體素和雌激素的量會大幅衰減。有些女人因為荷爾蒙驟減而陷入短暫的沮喪和鬱悶之中。但這對她們的乳腺而言卻是振奮人心的大好消息，因為腺泡細胞可以隨心所欲地吸收在血液中循環的催乳激素。一開始，它們製造向來習慣製造的產品：初乳，由蛋白質、碳水化合物以及其他原料構成的黏稠液體。脂肪要稍後才有。初乳呈黃色，因為它富含類胡蘿蔔素。使胡蘿蔔和南瓜呈現橙黃色的化合物，與製造維生素A和維生素B所需的化合物相同。初乳的胡蘿蔔素含量是成熟乳汁的十倍。它不但看起來像膿，本質也像膿：正如膿一般，初乳含有豐富的白血球和抗體，可幫助免疫系統尚未成熟的新生兒抵抗伺機而動、無孔不入的病原體。初乳也富含會使乳腺管堵塞的鬆弛上皮組織碎屑。

嬰兒吸吮初乳，但他要的不僅是這種胡蘿蔔稀飯。他吸了又吸，這種用力拉扯乳頭的動作，將會變成一種神經訊號，抑制腦部製造多巴胺。多巴胺越少，腦垂體便分泌越多的催乳激素。腺泡細胞於是成了小巫師，開始調配迷人、潔淨、乳白的奶水，純淨的像可以寫下對嬰兒所有期許的空白石板。細胞因奶水而腫大，嬰兒的吸吮又刺激腦垂體分泌另一種荷爾蒙——催產素。箭已上弦，現在是一觸即發的時候了。催產素一聲令下，環繞在充脹腺泡周圍的肌肉組織便開始收縮，從細胞中壓出乳水，順乳腺管而下，自乳頭流出，流到如大旱望雲霓的小嘴裡，這張小嘴苦苦哀求乳腺說，我在這裡，我餓了。

乳汁是什麼？這種液體憑什麼稱得上是乳汁？乳汁在定義上就是乳腺的分泌物，正如胃液是胃的產物，唾液是唾液腺的產物。但乳汁在化學成分上要比身體其他分泌物複雜得多，因為它的責任如此重大：乳腺通過三條路徑累積乳汁的次單元；有些成分直接取自母體的血液，原封不動地保留起來；有些成分則是從血液中萃取出來，並在和乳水交融之前先處理篩選過；另外一些成分是在腺泡細胞中創造出來的。

母奶被眾望所歸地頌揚為「大自然完美的食物」，就這一點來說並沒有錯。新生的哺乳動物所賴以維生的，正是母奶。只有在這生命剛萌發的時期，設計菜單才可能如此簡單、不費神。每種動物的乳腺為完美食物提供了稍微不同的定義，而所有的母乳都必須供給新生兒存活和發育所需的基本營養。不論是小豬、小牛、小袋鼠或嬰兒，牠們的身體都需要水、脂質、碳水化合物和蛋白質，而這些正是構成母奶的基本要素，但這些要素各佔多少數量以及是哪種類型，則因物種而異。發育快的動物需要的母奶必須富含構成蛋白質的胺基酸，因此肉食動物如貓、鬣狗和犬科動物的母乳富含胺基酸。假如羅馬城的建城始祖羅慕洛斯（Romulus）和瑞摩斯（Remus），一如傳說中描述的是喝狼奶長大的話，他們喝的就是稀釋的肉汁。必須在短時間內攝取大量脂肪的動物喝的是高脂母奶。自然中含脂量最高的乳汁也許是海象奶，其脂肪含量勝過奶油。一頭小海象的哺乳時間只有四週，初生時體重只有三十四公斤，斷奶時增加到一百三十六公斤。於此同時，海象媽媽則在整個哺乳時期斷食，所以她六百八十公斤重的體重足足消瘦了二百七十二公斤，正如一名科學家所說的，她從自己身上切下一大塊贅肉，硬塞給她的孩子。

發育較遲緩的哺乳動物，乳汁中胺基酸的濃度則較低。人類發育遲緩，因此人奶是自然界中蛋白質含量最少的乳製品。老鼠奶水中的胺基酸濃度是人奶的十二倍。牛奶的胺基酸濃度是人奶的四倍，這就是為什麼我們要先把牛奶處理成嬰兒奶粉，才適合給嬰兒喝。新生兒尚未成熟的肝臟沒能力處理牛奶中的高胺基酸含量，不過倒是能喝大猩猩、黑猩猩或猩猩的奶水。就已知的各方面來說，大猿猴的奶水和人奶頗為類似。

人奶或猿猴奶在蛋白質上的不足，可由乳糖來彌補；乳糖是奶水中主要的碳水化合物或糖分。在構成母乳的成分中，乳糖是僅次於水的第二大成分。母奶中的乳糖是牛奶的兩倍。我們責怪自己為什麼貪吃甜食，納悶為什麼小孩總愛吃冰淇淋和糖果，但其實我們不應大驚小怪。我們演化出來的奶水嚐起來就和沖調果汁一樣甜。但乳糖並非垃圾食物，它不是心思單純的糖，而是由來自母體血液中的葡萄糖和半乳糖結合而成，在腺泡細胞中成形，提供新生兒兩倍於葡萄糖的能量。乳糖對於吸收奶水中的其他營養也很重要，能使嬰兒的腸胃大量吸收碳、脂肪酸等營養素。牛奶和人奶的脂肪含量大致相同，但兩者的脂肪形態卻大異其趣。比較起來，人奶中的必需脂肪酸較多，它們是身體無法自行製造，而需自食物中取得的長鏈不飽和脂肪酸——對嬰兒來說，那就是母奶。必需脂肪酸會影響眼睛、腦部和周圍神經系統的發育。奶粉製造商目前正在研議是否要在奶粉中加入某種脂肪酸，特別是ＤＨＡ，但結果總是令人意外。例如在一項研究中，在奶粉中添加富含ＤＨＡ的魚油給嬰兒吃，的確可以加速視覺的敏銳，但在其他心智的發育上，則會比喝母奶或一般奶粉的嬰孩弱。此外，我們應當添加多少脂肪酸才適當呢？在多吃魚婦女的奶水中，某種長鏈脂肪酸的含量是住在撒哈拉沙漠婦女的二十倍。你想複製出常吃魚的婦人母奶中的脂質，還是要效法吃素者或雜食的美國人？

除了在某些脂肪酸和其他一些成分上有所不同之外，人類的奶水都大同小異。開發中國家營養不良的女人的奶水出人意外地營養，而胖嘟嘟女人不見得就會有高卡路里的奶水。「分泌乳汁之所以能讓研究者樂此不疲，」貝勒醫學院小兒科教授里茲（Peter Reeds）表示，「就在於包括人類在內的哺乳動物有著異常的能力，即使三餐不繼，依然保有製造少量乳水的能耐。」假如婦女沒辦法吃到維持完美乳汁所需的食物，乳腺便會向她身體的戰備存糧借支，像是從不打烊的7-Eleven。同時，婦女所做的犧牲不如我們預料的大，因為母奶是經由妥協演化而來的。母親付出，卻不致影響到自身的健康和生育能力。母奶的設計便是為了能被大量取用卻不被耗盡。餵母奶的婦女不需付出齒牙動搖或流失鈣質的代價來供應嬰兒鈣質，奶水中的乳糖會確保每一丁點鈣質都可被物盡其用，而不像是你從諸如強化柳橙汁飲料中所獲得的鈣質一樣，會隨小便而流失。嬰兒將乳汁中的蛋白質消化吸收到最後一單位的胺基酸，這也是為什麼吃奶的嬰兒用過的尿布幾乎沒有異味：幾乎沒什麼廢棄物，也沒有什麼排洩出來的蛋白質可以發臭。餵乳中的婦女也不會因供給嬰兒鐵質而貧血。人奶中的鐵質少之又少，但它含有乳鐵蛋白，這種蛋白質可以讓鐵質被充分吸收。其他微量元素如鋅、銅也是一樣，它們在母奶中的含量極低，但假如有那麼一點存在的話，一套乳蛋白和糖分便會緊抓不放，保證它們無處遁逃。另外，過去嬰兒有時會在泥巴中打滾，透過這種見了什麼就抓來吃的童稚習性，嬰幼兒會攝取一些鐵質和礦物質。嬰兒什麼東西都放進嘴裡，凡是到他們手上的東西都要舔一舔，我們也許視之為一種不幸又危險的習慣，但嬰孩這麼做自有道理：可以攝取細胞活動與分裂所需的微量元素。

我們都知道，嬰兒奶粉無法取代母奶，每位醫生都會如此告訴初為人母者，法律也要求在每一罐嬰兒奶粉加上這句警語，正如每包香菸上都會警告癮君子香菸會致命一樣。母奶是兩百多種成分的溶液，它的多重角色仍有待深入瞭解。沒有什麼東西只有單一一種功能；乳糖提供熱量，並讓其他營養成分得以完全代謝。人奶的糖和嬰兒奶粉的糖在量上相似，質卻不同。乳鐵蛋白讓嬰兒可以「生物利用」奶水中稀少的鐵質，同時防止病原體吞噬鐵質。嬰兒奶粉則沒有乳鐵蛋白。母奶的免疫成分是浩浩蕩蕩的大隊人馬；在嬰兒奶粉中這些卻付之闕如，因為在牛奶處理的過程中，它們都被破壞殆盡了。母奶中有B細胞、T細胞、巨噬細胞、嗜中性細胞，此外還有抗體和可以刺激免疫細胞活動的γ干擾素。母奶中的脂肪酸破壞環繞病毒的細胞膜，其中的溶菌酶可以破壞細菌的細胞壁。比菲德氏菌可以加速嬰兒腸胃中益菌的成長，藉此排擠掉居心叵測的病菌。

過去十年來，許多關於母乳的研究側重於荷爾蒙和成長因子。人體乳腺於是被描繪成一種腦，一種能自我複製的心靈，提供新生兒腦部發育時神經元異化所需的蛋白質，例如促性腺釋放激素，並將它儲存於奶水中。促性腺釋放激素是一種蛋白質，是位於中腦的下視丘所分泌的產物。在成人身上，它刺激性腺並影響性行為。但我們對於這種荷爾蒙會對幼兒產生什麼作用，如果真有任何作用，還是一竅不通，但它溶於母奶中的濃度是在母體血液中的十倍。母奶中同樣也有神經成長因子、甲狀腺刺激荷爾蒙，以及名稱籠統模糊的「泌乳分化胜肽」（mammotrope differentiating peptide）因子。新生兒是脆弱而且需要母親照顧的小生命，他是產後的胚胎，可能母奶中某些因子是「必要的分化因子」(obligate differentiation factors)，新生兒的腦及其他器官必須有它們才能完全發育成熟。嬰兒奶粉中也有一些這類因子，但同樣地，為了使牛奶能被消化而做的必要處理，破壞了大部分相等的肽。缺少這些因子，嬰兒能實現快樂、健康和聰明絕頂的夢想嗎？我們還不知道。我們不知道這些假設上的分化因子和相當於神經肽的物質究竟有何用途？但可以符合邏輯地假設它們是必須的，或至少對嬰兒有好處的，但邏輯並不等於證據，而生物學並非都是符合邏輯的。

我們越是觀察母乳，越能在其中發現寶藏，也不禁大為訝異，竟然有人能靠人工替代品而存活，更別說是靠它茁壯長大了。但還是有許多人就是吃嬰兒奶粉長大的。嬰兒潮年代出生的人大多只吃嬰兒奶粉，今天美國幾乎有四〇%的嬰兒生下來就吃奶粉。在美國喝母奶的嬰兒中，只有半數在六個月大時還繼續喝母奶。到了滿週歲時，只有一成的嬰兒還喝母奶。研究人員不知所措，心裡納悶是否問錯了問題，還是忽視了細微的線索，還是這不過是對於成長發育普遍無知的問題；而這種無知也反映在科學家身上，因為他們無法解析並精確指出喝牛奶嬰孩的缺陷。「身為科學家，我無法不留意到數百萬名嬰孩從未見過人奶，但他們很顯然沒有受到傷害。」里茲博士說，「同時，我無法不感受到大自然演化了千萬年才產生一種特定的食物，而這一定有其道理。」

在第三世界國家，唯有母奶才能就近提供無菌的液體，餵母奶對嬰兒來說，可說是攸關生死的大事。而在已開發國家，母奶優於牛奶之處不那麼明顯，但它們的確存在。比起喝牛奶的嬰兒，喝母奶的嬰兒在中耳、腸胃道、上呼吸系統的感染比較少，比較不會拉肚子和便祕。喝母奶的嬰兒一旦生病，也比喝奶粉的嬰兒更快康復。

話雖如此，在歸功於喝母奶的其他許多好處中，只有部分得到證實，但證據模稜兩可，同時也因為加入社會經濟因素而變得更加複雜。喝母奶，被認為可以降低兒童罹患過敏、哮喘的機率，但是近年來，隨著喝母奶比率的增加，罹患慢性呼吸器官疾病的比率也節節上升。有些研究顯示，喝母奶的小孩智商高於喝奶粉的小孩，但如果把母親的智商納入考慮，則母奶與智商沒有什麼關聯。也許在和餵食母奶牽扯上關係的好處中最有商榷的餘地，以及在哲學上最令人感到不安的是，母奶是否有助於母子之間的親子關係。這種母子關係不但無法量化，而且所有要認定父親是小孩安全且合法的監護人的努力，都要被一筆勾銷。假如幼兒需要吸奶才能感受到最親密和深刻的愛，那麼正如奶粉無法取代母奶，握著奶瓶的「奶爸」——就算是奶瓶裡裝的是擠出來的母奶——在與乳頭高聳的「奶媽」相比下，永遠望塵莫及。

女人都知道應該親自哺乳，同時有許多婦女同胞十分樂意克盡母職。但什麼才算盡職？那些不願盡職的婦女又該怎麼辦？在北歐，用母奶以外的任何食品餵食嬰孩視同虐待。北歐國家設有母奶銀行，可以為不能或不願以母奶哺餵嬰孩的母親提供母奶。在美國，由於害怕病毒感染，所以未能設立類似的母奶銀行網。例如引起愛滋病的病毒可以透過母奶傳染，儘管我們可以像驗血一樣地驗奶，但既然有現成的母奶仿製品——嬰兒奶粉，要經過一系列昂貴檢驗的母奶，其需求自然不大。

餵食母奶被視為自然，是懷孕的延伸。乳腺是胎盤的延伸。所有在胎盤中能找到的物質都會在母奶中重現，包括免疫因子、成長因子與荷爾蒙。但懷孕得自己全程包辦，泌乳可不然。懷孕長達兩百八十天，哺乳則看妳高興多久就維持多久，或者說看它怎麼讓別人高興。在過去，有各種不同的權威人士企圖斷定真正而基本的人類哺乳期，但是這種動物不存在，或許從來也未曾有過。可蘭經倡導婦人哺乳她的嬰孩兩年，但加上一句但書，假如夫婦都希望早點斷奶也無妨，暗示過去也有人這麼做。世界衛生組織和聯合國國際兒童基金會最近建議婦女哺乳兩年或「更久」，但只有在極少數當代狩獵採集者，像是布希曼人，他們平均哺乳每個小孩二．八年，我們才看得到所謂的「更久」。

餵母奶是一種習得的行為，要勝任愉快可不簡單。大猩猩的奶水在成分上近似人奶，也必須藉著觀察同伴才能學會正確的哺乳技巧。但與大猩猩相比，人類可算是呆子了。我們必須借助於產科醫生和助產人員的幫忙。我們不太坐得住，哺乳也需要耐心和放鬆。壓力荷爾蒙會打斷奶水分泌。我們的奶頭也許會因為嬰兒嘴巴的拉扯而破裂流血。有些婦女喜歡親自哺乳，她們會說感覺有多棒，在餵乳時覺得有多麼瀕臨高潮。她們的孩子也許不在身邊，但一想到哺乳的感覺，全身上下便會產生一陣悸動，而奶水就開始流了——如果她們正好在工作或開會，真是怪難為情的。她們愛上了自己的乳兒，完全不去想其他人和事。

另外有些女人則從來就抓不到哺乳之樂的訣竅。孩子哭鬧不休，不肯吸奶。媽媽硬塞進去，卻找不到自己的節奏。奶水感覺上從來不像是汩汩而流。小孩的體重增加緩慢。目前小兒科醫生質疑是否應以吃奶粉嬰兒的快速成長為尺度，來衡量何謂正常的成長，話雖如此，嬰孩似乎一直處於饑餓狀態，而母親則一直覺得供不應求。她還得回去上班，尚未掌握到餵母乳或擠奶的訣竅，也無法滿足自己或小孩。她不喜歡餵奶也不想做，但一想到不餵母奶，便產生無盡的罪惡感，又不能說出自己的感覺。畢竟母奶中有神經肽、免疫細胞和乳鐵蛋白，身為人母如何能要求嬰兒放棄這絕佳的食物、這來自她身上的精髓呢？母親的罪惡感很難撫平。一名女性靈長目動物學家告訴我，她為孩子的過敏深感自責，因為她只餵了六個月母奶。

「餵母奶的行為一如性行為，可以是緊繃的，肉體上是痛苦的，充滿了文化上的罪惡感和一無是處感。」瑞奇（Adrienne Rich）寫道，「或者，它也可以像性行為一般通體舒暢，是一次讓人筋骨酥軟的經驗，充滿了柔情蜜意的感受。」

餵母奶是自然而然的，然而長期以來女人卻反其道而行，有時候很難說她們究竟是選擇不去哺乳，還是有不得已的苦衷。奶媽是一項古老的職業，也是少數只有女人才能獨占的職業。在歷史上的某些時期，奶媽是如此普遍，以至於得做廣告搶生意。在文藝復興時期的佛羅倫斯，一群奶媽聚集在市場和宴會場合中，高唱流奶歌：「每當聽見孩子哭／我們就覺得奶在流／動作又快又有活力／我們必能圓滿達成任務。」一身懷六甲的母親查閱指南手冊，學會怎麼物色出色的奶媽。「理想的奶媽必須和藹可親、笑口常開、朝氣蓬勃、脾氣好、處變不驚；不可以焦躁易怒、性情乖戾、愛起口角、鬱卒或膽小，同時不能有煩惱或喜怒無常，」一份十六世紀英國的論文如是說，「最後，奶媽必須喜歡小孩。」儘管歷史上只有富人請得起奶媽，但一如大部分的情況，上流社會的習慣也會風行草偃地影響到下層社會。在十七世紀之前，半數以上的母親把孩子送給別人餵奶。高價的奶媽把自己的孩子送到廉價的奶媽那裡餵奶，而把自己的奶水留給職業之用。一七八〇年，根據雅隆的統計，在巴黎出生的小孩僅有一成是母親在自己家裡餵奶的。

找奶媽也不是自己哺乳以外的唯一選擇，我們以為嬰兒奶粉是時代頗近的新發明，是資本主義另一種積弊，但其實人類長久以來便以其他哺乳動物的奶，或稀飯，或攪碎的成人食品來餵嬰孩。有些人類學家暗示，母牛和母羊之類的乳獸最早是被豢養提供嬰孩奶汁之用。嬰孩可能直接吸吮動物的乳頭，或者大人用餵奶杯、牛角或以皮革製成的奶頭來餵。在歐洲，一些新石器晚期的西元前三千五百年的考古挖掘地點出現了一些狀似乳房的黏土瓶。許多喝這些人奶替代品的嬰兒不幸夭折，或許是因為它們無法代謝牛奶，或是直接從動物身上受到感染。根據一份十八世紀的教會及縣誌記載，在德國和北歐某些地區，以牛角餵牛奶的嬰兒死亡率遠高於以母奶哺乳的地區。由此可見，阻撓餵母奶、脫掉哺乳動物外衣的努力，早在雀巢奶粉大力鼓吹嬰兒奶粉之前，便行之有年了。

問題是，究竟是誰希望規避哺乳的重責大任？在某些情況下，丈夫要求太太不要餵奶，哺乳會毀了一對美麗的乳房。丈夫希望她回去克盡妻子的天職，也就是說，陪他睡覺。不論老婆或奶媽在哺乳期間是不可以性交的，因為母奶被認為是子宮裡的經血形成的；中世紀和文藝復興的教科書中畫了一條從子宮通到乳房的乳糜管，性交被認為會引起行經，而危及或汙染流向嬰兒的奶水。也許也有這麼一說，就是假如女人不自己哺乳，會比較快再度懷孕。一心想要子孫滿堂的男人希望多子多孫，老婆哺乳得越少，就生育得越多。這麼說來，雇用奶媽一點也不能解放女人，讓女人獨立自主，去追求自己的理想，反倒是讓她們花更多時間在大腹便便上。

然而，一旦政治和醫學潮流轉向，鼓勵餵母奶的風潮應運而生，這時就是女人成了要嚴謹受教的對象，而不是男人。一六九四年，阿絲泰爾（Mary Asrell）寫了一本《對女性同胞的建言》（*A Serious Proposal to Ladies*），主張哺乳可抑制自高自大，女人不應「自以為優越而不屑盡天職，更不可以因為驕傲和金枝玉葉之軀，而把可憐的小孩交托給養父母照顧。」她說道。十八世紀末期，在自家哺乳的風氣襲捲歐洲。盧梭攻擊那些不願哺乳的女人自私、鐵石心腸，以及——又是那個名詞——違反倫理。謳歌乳腺的林奈譴責雇用奶媽的行為，並宣稱母親和嬰兒都可從餵母奶中獲益匪淺。醫學權威警告把小孩交給陌生人餵奶有危險，因為奶媽可能同時餵好幾張嗷嗷待哺的小嘴而奶水不足。事實上，交給奶媽餵養的嬰兒死亡率居高不下。他們的論文也有言之成理、說教意味濃厚之處。「先生們可別上當了：你們可別期待一個怠忽哺乳職守，割裂自然界中最強韌連結的老婆，會對你們從一而終，」巴坎（William Buchan）在一七六九年《給為人母者的忠告》（*Advice to Mothers*）一書中寫道。一個不能「藉著乳房分泌物來克盡母職」的女人「不配作太太」。更具影響力的是卡多根（William Cadogan），他一七四八年的《論哺乳》（*Essay upon Nursing*）在歐洲和美洲印了好幾版。他籲請女人要「不會出錯」地自然行事，並宣稱假如哺乳很麻煩的話，「只有可能是方法不對，如果摸到竅門，對於每一位能說服自己，把她的乳房之美分一點出去，來哺餵下一代的女人而言，真是其樂無窮。」他本人和為人母者一樣，都需要聽從大夫的忠告，他說：「依我看，這檔事有太長一段時間都致命地所託非人，託付給那些根本沒有正確知識來擔當此一重責大任的女人。」就連十八世紀疾呼女權的渥爾斯東克瑞福特（Mary Wollstonecraft）也在《擁護女權》（*A Vindication of the Rights of Women*）中懇請女人要親自哺乳，她表示「丈夫看到自己孩子在母親懷裡吸奶，他感到的快樂會勝於任何精心設計的淫蕩把戲所能引起的快感。」「淫蕩把戲」指的是裸露一雙未哺育過的乳房。國家公權力則讓哲學家和醫生的三令五申如虎添翼。一七九三年，法國政府明令女人若不親自哺乳，將沒資格獲得相當是十八世紀的社會福利。一年後，德國政府更進一步要求所有健康女性親自哺乳。在十九世紀初期之前，餵母奶蔚為風尚，出身高貴的仕女們都以能親自哺乳而自詡。

然而，至少有些婦女表達了對推崇乳腺備至一事模稜兩可的態度。在英國作家艾吉渥爾斯（Maria Edgewortho）一八〇一年的小說《百齡達》（*Belinda*）中，一位名叫德拉庫爾夫人的角色把她的祕辛告訴了百齡達。她的第一胎是死胎，她說，因為「我在懷孕期間不想做籠中鳥」。她不願意因懷孕而停止瘋狂的尋歡作樂。她的第二胎在襁褓期間就被活活餓死，「當時流行好媽媽就要自己哺乳……大夥兒都在這件事上大作文章；多的是多愁善感，感同身受，殷殷垂詢以及再三恭維。但是一旦新鮮感消失了，我打從心底討厭這事，而在三個月後，我可憐的孩子病了——我不太想去想他——然後他就一病不起了。」

十八世紀後，雇用奶媽之風式微，但同樣的主題和反主題，乳腺名聲的起起落落，隨著嬰兒奶粉問世，在二十世紀又整套搬上舞台。醫學專家和家境優渥的少奶奶們再一次既開風氣又好為人師；一開始擁抱奶粉，視為科學的結晶，在營養和純淨上比母奶更勝一籌——接著又排斥奶粉，視為可能有害的替代品。在美國，這種兩極振盪可說是到了無以復加的地步。在一九三〇年前，大部分婦女自己哺乳。在一九七二年前，只有二二%的婦女這麼做，而且她們只哺乳新生命的前幾週。嬰兒奶粉製造商和大眾對他們產品的接受之間一定脫不了關係。他們不遺餘力又經常肆無忌憚地推銷一罐罐奶粉。直到今天，他們依然在產房贈送嬰兒奶粉樣品。

然而，說女人是任憑奶粉工業擺布的傻瓜，無異是說女人愚昧、被動又容易上當，而當她們可以自由選擇時，她們永遠會選擇餵（長達一年半載的）母奶。我的母親以奶粉餵養四個小孩，她試過要親自哺乳，但是很討厭這麼做，因為很痛。她現在說，假如有更多支持和指導的話，她會更努力嘗試。我的婆婆是一名退休的大學院長，她同樣以奶粉哺餵她的三個小孩，並說她之所以這麼做，是因為不想當母牛，若能重來，她還是會這麼做。「餵母奶，」她說，「不適合我。」

擁護餵母乳的人士已收到顯著的成效，特別是在那些受過高等教育的女性當中，她們親自哺乳的比率高達七成五到八成。現在有許多醫院提供育嬰指導。有些開明的公司提供員工可以哺乳或吸奶的設施。哺乳有其特徵，它甚至是性感的。前國會議員莫里納莉（Susan Molinari）在打電話辦公時，邊明目張膽地哺乳。一九九八年，《紐約客》雜誌母親節特刊的封面人物是一名強悍、著皮靴、頭戴安全帽的工地女工，高高踞坐在君臨城市的梁上哺乳。這種趕時髦的作風絕對利多弊少，因為喝母奶的嬰兒長得又高又大，而有一段的哺乳期總比什麼都沒有來得好。

不過，我們可否拋開這場論戰，在此多給母親一點同情？在現實世界裡，在夫妻都要工作的家庭中，大部分女性在寶寶生命的最初幾週和幾個月內會親自哺乳，接著她們就以奶粉取代母乳。就像歷史上大部分的女人一樣，她們在工作、責任與欲望的重重羈絆下，仍會盡其所能地克盡母職。她們有人慷慨，有人自私，有人是奶媽，有人是魔術師，她們的奶水流了又停，停了又流。不論她們怎麼做，如果做得不夠，她們會有罪惡感，她們會希望自己也能吸吮聖母或天后的奶水，母親、小孩就都能長生不老，羽化登仙了。

第九章

一只灰撲撲的黃籃子

富饒的卵巢

卵巢並不好看。大部分的內臟都散發出撩人的粉紅光彩，卵巢則沉悶無生氣又灰撲撲的。即便是一顆健康的卵巢，看起來也是病懨懨的，像血都抽乾了一樣。它的大小和形狀像是剝了殼的杏仁，而且是一顆有著許多結塊、外型不規則的杏仁。它疤痕累累又坑坑洞洞，因為每次排卵，便有一個濾泡又出清出了存貨，留下一塊白斑。女人年紀越大，她的卵巢越是疤痕累累。有人會說，比起卵巢，男人的對應物——睪丸——更加其貌不揚；但想起普拉斯（Sylvia Plath）在《鐘壺》（*The Bell Jar*）中把睪丸比作雞鴨的沙囊，便很難覺得這種比較是種誇讚。

總而言之，卵巢並不美觀。它是灰白的，佈滿坑洞，像燕麥一般凹凸不平。但像這樣勤奮工作、兼顧各種已知和可能需求的器官，顯得疲憊也是在所難免的。卵巢是一個種莢，是我們固定數量卵子的安身處，而妳可能會用上其中一部分卵子，因為生命渴望自我延續。卵巢之所以呈灰色，是因為它是骨盆腔的居民裡頭唯一沒被粉紅色腹膜（peritoneum）覆蓋的器官。腹膜是一種包裹並保護器官的彈性膜。但卵巢無法被這樣包裹，因為它不時要清倉出貨。它不僅要排出卵子，還會釋出一種淡黃木薯澱粉般的荷爾蒙，餵養我們的身體和生殖週期。卵巢的功能是一道生理學和寓言體裁的橋，橫跨在停滯與性欲、內部構造與外在行為之間。透過定期分泌荷爾蒙，我們得以認識卵巢。我們在先前的篇章中看過卵子，現在來看看盛裝卵子的籃子吧。

正如佛洛伊德和許多其他人觀察到的，學齡前兒童比中小學生來得更加性趣盎然。三、四歲大的女童會興高采烈地用手戳弄自己和大人的身體，想要探索她的陰道、陰蒂、肛門，以及任何她碰得到的洞或棒子。讓她過於拘謹敏感的父母更為不安的是，她甚至要求去摸爸爸的陰莖；套句佛洛伊德的話說，她是個千面女郎般的變態。假如她真的會經歷所謂的戀父情結的話——這是女人之於男性戀母情結的對應物，她會愛上爸爸，並想要擊敗媽媽——也許就是在這段搖搖學步的好色階段發生的。

學齡前女童的「性」趣反映了她的生理機能發展，以及性腺和監控性腺的大腦之間奇怪而斷斷續續的對話。在女童和男童三、四歲大時，一個位於下視丘，被我們稱為促性腺激素釋放荷爾蒙脈衝產生器（gonadotropin-releasing hormone pulse generator）的構造，便會開始滴滴答答地運作起來，分泌少量的生殖荷爾蒙。它就像一座燈塔，緩慢卻不出差錯地在霧中閃著光——嗶，嗶，嗶，大約每過九十分鐘，就會閃出一道荷爾蒙微光。女童的卵巢會回應這個訊號，跟著分泌少量的荷爾蒙。這沒什麼大不了的，還不足以刺激胸部發育和排卵，但小女孩依然會變得有些春心蕩漾。她的身體，乃至於所有人的身體都深深吸引著她。

在學步期結束後，由於某種目前仍莫名所以的機制，大腦裡的脈衝產生器停擺了。鐘不走了，不再分泌荷爾蒙信號，卵巢也鴉雀無聲地冬眠去了。由於這個原因，也因為社會期待的調教，女孩會變得拘謹害羞、會因身體的功能漲紅了臉，一想到摸爸爸或任何人的陰莖或任何男孩的身體部位，就會感到噁心想吐。接下來七年間，她會是一個沒有性欲、沒有性腺的動物，無憂無慮，自由自在，好比剛踏上旅途，丟下一籮筐舊煩惱，新煩惱又還沒纏身的時刻。

十歲時，一道重燃欲火和變態的微光再次展露，但這次不是性腺活動所造成的，而是由另一組器官下達的命令：腎上腺。直到一九九七年，研究人員才發現腎上腺原來是青春期的第一聲春雷。腎上腺會分泌腎上腺素，這種荷爾蒙是你屁股底下的一把火，同時也會分泌少量的性激素。腎上腺在十歲左右成熟，這時小孩開始有性幻想，對同班同學、偶像明星或老師產生迷戀。十歲大女孩的身體也許尚未成熟，腦子卻再次充飽了電、充滿了情欲（你還記得嗎？我還記得自己五年級時，坐在我隔壁的男同學在課堂上掉了一支鉛筆。他趴下身去撿那支筆，並在起身時拉了我的腿，雖然我對那男孩完全沒興趣——他還很小，看起來比十歲小太多了——但我還是感到一陣觸電般的快感竄過全身。那時我便暗自想著，我也會喜歡上性愛的）。一旦腎上腺開口講話，妳就是過河卒子，有進無退了。飢渴的聲音有增無減，身體會跟著腦子走，開始有了性別。

十二歲左右，下視丘的脈衝產生器又復活了，開始擠出大量荷爾蒙。正如我們不知道為什麼它會在幼稚園前忽然關掉，我們也不知道它為何會在這時候再度開工。也許是來自腎上腺的信號刺激了它，也有可能脂肪才是始作俑者。脂肪細胞會釋放一種叫瘦素（leptin）的信號分子，有些實驗指出，是瘦素重啟了腦部這座鐘的開關。大腦可能是以女孩身上的脂肪量來判斷她是否準備好生兒育女，因此女孩必須達到某種肥胖程度才能開始排卵。根據經驗，當女孩達到四十五公斤左右時便會發育成熟，不論身高或年齡，胖妹會比瘦皮猴或愛運動的女孩更早行經。假如四十五公斤的體重中有四分之一是脂肪，那麼我們當時就有十一公斤的脂肪，而這代表八萬七千卡路里的能源。懷孕所需的卡路里約八萬卡路里。根據理論，大腦會測量女孩的脂肪組織所釋放的瘦素濃度，在她達到四十五公斤時再次啟動荷爾蒙的訊號。

不論是什麼啟動了這個信號，這時候復甦的下視丘可比襁褓時期強壯得多；更加強壯的是卵巢，這個帶著祖傳珍珠的灰布袋，它已經準備好了，腎上腺素的主場到此為止。卵巢法力無邊，是使身體的性徵開始發育的主要性荷爾蒙來源。在卵巢端出一顆可用的卵子之前，就已經是烹調一道道性荷爾蒙的高手了。性荷爾蒙會促使陰毛生長，讓脂肪囤積在胸部和臀部，擴大骨盆，最後促成行經。

如果你像我一樣已經研究排卵週期數年，你可能會覺得這件事相當乏味。你已經看過圖表上荷爾蒙的起落，上頭寫滿迂腐的名詞，與你對自己身體的感覺或想像好似一點關係也沒有。像什麼黃體成長激素（Luteinizing hormone，LH）、濾泡刺激素（follicle-stimulating hormone，FSH），還有其中最糟的，促性腺激素釋放荷爾蒙（gonadotropin-releasing hormone，GnRH）。

請拋開你的成見，排卵週期可是一點都不無聊；它充滿活力，而且身手矯健。只是在描述它時，我可能會聽起來有點像維多利亞時代的解剖學家。科學家對排卵週期感到驚訝不已；有些人深受吸引，有些人則十分嫌惡。只是，所有人都把它寫得像是哥德恐怖小說，在每個月濾泡的破裂和滲血中，找到憐憫更為美好卻又傷痕累累的性別的另一個理由。現代病理學之父菲爾紹（Rudolf Virchow）將濾泡的爆裂比作長牙，卵子會殺出一條血路突破卵巢的表面，就像牙齒從牙齦中鑽出，引起疼痛和「對營養攝取與神經傳導最嚴重的干擾」。法國科學家則把排卵比喻成急性腫脹的破裂，比如艾里斯（Haveock Ellis）把每個月排出一顆卵子視為「一條定期咬嚙生命之根的蟲」。在歷史學家米謝爾（Jules Michelet）眼中，拉克爾寫道，「女人是『每月受傷一次』的動物，她幾乎隨時承受著排卵的創傷，以至於它構成了控制女人生理和心理生活的中心。」卵巢或許有著杏仁般的大小，但對於那些有偷窺癖的維多利亞大夫來說，卵巢絕不是一顆歡樂的杏仁*。

對我而言，卵巢腫脹和破裂排卵並不是什麼恐怖、殘害肉體的行為，而比較是符合生殖、享魚水之歡和興奮無比的行為。濾泡腫脹一如胸部的小葉因奶水而脹大，或像淚腺因水和鹽分而腫脹，又或者是生殖器在被挑逗時充血——接著，哇的一聲，弦上之箭應聲而發，這充滿生命力的汁液滿溢而氾濫。

且讓我們以排卵週期標準的第一天為起點（我們通常將它稱為月經週期，因為我們看得到血卻看不見卵）。首日是行經的第一天，對卵巢來說這是風平浪靜的一日。它們沒有釋放卵子，假如有的話，也只是釋放少量的性荷爾蒙。然而下面平靜，就意味著上面——下視丘的脈衝產生器——亂成一團。由於卵巢釋放的荷爾蒙訊號稀少，脈衝便催促下視丘派出使者——促性腺激素釋放荷爾蒙。促性腺激素釋放荷爾蒙同時會刺激正下方的腦下垂體，使之分泌大量荷爾蒙訊號，驚醒卵巢。現在，讓我們暫且回到這位灰撲撲的年輕女士，回到我們的種子莢。這是一個集合了所有濾泡的莢，每個濾泡裡面都有一顆未成熟的蛋，就好像蜂窩裡每個蜂室都藏著一隻幼蜂般。每個月，大概會有二十顆濾泡和卵母細胞收到大腦的命令，開始膨脹並成熟，就好比是去試鏡的小牌明星，腦中充滿了夢想。它們最終會在第十天左右做出決定，其中一顆參與角逐的濾泡雀屏中選，只有它的卵會開花結果、發育到可以進行排卵的階段（有時候，在一次週期中會有不只一個卵成熟，這就是為什麼我們有雙胞胎、三胞胎，生下一窩寶寶的現象）。沒人知道卵如何做出選擇，脫穎而出的濾泡也許只是一開始長得比別人快的幸運兒，也許它很早就釋出訊號，暗示這一顆卵母細胞的基因組聰明伶俐，值得被選中加以栽培。無論如何，篩選發生了，其他濾泡在落選時也有自知之明，它們在第十天便不再膨脹，帶著被擋在門外的卵開始萎縮。只有雀屏中選的濾泡會堅

* 譯注：原文 almond of joy 暗指 Almond Joy，一款美國巧克力椰絲杏仁糖。

持下去，直到裡頭的卵成熟了，染色體也藉著減數分裂排列組合完畢。到了最後一個階段，濾泡膨脹得如此厲害，可達到二・五公分寬、一公分高。

卵巢的膨脹是一種相當招搖而引人注目的舉動。輸卵管，這些粉紅色的海筆，拿著它們的羽毛掃帚一路看戲。當濾泡腫大時，輸卵管會堅持不懈地拂掃卵巢表面，尋找暗示——拜託，給點提示，到底哪顆濾泡會脫穎而出？輸卵管不可思議地柔軟有彈性，就像八爪章魚的腳或吸塵器的塑膠管，每條輸卵管都會嗅探離它最近的卵巢。若有必要，輸卵管也可以繞過骨盆腔，撫摸另一側的卵巢。這種情況會在子宮內膜異位的婦女身上發生：如果其中一條輸卵管遭遇一團雜亂的子宮組織阻塞，無法碰觸該側卵莢的話，另一側的輸卵管就會負起監視與嗅探兩顆卵巢表面的重責大任。當卵巢裡被選中的卵準備就緒，這條獨立作戰、可移動的管子便會過去迎接它。

排卵的最後一個信號會用來送出卵子，這個信號來自大腦，此時是第十二或十四天左右，腦下垂體會分泌出大量的黃體成長激素，荷爾蒙的快速增加會說服卵巢裂開。這道裂口有時會流些血，或許會伴隨一陣痙攣感，稱為排卵痛（mittelschmerz），昭示排卵的發生。卵子出航了，航向殷殷等候的手指——輸卵管的繖部。繖部覆滿了像毛髮一樣的凸起物，它們步調一致地打拍子，產生一股電流，將卵子吸進孕育生命的籠子——輸卵管裡。

（任何用過排卵期計算工具的女人都知道黃體成長激素激驟升的現象，當這件事發生時，便是告訴她今天行房吧，事不宜遲：妳的卵子已萬事具備，準備迸發而出了。然而，黃體成長激素驟升的時間是否就是行房的最佳時機，仍有待商榷。一項在一九九五年發表的大型研究指出，排卵當天可能是最不適合受孕的時期。大部分懷孕都是在排卵**前**一到五天性交的結果；精子可以存活數天，而且它需要時間游到卵子身邊。這項發現令人相當驚訝，因為過去生育專家認為在濾泡破裂後，卵至少會有一兩天的時間可以受孕，實則不然。排出的卵不是敏感得不適合這個世界，就是大牌到不想準時出席。無論如何，它在濾泡之外的壽命都不會超過幾個小時。因此，假如妳等到黃體成長激素達到高峰時才行房，精子抵達時恐怕為時已晚。宴席散場，卵子已經壽終正寢。）

回到那只灰撲撲的籃子裡，破裂的濾泡仍然繼續存活。它不是一道傷口或一條溝，而是一個初為人母的媽媽；在某種意義上，它是一個在準備懷胎的母體之內的產後母親。濾泡已經產出了一顆卵，現在它為了接著養育這顆卵，獻身於製造荷爾蒙。這個中空的細胞內壁腫脹，充滿膽固醇，呈黃色並變軟，就像奶油或卡士達。它們會形成黃體（corpus luteum），製造大量黃體素和少量的雌激素，將荷爾蒙注入血流中。這些荷爾蒙會刺激子宮，使子宮內膜生長；也會刺激乳房，使乳房腫脹或變得柔軟。假如卵子受精並有幸存活，肥厚的子宮便可以養活濾泡的孩子——卵子，而當受精卵長大成人，來到人世，乳腺便可以哺育它。

假如成功受孕，黃體在妊娠期間會一直存活。在最初的四十二天裡，來自黃體的荷爾蒙攸關胚胎的生死。但即使在胚胎建造了自己的胎盤，而胎盤擔負起合成妊娠荷爾蒙的重責大任之後，黃體仍會繼續存在。黃體依然是最重要的濾泡，卵巢中的王后，它讓卵巢中其他的濾泡個個冰清玉潔，守身如玉。畢竟在懷孕期間，沒有女人想要排卵。

但黃體不僅使胚胎成為胎兒，只要它還存在的一天，就會如母親那樣滋養擁有它的女人。它肥大的黃色組織會持續滲出荷爾蒙，俾益於她成熟身體的每一個器官，她的骨骼、腎臟、胰臟和腦。她的身體享受這頓卵巢帶來的盛宴，一如美洲原住民大啗大嚼水牛大餐，將每根骨頭、每根筋應用在生活的方方面面。

若是沒有受孕，黃體便會在排卵後十天退化。過去曾勾引輸卵管前來愛撫吸吮的濾泡，現在則向巨噬細胞猛拋媚眼。巨噬細胞是一種免疫細胞，負責清除體內已死或將死的細胞。這會使濾泡的缺口上形成纖維組織，黃體於是成為了卵巢白體，在歷經滄桑後留下另一條疤痕。

排卵週期屬於生理機能。它多多少少是自發的，但絕不會對人體全然不聞不問。別誤以為卵巢的活動獨立於人體，剛好相反，卵巢因為缺少腹膜並且長期與腦、身體保持聯繫，對我們的身體狀態相當有反應——身體就是器官生長的生態環境。排卵週期的前半段最容易受到影響。女人的排卵週期長度差異頗大，短的三週，長的可達四十天，大部分的差異是在行經和排卵之間的日子。排卵後的週期就會好預期許多，大都為期兩週，頂多比兩週多兩天或少兩天。排卵前，卵巢就像一座法庭，它會接受各種上訴，傾聽請願、辯駁和質疑，採納許多信號的建議。這些信號有的來自大腦、周圍組織和末梢組織，卵巢會依據這些訊號來決定該怎麼做，是不是要排卵或妊娠。比方說，當妳得了流行性感冒，也許會無法排卵，或是花比健康時更長的時間才會排卵。這種耽延可能是因為免疫系統將危機感傳達給卵巢。記不記得在正常情況下，巨噬細胞會被吸引到排卵後的濾泡周邊，將黃體漂成白體？在生病期間，巨噬細胞以及其他免疫細胞的數量會暴增。部分過剩的免疫細胞可能會聚集在卵巢上，干擾濾泡的成熟，甚至中途吞掉一、兩個濾泡。另一方面，免疫系統的變化也可能減緩腦中促性腺釋放激素脈衝產生器的運作，降低腦下垂體分泌續發性荷爾蒙的速度，從而間接地抑制排卵。不論細節為何，這個系統還真不賴。假如妳生了重病，妳必須專注於如何早日康復，而不能讓懷孕分散了自己的精神。

目前還不清楚焦慮和壓力是否也會在沒有明顯疾病的情況下抑制卵巢的功能。這是民間口耳相傳的說法，所以親朋好友往往會建議不孕的夫妻多休息。他們會在一旁咕噥道，放輕鬆，妳沒多久就會有身孕了。但這是一起先有雞還是先有蛋的爭論：是壓力引起不孕，還是不孕造成壓力？相關證據絕大多數都只是道聽塗說。我們聽過有些不孕婦女辭掉了壓力大得讓情況日益惡化的工作後，立刻就懷孕了；我們也聽過有些不孕夫婦多年來膝下猶虛，求一男半女而不可得，最後決定領養，他們把寶寶帶回家後，瞧，幾週之內太太就懷孕了。然而我們聽不到反面的故事，像是有些女人在戰爭恐怖的壓力下，被強暴後懷了孕。截至目前為止，關於減輕壓力是否能幫助受孕的臨床研究，結果仍然分歧。有些研究顯示受孕成功率顯著提高，有些則沒有區別。靈長類動物學家曾試圖瞭解為何某些種類的猴子，如絨頂樫柳猴（cotton-top tamarin）在面對雌性首領時，其他從屬的雌性會無法排卵；他們驚訝地發現這種生育能力的抑制作用與典型的壓力荷爾蒙無關。在過去的理論中，研究者認為位居統治者地位的雌性個體會使從屬個體承受極大的恐懼，以至於從屬個體的身體必定會承受大量壓力荷爾蒙，如皮質醇（cortisol）等物質，導致牠們暫時性的不孕。然而情況並非如此，尿液採檢發現從屬雌性的壓力荷爾蒙微乎其微。事實上，牠們的情況正好相反：當一隻年幼雌性被移出統治雌性的領地時，牠們的皮質醇濃度快速提高——導致牠產生了排卵能力。

「壓力」通常是種教人不敢碰觸的課題，對那些研究人員來說，壓力這個課題本身就是他們的長期壓力來源。壓力的定義、如何測量、多少才算多，大家莫衷一是。假如你覺得生活充滿無力感，一點點壓力就有可能擊垮你；假如你覺得生活完全在掌握中，你對壓力的承受度可能會變得相當大，彷彿沒有極限。你也許會在壓力中激發出潛能，從而試著去製造一種永久的緊急狀態，以便保持你的危機處理能力。

除了親戚的嘮叨和迫在眉睫的期限外，其他外在環境因素也會影響卵巢的內在規律，像是成熟中濾泡的荷爾蒙成分、或者毛茸茸輸卵管的曲扭和吸吮。其中一個可以顯示外在環境如何影響女人內在規律的最有名、也最引人入勝的例子，就是經期同步的現象：在相同空間起居的女人，可能會藉著一種無味的揮發性化學物質費洛蒙，把目前仍不為人所知的信號傳給另一個女人，讓她們的排卵與行經步調趨於一致。這個觀念最早由芝加哥大學的生物學家邁克林塔克（Martha McClintock）於一九七一年提出，當年她是哈佛大學的研究生。邁克林塔克在一篇發表於備受矚目的《自然》期刊論文裡，提出一所女子學院中數群室友經期的資料。開學時，她們的行經日期隨意分布在一個月當中的任何日子，這很正常；但經過一學年，同居室友的經期漸趨一致。七個月後，室友們的經期比一開始更接近了三三%；相形之下，不同房的學生就沒有經期同步的跡象。邁克林塔克的報告不論在科學界或民間都引起了熱烈的迴響。她的發現和許多女人的觀察不謀而合，母親和青春期的女兒、姐妹、室友、女同性戀人之間，都莫名其妙地同時來潮，同時搶著要衛生棉，展現一種血濃於水的姐妹情深。

然而，接下來一些有關經期同步的研究，則沒有那麼能自圓其說。有些證實了原先的報告，有些則否定了。根據最近一項對過去二十五年發表的經期同步相關研究做的整理，有十六項研究發現統計學上支持經期同步的重大證據，還有十項研究未能找到任何統計學上有意義的模式。有些研究發表了無同步，甚至反同步的證據：一個月又一個月過去，同處一室女生的經期不是更接近，而是變得更分散。彷彿女人彼此打暗號：我們過去毫無相同之處，讓我們就這樣下去吧。

邁克林塔克是熱情洋溢的女人，她打了一條色彩鮮豔的領帶，身穿喀什米爾羊毛衫，有時會穿戴讓人意想不到的配件，如有黑色魚圖案的灰鴿色襪。她致力於探索環境如何影響我們的生理——即後天現象如何暗示先天機制。像是研究心態對疾病發展的影響；觀察病患相信自己能康復的心理，如何影響他實際的康復狀況；並檢視與世隔絕如何影響健康。一般來說，長期幽居對社會性動物會有不良影響，問題是這種影響何以產生，以及如何測量這種不良影響，並挖出它的根源，在看起來像是街談巷議的迷信與艱深生理學可測量的變化之間找出交集。邁克林塔克堅稱經期同步確有其事，但裡頭大有學問。她向我解釋，許多人注意到經期同步的現象，卻在非常偏狹的詮釋中擱淺了。他們說，如果同處一室的女人的經期沒有以統計學上顯著的方式彼此接近，那麼這現象就不存在，純屬臆想。

「人們把焦點放在經期同步上，把它當作主要現象，因為這想法引人入勝。」她說，「但我一再強調的是，它只是大象的左耳。只是社會環境控制排卵週期的其中一個面向而已。」她繼續說，「對社會動物來說，懷孕、排卵和生產都會在群體環境中發生。輸卵管的功能也許和吸管相去不遠，但我們不是在真空管中懷孕。我們都在族群的掌握中，我們的身體知道，並且有相應之道。當群體的動態改變，我們的反應也會跟著改變。在某種情況下，和其他女性用一致的步調排卵是理所當然的，但在其他情況下卻會使我們受到阻礙。」邁克林塔克和她的同事發現，雌鼠既可以發出抑制其他老鼠生育能力的費洛蒙，也可發出促進其他雌鼠懷孕的費洛蒙。「女性在生殖週期的不同階段，在懷孕和授乳期都可能製造這些費洛蒙。」她說，「女人可視自己的狀況發出不同的信號，和她們朝夕相處的女人也會用各種方式做出回應。有些情況會產生同步，有些則否。」

對老鼠的研究帶來了相當豐富而詳細的發現，讓我們發現卵巢和社會間可以進行如此多樣而微妙的對話。一般說來，群居的雌鼠會讓彼此排卵和懷孕的時間間隔保持在一到兩的週期內。將妊娠步調拉近對牠們來說是合情合理的，如此一來，牠們便可以在產後一起哺乳，聚在一起叫鬧。牠們可不是什麼可愛的小共產主義老鼠，牠們是大鼠，是長著長牙、脾氣暴躁，在垃圾桶和下水道裡棲息的食腐動物。然而，藉由集中管理小鼠、分攤哺乳工作，每隻雌鼠都能從中受益。比起自己獨挑大梁，雌鼠可以花更少時間和精力照顧子女，而牠的小寶寶在斷奶時也會比獨自養育更加肥胖健康。因此，同步對牠們來說是最佳狀態。假如一隻雌鼠意外流產或小鼠產後夭折，牠會先去做那些老鼠不情願做的事，像是暫時克制交配的欲望，緩一陣子後再懷孕。牠會等待那些正在授乳的姐妹的訊號，重調時鐘，以和其他雌鼠保持一致的步調。

有關社會習性影響老鼠生物現象的故事還沒結束。假如有一隻雌鼠未能和群體步調一致，逕自產下小鼠，這種沒有同伴與牠同時懷胎的感覺會帶來一種更奇妙的影響：牠會生下一窩女兒，而非標準的雌雄各半。剛生產完的雌鼠會在其他雌鼠之間生活和哺乳。由於其他老鼠和牠的生理時鐘不同，所以很可能會有比牠寶寶年紀大的小鼠。年紀稍大的小鼠可是出了名地會搶奶水，而母鼠剛開始泌乳時產出的奶水是最香甜的。因此這些比較大的小鼠會搶去新媽媽的奶水，而老鼠媽媽對於牠們的掠奪一點辦法也沒有，這會使許多牠自己親生的寶寶餓死。然而，假如這些較小的寶寶中，能有一兩隻僥倖存活的話，牠們最好是雌的。在老鼠當中（以及其他許多物種中），雌性是安全性別，雄性是高危險性別。女兒是政府公債，兒子則是垃圾債券。雄鼠會廣泛且狂熱地交配，生下許多孩子，讓牠的母親當一個子孫滿堂的祖母——但牠也可能會一敗塗地，性事無成，斷了自己的香火。相形之下，不生育的雌鼠少之又少，牠一生中能產下的孩子或許就這麼多，但也不至於一胎都沒有。所以當時機不好、前途看淡時，投資在女兒身上吧，牠們可以延續香火。我們在此看到一個不尋常的例子，顯示出外在環境的力量如何直入龍宮——子宮。懷孕的雌鼠察覺了自己的孕期與同伴不同步，然後用某種方式將這種感官資訊轉化成對雄性胚胎的歧視，從體內將它們回收，免得日後白忙一場。牠的身體感受到危機，尋求保障，於是賜牠女兒。

一九九八年，邁克林塔克研究小組在《自然》期刊再次發表了一份重要報告，證實我們身上的確有那麼一點鼠性：我們的卵巢也受外在群體的影響。該研究是以棉花棒擦拭處於不同排卵時期的女性腋下，再將棉花棒抹在其他女性的上唇；沾染分泌物的棉花棒，可達到傳遞費洛蒙的效果，相當於一種無臭無味的化學信號。暴露在這些分泌物下的女性，雖然不是所有人，但有許多人的經期不是加快就是延後。研究發現，如果棉花棒採自月經週期早期——也就是在排卵前的濾泡期的女性，則具有縮短接受者經期的效果——也就是說，接受這些費洛蒙的女性會比過去的經期紀錄提早排卵。相反地，假如是在濾泡期末期、接近排卵時採集的費洛蒙，則會延長接受者的經期——接受這些費洛蒙的女性會比她們通常的經期晚數天排卵。假如是採自排卵後，也就是更晚做費洛蒙取樣，像是在行經之前的黃體階段，則對接受者毫無影響。

並非所有女人都會受到費洛蒙的影響，但受影響的人數夠多，足以使這項發現具有統計上的意義，而可以更有力地證明人類的費洛蒙的確存在。透過這個經嚴謹控制的實驗，我們發現女人之間會互相影響，以各種方式彼此感應，而且一切都發生在意識之外，不需知道理由，甚至不需聞到實際的氣味；當實驗者用棉花棒塗抹研究對象的上唇時，她們除了準備實驗時使用的外用酒精外什麼都沒聞到。這項結果同時也說明了為何有關經期同步的研究會有那麼大的差異；她們製造的費洛蒙，可能讓其他女性的經期更接近或更分散，端看是在經期中哪一天製造的而定。這會使尋找同時性的研究，忽略同樣重要的非同時性現象。

但是這種對排卵時機的社會性控制用意何在？這種讓別的女人和妳步調一致，或是讓其他人的經期與自己錯開的目的何在？我們不知道，只能推測。我們的考量不該僅限於單純的排卵和同步行經，也要考慮到女人懷孕的那幾個月、哺乳的那幾個月或幾年，以及她們可能在這段更長的日子裡散發的氣味和暗示。我們也應思考她們和緊密生活的其他女性之間有怎麼樣的感情和政治關係，是與她們姐妹情深、相依為命，或者彼此暗中較勁，又或者根本漠不關心。如果我們和同處一室的其他女性相處融洽，經期發生同步的機率就會比較大。有安全感讓我們更願意承擔懷孕的風險。當我們的排卵週期規律時，就會比較容易懷孕，而調節、穩定自身週期的其中一種方式，就是和妳身邊的人保持一致的頻率。

假如我們感覺和自己的同伴格格不入，又怎能期待排卵時能一心一德，或是產生任何穩定的影響呢？從屬的絨頂檉柳母猴在統治者母猴身邊時是無法排卵的。母猴王並沒有迫害牠們，沒有揍牠們或偷牠們的食物。大半時候，牠只是對自己的從屬視若無睹。然而統治者的氣味、姿態和氣氛，讓牠從屬腦中的神經振盪器鴉雀無聲，導致牠們不會排卵。那麼，女人也會在一名具威脅力或惹人生氣的女性面前退縮不孕嗎？假如對手正在哺乳新生兒，她會因此下意識地選擇延遲自己的排卵時間嗎？這麼一來，當她懷孕、需要張羅相關需求時，就不必承擔和一名敵對哺乳者爭奪資源的負擔了，是嗎？對排卵週期的社會控制可以用來促進合作，彼此協調，也可以用來抵禦外侮，避免衝突，或者也能用來對付敵人，讓對手週期不穩，若有必要，甚至可以破壞她的生育能力。

「情報是關鍵。它永遠是關鍵。」邁克林塔克表示，「情報越豐富越好。如果能調節自己的生育能力，確保自己在身體狀態和社會條件雙全的時機懷孕，就會比那些搞不清楚狀況的女人更加成功。」邁克林塔克說，費洛蒙是種情報來源，但並非唯一的情報來源，更不見得是那個能告訴妳目前處境為何、是否該採取行動的主要因素。費洛蒙帶來的資訊只是錦上添花，有時值得留意、有時則不然——所以在邁克林塔克研究的女性中，有些受到影響，有些則否。

我們沉浸在感官建議的汪洋大海裡。我們的性伴侶會在我們的腦和卵巢上發揮他們的影響力。和男人同居的女人往往比獨居者有更規律的排卵週期，而規律的週期大大增加了懷孕的機率。女人可能會對男人腋下、下體、頸背或任何她忍不住要耳鬢廝磨的部位所分泌的費洛蒙有反應。但為何局限於鼻子？妳的整個身體就是個閒不住的感應器。就如我們稍早提過的，女人和姘夫發生性關係懷孕的機率要比和老公行房懷孕的機率來得高。這項資料正確與否目前還有爭議，背後的原因也可能用相當平凡的理由解釋，像是那些紅杏出牆的女人可能會因為害怕留下物證，而不採用避孕措施。另一方面，正如我們所見，偷這種差異也可能是由於性高潮會將精子拉進子宮內，做為女性最後的選擇。所以還有另一種可能是，偷情帶來的愉悅和卵巢產生了交流，就像與其他女人同處一室般，影響了排卵的時機；方法可能是藉由刺激黃體成長激素大量分泌，使卵子從卵巢中釋放出來。我強烈懷疑，高潮也帶有重大的影響力，因為任何可以讓子宮顫動得如此強烈的事件，必定也會影響到鄰近的卵巢和裡頭的卵子。也許當一顆濾泡感受到天搖地動時，也會加快成熟的腳步，並且告訴大腦：快點，拜託，時候到了。而大腦就會大量分泌黃體成長激素，唱出卵細胞的自由頌。

老實說，是我個人的懷胎經驗使我如此相信。我先生和我多年來一直想懷孕。我的排卵週期準確得像個節拍器，每二十八天一次，有陣子我們行房也和排卵一樣規律，在每月中旬、我認為最可能成功受孕的時候集中火力。別人建議的姿勢我們都試過了。有時我會達到高潮，有時會刻意迴避。誰知道顫動的子宮頸是會拉進還是推開精子？最好能面面俱倒，鉅細靡遺。我會在行房後一動也不動地躺著，臀部抬得高高的，使用隨身排卵檢測器測量黃體成長激素的濃度。幾個月以來，我們持續守候檢測器上的藍線，但什麼也沒發生，什麼都沒有。

一九九五年十一月，我的檢測器沒有檢測到黃體成長激素，我為此愁眉不展，心想又是一次不排卵的經期；那時我已經三十七歲，時間不多了。但在十二月時，我發現自己有了身孕——我在上個月，篤信自己未孕時懷孕了。當我回想事情的來龍去脈，才明白這是怎麼回事：在排卵週期初期，我認為更可能懷孕的日子前幾天，我老公和我做了之前集中炮火努力做人時很少做的——單純為了此情繾綣、巫山雲雨而行房。我相信是這種不計得失的，浪漫的揮霍，激發了我的排卵，其速度之快，一如自由車手在賽道上一路殺到終點。我的高潮讓一顆有活力的卵子加速成熟，刺激黃體成長激素大量分泌，荷爾蒙的激增又促使一顆濾泡破裂，讓卵子破門而出，一路滑下輸卵管，而推波助瀾的精子已在那裡等候多時。這一切都以迅雷不及掩耳的速度發生，以致在我開始每個月中例行的黃體成長激素檢測時，早已錯過了這場驚天動地的好戲。正當我以為自己跳過了一次排卵時，實際上已經珠胎暗結。

當然，我無法為這一切提供任何證據，我手上有的只是我的孩子。雌鼠因為壓力產下了女嬰，而我則因為喜悅而獲得了我的女兒。

第十章 人體機器的潤滑油

荷爾蒙小傳

每天早上，我都服用甲狀腺素藥丸，甲狀腺素是一種荷爾蒙，由位於頸部中間、像飛蛾狀的甲狀腺所分泌。二十多歲時我曾有甲狀腺機能亢進的問題，這是一種自體免疫疾病，但因為我討厭上醫院，所以延誤了好幾個月才就醫。由於甲狀腺異常活躍且分泌過多的甲狀腺素，我變得心神不寧、焦躁，情緒起浮劇烈，心跳高達每分鐘一百二十下，是我正常心律的兩倍，就連躺在床上時也不例外。我過去曾是個熱愛運動的人，突然間失去了力氣，爬個樓梯得停下來休息個好幾次。我吃得很多，體重卻持續減輕，變得一副病懨懨的樣子，所以就算身材變苗條也無人稱讚。我的眼睛微凸，讓我看起來像樹蛙一樣，這個症狀讓我想起其他同病相憐的人，例如前美國第一夫人芭芭拉（Barbara Bush）。

我接受了放射碘治療。放射碘會瞄準甲狀腺，清除大部分異常的甲狀腺組織，所以我現在的問題是甲狀腺機能低下，身體無法提供足夠的甲狀腺素，因此我下半輩子得每天吃這些藥丸來補充甲狀腺素。這件事很乏味。服藥不會改變我的情緒或性格，刷牙洗臉之類的日常儀式至少還能帶來一點提振精神的感覺，但服藥連這點效果都沒有。

然而，如果停止服用甲狀腺素，我的狀態就會開始變糟。我會在幾天到幾週後逐漸變得易怒、沮喪、嗜睡，連腦袋都變鈍。我還會變胖，老是怕冷，變得一點「性趣」也沒有。我的心跳會變慢、不規律，連血壓都會升高。我會再次變得病懨懨的，承受早逝的風險，敗給體內的化學變化。

甲狀腺素不是一種性荷爾蒙，不是那些我們所謂會在年輕人或情人身上「荷爾蒙氾濫」或「被荷爾蒙沖昏頭」的物質。化學上，荷爾蒙是個龐大的家族，其中也包括幾個我們很熟悉的物質，像是做為性荷爾蒙的生物活性分子，雌激素和雄激素；還有壓力荷爾蒙，做為我們內在的哨兵，在碰見獅子或聽見門後房東的鼻息聲時，迅速激起我們的恐慌。此外，還有一群負責提醒我們補充所需鹽分、食物和水分的幕後工作人員，其中包含一些我們通常不會把它當作荷爾蒙的成分，例如血清素，也就是百憂解（Prozac）、左洛復（Zoloft）和其他近千種抗憂鬱藥物成分的作用對象。

現在，我得靠持續服用荷爾蒙來活下去，但這也讓我開始好奇這些物質的範圍、它們的影響力和極限。我好奇為何像甲狀腺素這樣的物質在劑量過多或缺乏時，會造成如此殘暴而令人難以承擔的結果；而在它既不過量亦不缺乏時，又為何顯得如此不起眼而缺少啟發性。在服用正確劑量的甲狀腺素時，我就會回歸日常狀態，就如我有知覺以來感受到的一樣穩定和不穩定，僅此而已。最好的狀態就是保持過去的狀態。因此，甲狀腺素可說是一種影響廣泛且可接受劑量範圍狹窄的物質。無論哪處組織、甚至我的大腦，都不能在甲狀腺素異常的情況下正常運作，那會讓我無法做自己、無法控制自己的身體或意識。那麼，這究竟是怎麼回事？荷爾蒙是有影響力的，它們有發生缺陷的時刻，也有發揮意義的時候。荷爾蒙遠比我們絕大多數人想像的來得重要，但往往不是因為我們想像的那些原因。

最近荷爾蒙的話題又重現江湖，掀起一波風潮，討論這些化學使者到底能為我們做些什麼，又能透露我們身體的哪些訊息、如何解決我們身體的問題。有部分風潮關注的只是一種修辭上的時尚，像是把一些所謂的男性特徵，如在公共場合昂首闊步、擺姿勢、打斷別人、打嗝等行為，歸因於睪固酮的作用。這群男人會稱這些行為「散發一股睪固酮的臭味」（reek of testosterone），是「被睪固酮毒害的傢伙」（poisoned by testosterone），而成為「一鍋行走的睪固酮」（caldrons of testosterone）。那聽起來很可愛、很犀利，因為沒錯，男人確實有夠多的睪固酮，基本上沒說錯。這種荷爾蒙幽默也沒有放過女性，稱那些瘋狂購物或分享卡布奇諾的女性為「沉浸於雌激素」（estrogen sinks）或是被「雌激素的巨浪捲走」（billows of estrogen）。其他流行的荷爾蒙還有愛情荷爾蒙、母親荷爾蒙、甚至犯罪荷爾蒙。人們渴望向自己解釋我們是怎麼樣的人，而荷爾蒙似乎是個潔淨且可量化的標準，可以區別男人和女人、競爭者和合作者、文明人和野蠻人。我們對分類有著無可救藥的執著。

大眾對荷爾蒙的興趣，也反映在那些專門組織歸納法則的最高祭司——科學家——對相關研究的熱衷。自一個世紀前，荷爾蒙第一次被分離並合成以來，相關研究便以其他領域無法比擬的速度爆發式地增加。如今我們已經知道，那種令人安慰的荷爾蒙分類風潮並不是真的。過去，荷爾蒙被比喻為鑰匙，每把鑰匙用於啟動特定的受體——這些受體被比喻為一個個在特定身體組織上的鎖。如果荷爾蒙和受體的關係真是一個蘿蔔一個坑，那麼每個荷爾蒙都能對應一套特定的行為模式和反應。現在這套說法已不適用，原來我們身體上有著各式各樣的鎖，會接受各種荷爾蒙的探詢，有些荷爾蒙甚至不需要一個配合的鎖就能發揮其效果。這些荷爾蒙會在血液與組織間不受阻攔地橫行，或在縫隙間自由地穿梭，讓我們再次見識到這些化學使者是多麼有力、精細和渾然天成。

荷爾蒙本身就像音樂，亦即分子的詠嘆調，而這解釋了它何以威力十足，歷久不衰；何以經過數億年的發展，還繼續以某種形態持續存在。某些荷爾蒙和我們之所以為女人密切相關，而這些就是我所要談的荷爾蒙。這些荷爾蒙很熱門：雌激素、黃體素、睪固酮、催產素和血清素。但這些荷爾蒙可不是流行的奴隸，它們不會順應期望，它們討厭陳腔濫調。

荷爾蒙（Hormone）一字來自希臘字 **horman**，意指喚醒、刺激、驅策。這些都是荷爾蒙的作用，它刺激，它驅策，但有時荷爾蒙的驅策是一種寧靜的感覺、休息的訊號。對荷爾蒙的標準定義是：一種由人體組織分泌、在血液或其他體液中流通的物質，這種物質可以促使接觸該物質的其他組織進入新的狀態或進行活動。甲狀腺分泌甲狀腺素，刺激心臟、肌肉與腸胃。卵巢中的濾泡排卵後會釋出黃體素，刺激子宮內膜增厚。早期專家認為荷爾蒙和神經傳導物質不同，像是正腎上腺素與乙醯膽素等會快速分解的物質，會刺激腦細胞間的溝通；但近期研究發現，荷爾蒙就跟神經傳導物質一樣，能夠改變腦細胞的組織和分配，使腦細胞更容易激動。腦細胞之間是循著「滴答滴答」的電脈衝進行溝通的，因此，就算不將雌激素視為一種神經傳導物質，應該也可將它納入神經調節物質這個化學大家族中——是為大腦的轉轍器。這種重新定義不只涉及一種語義上的改變，也影響了我們如何思考、感覺和存在。它促使我們重新協調對於身體和腦部的研究，而不是像過去那樣區分兩者，把脖子以下劃為內分泌學家的領域，而把大腦劃為神經科學家的領域。

荷爾蒙不只複雜，它的分子還非常小，而這項特徵對荷爾蒙來說十分理想，讓它就如一個生物吟遊詩人，總在滔滔不絕地四處遊說。無論它的分子結構核心是由脂肪構成，如性荷爾蒙，還是由肉構成，如催產素和血清素等胜肽類荷爾蒙，小都是它們的共通點。

讓我們來細看一下性荷爾蒙。性荷爾蒙又稱類固醇荷爾蒙（sex steroid hormones），**類固醇**這個字最近常被濫用，所以當我們提到類固醇時很容易會以為是同化類固醇（anabolic steroids），這是那些健美先生和運動員常用的禁藥，好讓肌肉看起來又大又壯。這種藥品通常是睪固酮的合成版，雖然也是類固醇荷爾蒙，但類固醇荷爾蒙的種類很多，遠比我們所認識的禁藥有趣多了。

只要看過類固醇的分子構造圖——且你對分子構造的鑑賞力沒被高中化學老師摧毀殆盡的話，你一定會喜歡類固醇分子的嚴謹之美。類固醇由四碳環組成，它們之間的接觸就像拼貼馬賽克磚一般。這些環穩固了荷爾蒙的結構，讓它們不會在血液中或濃稠的腦漿中輕易溶解或散開。此外，類固醇的環更適合進行修飾，可在分子外圍裝飾其他分子，每一道新的修飾都會改變類固醇的意義與功能。睪固酮和雌激素的分子就出乎意料地相似，只是它們的微小附屬物製造了足夠的差異，從而向受體組織傳遞了非常不同的訊息。

類固醇在自然界的歷史久遠，它在許多有機體上扮演傳遞訊息的角色。舉例來說，黴菌就會分泌類固醇，雌性的黴菌釋出的類固醇，會促使附近的黴菌長出對應的雄性生殖器官。一旦接收者接到訊息，將自己雄性化後，便會在附近釋出另一種類固醇荷爾蒙，誘使雌性往它的方向生長。「快來跟我結合吧！」它會如此喊著，雌性便過去與它結合。大豆和蕃薯等植物也含有類固醇和似類固醇的荷爾蒙，事實上，富含這些植物性雌激素的飲食有助於緩和停經時的各種症狀。某些水生昆蟲含有壓力荷爾蒙皮質醇，濃度之高足以使捕食牠們的魚失去知覺。墨西哥甲蟲幾乎是隻活的避孕藥，牠們會分泌雌激素和黃體素，科學家認為這可以用來遏制天敵的繁殖。豬也喜歡類固醇，求愛時公豬會吐口水在母豬的臉上，口水中含有一種帶著刺鼻氣味的類固醇混合物，會讓母豬乖乖就範、把後腿張開。這或許可以用來解釋「男人是沙文主義的豬」這句話——是的，只要花些口水，這個小女人就是你的囉！

在自然界，類固醇以及似類固醇的荷爾蒙就算沒有上千種，至少也有上百種。從定義上來看，類固醇荷爾蒙是種家喻戶曉、卻一直蒙不白之冤的膽固醇精煉產物。膽固醇在構造上就是一個完好的類固醇，但也是一種樸實無華的類固醇，一個不傳遞任何訊息的分子。唯有加上化學修飾，才能扮演荷爾蒙活潑的角色。脊椎動物體內的所有類固醇荷爾蒙都是由膽固醇組成。選擇用膽固醇來組成荷爾蒙有其道理，因為我們的身體以膽固醇作為磚瓦。就算你沒吃蛋、油、肉類等高膽固醇食物，肝臟還是會二十四小時持續製造膽固醇，因為膽固醇是構成細胞外圍那層厚厚的保護膜，也就是細胞膜的重要成分。通常細胞膜至少會有一半以上是由膽固醇構成，在神經細胞中的比例甚至更高。如果沒有膽固醇，細胞就會分崩離析。沒了膽固醇，也無法製造新細胞。沒有新細胞，就無法代謝每天在皮膚、內臟以及免疫系統中死去的數十億細胞。膽固醇不只是大地的豐腴，也是大腦的豐腴。

荷爾蒙一詞是到一九〇五年才有的，直到一九二〇年代，這個字才被單獨使用，但人們認識類固醇荷爾蒙已有千年之久，這要歸功於身體外部一個特別的荷爾蒙工廠——睪丸。很不幸地，雄性動物，包括人類在內，首當其衝成為內分泌學的實驗對象。將狩獵的獵物閹割，可以控制其行為，也可以使其肉質更加美味；將男人閹割，則是為了讓他們更可靠。在《聖經》舊約中提到，希伯來國王與王子們的配偶會由閹割的男性伺候。進行性犯罪或性倒錯行為的男性會受到閹割的懲罰。十二世紀時，偉大的神學家兼哲學家阿培拉德（Peter Abelard）就因為和他鍾愛的學生海露易絲（Heloise）私奔，而受到割除睪丸的懲罰。阿培拉德被奪走男子氣概的苦澀悼念，在他的回憶錄《我之大不幸》（*My Grear Misfortune*）裡有不少著墨（至於海露易絲，她的生殖器得以倖免，或許是因為中世紀對女性生殖器瞭解不多，所以她毫髮無傷地被送往修道院，後來她名聲鵲起，還當上了阿培拉德所創聖靈女修會〔Paraclete〕的院長）。

人們早在幾個世紀前就知道睪丸主導著青春期的許多變化。所以過去那些天生擁有如女高音般美妙聲音的男孩，必須在青春期來臨前閹割，免得聲音變粗變低。根據一些當代紀錄，閹割後的歌手聲音之所以悅耳，是因為他們的聲音融合了女性音質的甜美清亮，又因為男性的肺活量大而更顯力度。這種閹割現象在十七、十八世紀達到高峰，上千名父母希望自己的兒子功成名就、享受榮華富貴而不惜將他們閹割；這種討人厭的虎爸虎媽*從古至今皆有。直到十九世紀，歌劇的唱腔與流行有所改變，女高音才擠掉了閹割歌者，成為天使之音的翹楚。

然而閹割仍持續在實驗室中進行，如在十九世紀的內分泌科學中執牛耳的柏侯德（Arnold Adolph Berthold），便以公雞進行了一連串相當重要的實驗。他摘除了小公雞的睪丸，這基本上就是飼育閹雞的處理過程。閹雞的肉質柔軟，味道鮮美，頗受饕客喜愛。閹雞沒有公雞那樣誇張的羽毛和性徵，也不會像雄赳赳的公雞那樣啼叫。但柏侯德的雞並沒有就這樣保持中性，他將雞的睪丸摘除後，隨即將睪丸移植到雞的腹部，結果你瞧，這些小雞都長成了有雞冠、長羽毛，雄赳赳氣昂昂的正常公雞。解剖後，柏侯德發現那些經移植的睪丸在新的地點固定下來，長成兩倍大，也長出了供血系統，睪丸內甚至充滿了精子，跟成雞的睪丸沒什麼兩樣。因為在移植的過程中，睪丸的神經已被破壞，柏侯德原先推斷這些睪丸會因為與神經系統脫離而無法對身體發揮影響。後來他稍稍改變假設，猜想有某種物質，某種「精力之水」（eau vitale），能夠從生殖組織透過血管流到身體的各個部分，使小雞長成大公雞。但他當時無法肯定這是什麼樣的物質。

* 編注：原文為stage parents，暗指stage mother；童星的家長，帶貶義，指那些人為了使孩子成功而施加了過大壓力。

男性身體促成了荷爾蒙研究的誕生，女性身體則推動荷爾蒙的研究日趨成熟。一九二〇年代，科學家以孕婦的尿液採樣進行一系列實驗，在其中尋找有趣的物質。科學家以孕婦的尿液對老鼠的生殖道進行了試驗，發現尿液中有某種物質，使老鼠的子宮與陰道產生很大的變化。老鼠的子宮內膜變厚，陰道內膜也變得角質化（cornified）——這是種俏皮而傳神的說法，因為陰道內膜的細胞會伸展，變得像一支支玉米（corn）。有機化學家於是著手尋找這種變化的源頭，終於在一九二九年第一次成功分離了第一種荷爾蒙——雌酮（estrone，E1）。雌酮是一種雌激素，雌激素也稱作女性荷爾蒙，不過不論男女，我們身上都有雌激素。在任何人的體內，至少會有六十種形式的雌激素，但由其中三種主導：雌酮、雌二醇（estradiol，E2）和雌三醇（estriol，E3）。這些荷爾蒙以上頭的氫氧基（氫原子與氧原子的組合）修飾數量而得名，你可以用它們來教你的小女兒數數：雌酮有一組氫氧基，雌二醇有兩組，雌三醇則有三組。數氫氧基是化學家的命名方式，並不符合生物學家的風格。我們無法憑分子上帶有的氫氧基數量，預測這些分子在生物身上引發的行為；更多不代表更好，更少不代表更鈍。不過因為是化學家首先發現這些激素，所以就由他們扮演亞當。

跟停經前婦女體內主要的雌激素——雌二醇相比，雌酮在促進陰道角質化或子宮內膜變厚這方面，相對較弱一些。因為雌酮在懷孕期間由胎盤大量分泌，也因為將內分泌學帶進一個嶄新領域的，正好就是懷孕婦女的尿液，所以雌酮才成為最先被發現的荷爾蒙。沒過多久，化學家便像為荷爾蒙歇斯底里似地，快速分離出大部分的類固醇荷爾蒙，其中包括了雄激素、黃體素，還有腎上腺素中的壓力荷爾蒙，並確定了它們最主要的功能。

不過他們的真愛仍是他們的最初，也就是雌激素。科學家編了一部合成雌激素的藥典，寫下可以在這邊去掉側鏈、那邊加上甲基。他們合成出惡名昭彰的雌激素化合物己烯雌酚（diethylstilbestrol，DES）曾在一九四〇到一九六〇年代用來預防流產，但現已證實會致癌，還會對服藥母親產下的胎兒造成傷害。他們發明了避孕藥。他們還製造了供停經者服用的雌激素藥丸和貼片，這些藥品含有合成或「天然」雌激素——含有從懷孕雌馬尿液中分離出來的天然荷爾蒙。馬的排尿量本來就很多，特別是當孕馬和小馬在一起時。

雌激素是最先發現、也最出色的荷爾蒙，隨著時間流逝，它們的趣味有增無減。它們也是天使和魔鬼的化身，既能讓我們的身體健康，也能讓我們患病。雌激素賜給我們乳房，卻也引發病變與乳癌；雌激素能催熟卵子，哺育子宮中的新生命，卻也製造了黏稠發紫的子宮肌瘤，它們會如南瓜藤般蔓延孳長，直到子宮報銷。

要追蹤、記錄這些關於雌激素的矛盾見解絕非易事。有人告訴我們工業化社會中的女性往往服用了過量的雌激素，以及各種來源的雌激素：它們來自我們體內囤積的脂肪，來自沒懷孕和授乳以致很少中斷的月經週期，再加上我們服用的避孕藥、我們的飲酒習慣，甚至暴露於環境中的類雌激素化學物質，種種因素都導致現代婦女接觸到的雌激素遠比過去歷史上的所有祖先都來得多，這種過度豐沃會帶來傷害，成為病源。然而，也有人告訴我們，婦女會因為雌激素不足而產生健康問題：停經後卵巢製造的雌激素顯著下降，是因為身體預期我們更年期後不會活太久，因此我們需要持續服用雌激素，年復一年。我們知道雌激素能強健心臟，鞏固骨骼，讓我們的腦袋靈光，它是超級英雄漫畫裡的超級女英雄。但是，我們能就此擺脫雌激素讓女性溫柔、細心、溫馴的過時印象嗎？

我敬佩雌激素，因為它有能力滿足我們的要求和任性。它是我們的代罪羔羊，是任我們鞭打的娼妓。多年來，雌激素被妖魔化、被推崇、被逐出教會又被復活；而它就像個女人一樣，依舊能將一切一笑置之。要認識雌激素，我們必須從它是巫婆藥箱中瘋狂邪惡成分的想像裡，分離出它作為荷爾蒙的角色——我們需要先搞清楚，對於雌激素作為荷爾蒙的功能與局限性，我們到底瞭解多少。

雌激素也稱為女性荷爾蒙，雖然這說法不完全正確，卻也有幾分道理。在十二歲至五十歲的這段期間，女性血液中的雌激素會比男性高出三至十倍。到了中年，男性和女性的雌激素量逐漸趨近，但這不只因為女性的雌激素減少，而是男性體內的雌激素也有增加的趨勢。不過請記得，無論是在男性還是女性，這些荷爾蒙在我們體內的含量都極其稀少，在實驗室裡是以兆分之一公克為單位在計算。我們需要相當於二十五萬名停經前婦女的血液，才能萃取出一茶匙的雌二醇。相反地，我們每個人身上都含有至少一茶匙的糖和一茶匙的鹽。荷爾蒙若是豆子，我們就好比躺臥其上的公主。無論我們與荷爾蒙之間擺上多少張床墊，荷爾蒙還是能讓我們坐臥難安！

粗略來說，身體的不同器官組織會製造出不同的雌激素，當然其中也有大量冗餘和重複之處，以致我們經常無法釐清這些雌激素是由誰製造，為什麼製造，又會達到什麼效果。處於生育年齡時，女性身上的主要雌激素是雌二醇，它是卵巢的產物，由濾泡細胞和黃體（濾泡破裂後形成的水泡般的黃色物質）釋出。雌二醇被認為是三種雌激素當中最強的，至少是根據我們對雌激素活性的檢驗標準來看——它讓老鼠的陰道上皮細胞產生明顯角質化，變得像愛荷華州隨風搖擺的玉米田一樣。雌三醇主要由胎盤產生，也有極少部分來自肝臟；它也是主要的「妊娠雌激素」，會賦予女性母性的光輝——假如你沒有因懷孕而臉色發青噁心嘔吐的話。就如前面提到的，胎盤同樣會分泌雌酮，連脂肪組織也會分泌雌酮，所以肥胖的婦女之所以能免去一些停經症狀，像是潮紅或隱性的骨質疏鬆症狀，是因為就算她們的卵巢不再分泌雌二醇，其他周邊組織也會繼續分泌雌酮來彌補。肌肉結實的婦女也較能適應停經期，這不只因為長年運動讓她們身體健康，心臟強健，骨骼鞏固，也因為她們的肌肉能生產少量的雌酮。對於那些不再使用雌激素貼片、不服用馬尿提煉的雌激素藥物的更年期婦女，在她們辭世之前，雌酮都會成為她們體內的關鍵性雌激素。單是雌酮也能給老太太帶來春天。

最近大家才知道，身體會全方位地生產、消耗雌激素。在荷爾蒙研究的黃金年代，科學家覺得沒必要在意性腺以外的地方：卵巢分泌雌激素，睪丸產生睪固酮，僅此而已。「性類固醇」（sex steroids）一詞便是這麼來的；當時科學家認為性腺分泌性類固醇來進行性事，不然就是進行與生殖相關的工作，像是控制排卵、加厚子宮內膜。但雌激素的作用可不只局限於繁衍後代，我們的身體處處都在生產雌激素，同時也處處都需要攝取雌激素。骨頭製造雌激素，也攝取雌激素；血管製造雌激素，也攝取雌激素；腦部也製造雌激素，雖然它對雌激素的反應我們仍一知半解。我們的身體喜愛雌激素，大口吞下雌激素又要求更多。雌激素的半衰期很短，大概只有三十到六十分鐘，然後就會自行損壞，接著被回收或分解。但雌激素的供給通常會大於需求，身體不僅會局部製造和消耗雌激素，也會將雌激素傳遍全身。

雌激素就像巧克力，只要一點點就能帶來很大的效果，既能使人興奮、也能使人平靜，取決於是由哪個組織攝取的。雌激素會刺激乳房和子宮細胞，卻會使血管放鬆，避免血管變窄、堵塞和發炎。雌激素和巧克力有另一個相似之處，就是幾乎每個人看到都想咬一口，只有少數怪胎才不喜歡巧克力。同樣地，身體內幾乎每個器官或組織都想要雌激素，只有極少部分的細胞不喜歡或排斥雌激素。

我們已見識到雌激素的普遍性。要製造雌激素，需要一種稱作芳香環酶（aromatase）的酵素。有了它，體內的組織就可以將前導荷爾蒙轉化成雌激素。這個前導荷爾蒙可以是睪固酮，別懷疑，就是「雄性」荷爾蒙；女性的卵巢和腎上腺會製造睪固酮，子宮或腦部也可能會製造睪固酮。這個前導荷爾蒙也可以是其他的男性荷爾蒙，例如雄烯二酮（androstenedione），這種荷爾蒙目前還需更深入的科學研究，搞不好它就是引起女性侵略性或忿怒的主因。不過，我們在這裡只會討論女性在卵巢和腎上腺製造雄烯二酮，以及雄烯二酮能透過芳香環酶的轉化，變成補血益氣的苦甜巧克力——也就是雌激素。

要不是最近發現芳香環酶在人體內無所不在，我們將會需要許多瑣碎的化學研究來解釋這種作用。卵巢內除了有芳香環酶之外也有睪固酮，所以卵巢能立即把製造出來的睪固酮轉化為雌激素，這種機制會隨著月經週期而加緊進行。其他組織也有芳香環酶，例如脂肪、骨頭、肌肉、血管和腦部，乳房也有。只要給這些組織一些前導荷爾蒙、一點睪固酮，它們就能製造雌激素。但這些組織不只是在經期來時趕工，而是日復一日穩定地製造雌激素。隨著年紀增長，身體的其他組織日漸衰老，芳香環酶的活動力反而會提高，以越來越高的效率將前導荷爾蒙轉化為雌激素。這可以解釋為何老年人比年輕人更會受到雌激素的影響，也可以解釋為何更年期的婦女不會因卵巢不再每個月製造高劑量的雌二醇，而變得虛弱、臥病或死亡。她們的乳房、骨頭和血管還是繼續製造雌激素。喝紅酒、使用紅木家具，再加上芳香環酶，歲月只是令妳更成熟罷了。

但光是會製造雌激素還不夠，我們得瞭解雌激素的效果如何表現，才能瞭解這個荷爾蒙。雌激素會透過雌激素受體（estrogen receptor）對身體傳遞訊息，雌激素受體是一種可以辨識並包裹雌激素的蛋白質，它會因接受雌激素而變化形狀，就像一張毯子因有人躺在毯下而變形一樣。當受體的形狀變化，便會在細胞內引起基因活動的改變，啟動某些基因或關閉某些基因。這種基因活動狀態的變化會改變細胞的狀態，進而影響細胞所屬的器官。

所以我們可以知道，如果某個器官內的細胞含有雌激素受體，這個器官就會對雌激素做出反應。我們似乎全身都能感應雌激素。看一看肺部、骨頭、皮膚、血管、膀胱、腦，每一處都有雌激素，同樣也都有雌激素受體。所以，根據研究雌激素長達二十五年的凱森納倫（Benita Katzenellenbogen）的說法，今日的研究策略是尋找一個不具雌激素受體的組織。或許是脾臟吧，她聳肩。

科學家研究了好幾十年，終於在一九九六年得知人體內不只有一種雌激素受體，而是兩種。它們各有獨特的分子特性，都能緊緊抓住雌激素，讓細胞對荷爾蒙產生反應。這些蛋白質分別叫作甲型雌激素受體（estrogen receptor-alpha）和乙型雌激素受體（estrogen receptor-beta）。人體內有些細胞帶有較多甲型雌激素受體，有些細胞則帶有較多的乙型雌激素受體，有些細胞兩種都有，而且很多，數量可能是幾千個甲型和幾千個乙型，在某些細胞上可能是上萬個。這就是為什麼只需少少的荷爾蒙就能引起很大的效果，因為有整群的蛋白質受體列隊偵測所有經過的雌激素，劑量再小也不放過。

在不同的組織內，雌激素受體的作用非常不同，比如它們在肝臟所啟動的基因，就跟它們在骨頭、乳房或胰臟引起的作用大不相同。大部分時候，我們不太清楚到底是哪些基因被雌激素啟動了，但我們確實知道它引起的某些效果。例如在肝臟，雌激素和雌激素受體的結合，會刺激凝血因子的合成，讓血液變稠。在遭遇一些無可避免的失血時，我們需要凝結度適中的健康血液，以避免大量失血。比方說，沒錯，每個月的經期，或是卵巢的卵突破濾泡的時候，還有當胚胎像隻活潑的寄生蟲鑽進子宮內的時候，以及分娩的時候。由於雌激素能夠促進凝血因子的合成，所以避孕藥和雌激素替代療法在某些相當罕見的情況下，會在不合適的地方意外引發凝血現象，比如肺臟。

雌激素和受體的結合也會刺激肝臟生產高密度脂蛋白，也就是我們熟知的好膽固醇，我們會希望它在健檢報告上的數字越高越好；此外，也會抑制低密度脂蛋白的數量，也就是所謂的壞膽固醇。高密度脂蛋白不算是真正的膽固醇，但它可以傳遞膽固醇，它會從血液中吸收膽固醇分子和脂肪，送往有需要的組織，如果不需要也可以送往肝臟進行處理和排泄。因此，在懷孕和哺乳期間，脂蛋白成了母親與胎兒之間能量轉移的最好來源。雌激素一直都在為繁殖作準備，不厭其煩地告訴肝臟要多製造些高密度脂蛋白，少製造些低密度脂蛋白（密集運動同樣有助於提升肝臟的高密度脂蛋白產量，因為長期的激烈運動會激發與生殖相似的新陳代謝狀態，同樣需要促使身體消耗適當的血脂來製造新細胞）。

然而在雌激素這齣劇的下一幕，我們再次低估了這位女主角，因為雌激素根本不需要受體就能讓外界對它產生反應。雖然它可以花時間與甲型和乙型受體結合，使受體產生形態變化，但其實雌激素也可以立即產生效果。它可以，舉例來說，雌激素碰觸細胞膜時，會製造出波浪鼓般的嘎嘎聲。當雌激素漂過細胞膜時，會讓細胞膜短暫開啟微小的孔洞，讓離子進出，細胞膜的電荷會發生變化——啪！——並迅速恢復。對人體內大部分組織來說，這種短暫的變化根本不算什麼，但對某些器官而言，這種電流就是力量的關鍵。試想心臟，按照一種電化學信號的節奏搏動並輸送血流，它以離子流驅動心跳的節律。雌激素或許可以幫助心臟，讓這股穿越細胞膜的電流保持穩健平順。停經前的婦女沐浴在雌激素中，心臟強健如牛一般，很少罹患心臟病。雌激素對心臟健康來說，無疑有著間接的正面影響。誠如我們所知，雌激素帶給我們高密度脂蛋白，淨化血液中的膽固醇，防止動脈硬化。不過，我們也發現心臟喜愛雌激素的另一個原因：為支持穿透細胞膜的電流衝擊。雌激素就像愛迪生，點亮了我們的身體。

所以我們知道雌激素帶來的刺激至少可產生兩類反應：一種是迅速易變的，另一種是穩重持久的。雌激素，我們不認識另一半的你，有什麼是你辦不到的？

簡單一句，雌激素無法保持穩定。雌激素就像個坐不住的活靶。就算我們可以在嚴密的研究中發現雌激素的新把戲，我們卻也經常發現它少了一些我們過去以為它具有的作用。多年來，科學家認為荷爾蒙是生命起源的必要物質。胚胎發育的研究人員在研究容易被我們擺布的「模式生物」*——豬時，發現當胚胎在子宮著床時，會有一小群細胞咻地釋出一道雌激素。出現這股荷爾蒙的波動，標誌了兩個時期的轉變，即暫時性的豬（胚泡）和確定性的豬（胚胎）兩者之間的分界。沒人清楚雌激素對豬早期發育的作用，但它顯然進行了某項大工程。因為當科學家在胚胎著床時切斷雌激素的合成，便導致長成中的小豬死亡。

還有其他理由可以證明雌激素對哺乳動物的胚胎形成的重要性。一個胎兒如果沒有雄激素，照樣能活得好好的；卡爾登和其他患有雄激素不敏感症候群的婦女就是很好的例子。但若沒有雌激素呢？我們還沒發現任何一個完全缺乏各類雌激素迴路的人。沒有雌激素的受精卵是不存在的，這項信念一直持續到九〇年代中期。

有個二十八歲的男子，身高將近二百零五公分，他對於老是被人問他是不是打籃球的感到厭煩，實際上他不打籃球，也不能打。他的膝蓋靠得太近，他的腳也太外八，而且步態相當笨拙。他的身體能做的就是繼續長高，他在二十六歲後長高了二・五公分，穿十九號的鞋，比起你在普通男鞋店所能找到的最大鞋碼大六倍。他長得越高，就越舉步維艱，最終不得不求助於醫生。醫生將他介紹給內分泌學家，

---

* 譯注：指受到廣泛研究，對其科學瞭解較為全面的實驗動物。

結果發現這個年輕人的骨頭太過年輕，同時又太過衰老。太年輕，是因為這些骨頭的末端沒有密合在一起，通常這種症狀會發生在青春期末期；而太老，則因為骨頭內充滿坑洞，有很嚴重的骨質疏鬆症。此外，他還有其他毛病，例如在糖尿病患身上會出現的胰島素阻抗。他不是女性，但血液中雌激素的水平卻相當高，但他又沒有像雌激素分泌過多的男性那樣發生女性化的症狀；他沒有男體女乳症，聲音也沒有變得尖細。他看起來很高，膝蓋內翻，但看起來是個不折不扣的男兒。

最後他來到辛辛那提大學醫學院（Cincinnati College of Medicine）史密斯（Eric P. Smith）博士的辦公室。博士發現他的症狀是在醫學上被視為不可能發生的情況：這個年輕人的身體無法辨識雌激素。史密斯知道洛克菲勒大學曾利用基因工程創造出沒有雌激素受體的老鼠，這些老鼠叫作ERKO鼠，因為牠們的雌激素受體的基因已被KO，遭到移除或者失去活性。生物學家曾擔心這些無法接收雌激素的老鼠會胎死腹中，結果相反，牠們活了下來，成功出生，看起來也很正常。史密斯博士決定檢查這年輕人的DNA，看看他雌激素受體的基因是不是也發生了突變，看看大自然是不是在他身上做了跟洛克菲勒大學研究人員對老鼠做的事？答案是肯定的。這個高個兒身上的兩種雌激素受體的基因都不完全。這些基因沒辦法引導雌激素受體的蛋白質合成，但他有芳香環酶，所以他可以製造很多雌激素，卻沒辦法製造雌激素受體。所有的雌激素都被浪費了，落在那些無福消受的細胞上。

史密斯博士和他的同事透過這個有史以來第一個缺乏雌激素受體的病例獲得了許多科學進展，他們將結果發表在《新英格蘭醫學期刊》（*New England Journal of Medicine*）上。研究中提到，雌激素不只對女性骨骼的成熟和保健很重要，對男性也同樣重要；雌激素會影響葡萄糖的代謝，因此可能讓人罹患糖尿病；而且，跟已有的觀念相反的是，雌激素並不一定會導致胎兒死亡。老鼠的胎兒不需要雌激素，同樣地，人類的胎兒也不需要雌激素。雌激素，我們有點高估妳囉！

對此，德州大學的欣浦森表示：「實驗結果告訴我們，雌激素對胎兒的發展好像不是那麼重要，但在日後維持身體健康方面，可就重要得多。」

在這裡，我得提出一個警告。在我們把雌激素對胚胎的影響當成偶然，從此決定看輕雌激素時，讓我們回顧一下最新的發現：人類不只有一種、而是有兩著種雌激素受體。那名男子和那些接受實驗的老鼠只缺乏甲型雌激素受體，而仍保有乙型雌激素受體，因此他們不會如原來所推測的那樣對雌激素毫無反應。自然喜歡製造冗餘。如果某樣東西非常重要，自然就會為它雇些替補者。這些替補者或許不那麼完美，但可以填補不時之需。只有乙型雌激素受體顯然不足以維護成人的骨骼組織，所以那個缺乏甲型雌激素受體的男子才會看起來像塊廚房海綿一樣無力。但他還是個無助的胚胎時，是否真的忽略了雌激素，獨自在歌聲與死寂中遊走？或是他的乙型雌激素受體讓他得以生存，得以著床，得以出生，因為這些受體知道它們是他最後的希望，因為沒有雌激素，生命就無法開始？

或許是，或許不是。這就是雌激素的故事，一段連載超過一世紀的長篇連續劇。它的組成油膩，難以掌握。我們還不瞭解它，也不太能控制它，但當它影響我們的行為和性別時，雌激素又會慷慨而狡猾地變得安分有禮。它沒有控制我們，它喜歡的用詞是「或許吧！」

第十一章 強力春藥

雌激素與性欲

雌鼠若沒有發情就無法交配。我不是指雌鼠不想交配，或者牠不發情就不會散發適當的嗅覺或聽覺訊號來吸引性伴侶；我的意思是牠在生理上無法進行交配。除非處於發情狀態，不然牠的卵巢不會分泌雌激素和黃體素。沒有荷爾蒙的刺激，老鼠就無法做出一種稱為前凸（lordosis）的交配姿勢，即拱起背部並甩開尾巴。前凸姿勢會改變雌鼠的陰道角度和孔徑，讓從後面騎上的雄鼠能夠用陰莖接觸雌鼠的陰道。雌性靈長目動物卻可以在牠高興的任何時候交配，不論是否排卵。這之間並沒有大鼠版的《欲經》（*Kama Sutra*）。一個被切除卵巢的雌性大鼠無法做出前凸姿勢，因而無法交配——除非為牠注射荷爾蒙來補償卵巢濾泡的損失。

雌性天竺鼠的陰道開口通常被一層膜覆蓋。排卵時，天竺鼠體內會釋放性荷爾蒙使這層膜打開，好讓這些天竺鼠可以進行性行為。

對於大鼠和天竺鼠，以及許多其他種類的雌性動物來說，性的機制和動機彼此密切交織。當雌性動物發情時，牠才會被驅使去尋找配偶；也只有當雌性動物發情時，牠的身體才會驅使牠尋求配偶。雌激素控制牠的性欲，也用同樣的模式控制牠的性生理。

相對地，靈長目動物可以在任何有意圖的時候進行性行為，無論是否處於排卵期。牠生殖道的機能和牠荷爾蒙的狀態無關。雌激素並不控制牠的神經和肌肉，不能促使牠將臀部舉到空中，或使牠的生殖器以特定方式傾斜並將尾巴甩到一旁。雌性靈長目動物不需要能受孕才有性行為。牠可以天天做愛，而假如牠是隻倭黑猩猩的話，牠一天很可能不只性交一次，甚至可以一小時一次。雌性靈長目動物的性行為已擺脫荷爾蒙的管轄。以幾乎字面上的方式，將掌管牠門扉的鑰匙從卵巢手中奪走，交到牠自己手上。

雖說雌性靈長目仍有經期，牠的血液仍會將雌激素帶到全身各個部位，包括大腦邊緣系統、下視丘、杏仁核等掌管欲望、情感與性欲的地方。但雌性靈長目動物已從荷爾蒙的嚴格控制中解脫出來。現在牠可以盡情享用性類固醇，並且巧妙地用它來整合、調節、詮釋大量感官和心理的暗示。對老鼠而言，荷爾蒙是來勢洶洶、黑白分明的世界；但對靈長目動物而言，它們的功能好像是一盒六十四色蠟筆，每種顏色都有使用的特殊場合，而且每一種顏色都至少有三種名稱。你要的是粉紅、緋紅還是桃紅？

「在靈長目動物身上，荷爾蒙在性行為上的所有效果都集中於心理機制，而非生理機制上，」艾摩利大學（Emory University）的華倫（Kim Wallen）告訴我，「生理和心理分道揚鑣，使得靈長目動物得以在不同的場合中，以經濟或政治理由來使用性。」或是為了感情上的理由，避免無聊。與華倫對話時，我們正看著五隻葉克斯靈長目動物研究中心（Yerkes Primate Research Center）豢養的獼猴，牠們在自己的小天地裡追逐另兩隻獼猴，不斷地繞圈。共有七隻猴子彼此以猴語大聲叫罵，唇槍舌戰，你可以看得出來——因為牠們叫得越大聲，大夥兒就跑得越快。在靈長目動物身上，華倫接著說，荷爾蒙的衝動也許不會讓雌性動物以脊椎前凸的姿勢在地上躺平，但顯然會影響到牠的性動機。他指著那群獼猴，此刻七武士還在對彼此鬼吼鬼叫，橫衝直撞，其他猴子則在一旁心急如焚地觀看，彷彿是在跑道旁圍觀的賭徒。有一隻長滿皮屑的大公猴旁若無人地剔牙。然而，現場沒有一隻猴子在做任何與性沾得上邊的事情。獼猴都是喀爾文派的教徒，華倫這麼形容：牠們在性事上既矜持又專斷。當雌性獼猴和一隻熟悉的雄性獼猴單獨相處，且沒有其他猴子在一旁看好戲時，牠會與那隻雄猴交配，無論牠是否處於生殖週期。但在社會團體的約束下，雌性獼猴並沒有享受這種性自由的奢侈。假如牠偷偷摸摸來到雄猴身邊，並且開始進行一些較激烈的愛撫，其他猴子便會疾言厲色地前來干涉，發出粗魯而暴躁的叫聲。不過雌猴通常不會這樣違背社會團體的慣例。你把牠當成什麼了？倭黑猩猩嗎？

但是，荷爾蒙會讓一切為之改觀。荷爾蒙會影響雌性獼猴的判斷力，將牠從保守的堪薩斯州帶到奧茲王國。雌性獼猴處於排卵期時，體內的雌激素水平會提高，使牠對性愛的渴求壓過政治本能，讓牠瘋狂又肆無忌憚地做愛；在這段期間誰敢妨礙牠的好事，準會被牠吼回去。

當我們想到動機、欲望和行為時，我們會認為大腦的新皮質和思考功不可沒。我們相信自由意志，且我們必須如此。說起來，自由意志是人性的重大指標。這並不是說我們每天早上都會以全新的狀態，從無限的可能性中任意產生一個自我——哎，那純粹是種幻想，而且還是難以破除的那種。然而，正如凱斯西儲大學（Case Western Reserve University）的包邁斯特（Roy Baumeister）說的，我們的自我具有「管控功能」（executive function），可以發揮意志力、做出選擇並自制。人類自制的能力必須被視為我們這物種的一大長處，它是適應能力和彈性的來源。我們的行為很少是完全自動進行的，就算我們想像自己在操作一架自動駕駛飛機，我們仍會密切注意，對執行過程進行管控，隨時檢查、編輯並修正路線。不過，如果你會盲打，就應該明白有決斷力的大腦和自動機械式的大腦總是相去不遠。當一切順利，你的手會隨著想法自動地打字；手指對按鍵的位置如此熟悉，彷彿每個指尖都裝了一顆記憶體。但一旦你打錯字了，這個自動程序就會停止，管控功能重新介入，甚至在你意識到什麼出錯之前發生。這種機制會引導你的手指迅速按下退格鍵刪去錯誤，你會看見發生了什麼事並修正問題，然後一陣子之後你的手又會回到自動模式。運動員、外科醫生和音樂家每分鐘都會在有意行為和自動程序之間來回切換上百次，這樣的動態正是精通一項技能的精髓。人類的自制力有限，雖然意志的確值得我們好好感激一番，但若我們高估它、擁抱完美主義害人不淺的情操，便會讓自己陷入麻煩。

同時，我們也知道人類的遺傳背景中有隻獼猴在四處亂竄，讓我們感覺自己就像隻獼猴，完全有可能做出獼猴會做的事。當女孩進入青春期後，便開始不停地想著性事，不論是有意識或下意識，作夢時想，洗澡時想，不論這是從何處或如何發生的，它就是會發生：她萌生了性欲。青春期的改變有很大一部分源自荷爾蒙的變化，這種化學物質的改變挑起了情欲。理性上，我們接受性是一種荷爾蒙改變的經驗，但我們很難接受這種關聯。假如荷爾蒙有權發言，我們便會擔心它管太多，因此喪失了自由意志；因此，我們否認荷爾蒙的影響力，但我們清楚這都是荷爾蒙惹的禍，因為我們在少男少女身上看到了它，而我們也記得，老天，自己青春期的欲火。

與其抵賴這項無從抵抗的事實，我們應該試著感謝雌激素和其他荷爾蒙對行為的影響。沒錯，我們對神經生物學的認識還很粗淺，我們不明白雌激素或其他物質如何在我們得大腦上運作，挑起欲望、煽動意淫或壓抑性欲。但我們有足夠的旁證來編織一個管用的思考狀態，藉此思索雌激素的意義。

欲望和感情在腦中都只是朝生暮死的蜉蝣，即生即死。然而它們也可以存續，從一時興起，變成一輩子的執著。假如要使一種情感和驅力堅持下去並餘音繞梁，便需要出動荷爾蒙這個好幫手。在腦中，類固醇荷爾蒙通常會與一個或多個神經肽共同作用。神經肽如電光火石，稍縱即逝；類固醇則既有彈性又持久。它們在神經線路上作用，彼此協調，駕馭動機和行為，結合肉體和心靈。就以口渴為例吧，當你的身體缺水缺鹽時，它會有劇烈反應，因為我們過去曾住在海裡，我們的細胞仍要泡在鹽水中才能存活。在身體反應中，有一種是刺激腎上腺，讓它分泌出類固醇荷爾蒙如醛固酮（aldosterone）。醛固酮是一種務實的荷爾蒙，它會刺激身體保留既有資源——例如，從尿液或胃液中回收鹽分，送回細胞間的組織液。醛固酮也會滲入腦部，刺激腦部分泌一種名為血管收縮素（angiotensin）的神經肽，它會刺激位於下視丘掌管口渴感的區域，使你感到口渴，產生喝水的衝動。這種感覺通常很容易就得到滿足，一杯水就可以讓腎上腺和口渴區安靜下來。但假如你對水和鈉的需求非常大，例如在授乳期間，妳全身上下都會充滿醛固酮，而就算妳的身體此時對水和鹽分的使用非常有效率，妳還是會一直覺得口乾舌燥，並異乎尋常地偏好帶有鹹味的食物。

情感是一種訊息，是需求的訊號，是體內的暫時失衡。情感是身體鼓勵或克制行為的方式，希望能藉此滿足需求並回復平衡。我們通常不會把口渴當作一種感情，但它的確是一種感情，來自意識和身體的間隙。作為一種感情，口渴可以被忽視，或被其他競爭對手壓下來。假如你在大熱天賽跑開始覺得口渴，也許你不會為了停下來把肚子裝滿水而浪費寶貴的競賽時間，因此你不會在意這個欲望。驚恐也會導致極度的口渴，因為腎上腺會隨著恐懼而活動，在腦中釋出大量的血管收縮素；但驚恐也會勒緊你的喉嚨和胃囊，讓你茶不思飯不想。然而，口渴的寬限期相當短暫，你只能在一段時間內忽視它：僅僅一個禮拜不喝水，你就會脫水而死。因此當神經肽和類固醇荷爾蒙共同運作，監督水分保存和飲水欲求時，可產生一些相當極端的效果。你越是不去做你該做的行動（喝水），你的腎上腺分泌物濃度就越高，欲望也就越強烈。當你逼近臨界點，快要渴死之際，這種欲望會讓你渴不擇飲——無論是毒藥還是鹹得不能緩解身體需求的海水，都可以喝下去。就連耶穌都無法克服口渴，以至於在死之前讓人用醋濕潤了他的唇。

然而，人類不致因為在某個經期內沒懷孕生子而一命歸西。人類是一種長壽的動物，多的是生兒育女的機會，可以暫時壓抑一時「性」起的衝動，將雲雨之樂順延數月、數年、數十年。假如生不逢時、命途多舛，甚至可以禁欲一輩子。那些生命較短暫的生物，有著與口渴一樣無情的繁殖欲望，牠們可能只有一、兩個季節可以繁殖，並在世界上留下牠們的孟德爾徽章。長壽的必然結果是豐富的感情生活和多采多姿的性生活。我們錯把情緒化和野蠻畫上等號，把理性和先進相提並論，但事實上，動物越聰明，七情六欲便越發達。智商越高，對感情和資訊整合的要求就越大，以增益其所不能，開拓心靈的視野。

我們詆毀感情，但我們應該要為擁有情感備感榮幸。感情讓我們有可供思考和分析的東西。我們的出色，是因為我們有情感，而不是儘管有情感，我們還是很出色。荷爾蒙是其中一只手提箱，我們將感情裝在箱子裡。它們傳遞有關自己的訊息，並且攜帶有關別人的訊息。它們不會控制我們怎麼做，但當萬事具備時，它讓我們做起事來既輕鬆又樂在其中。

雌激素，頑皮的雌激素啊，在大腦中透過許多中介物質，許多神經肽和神經傳導物質運作。雌激素會透過神經成長因子和血清素來運作。血清素是一種神經肽，最為人知的是它在憂鬱症中扮演的角色。它透過我們腦中的天然鴉片和催產素發揮作用，你可以將雌激素在其中的角色視為催化劑，或是如酵母或小蘇打粉之類的膨鬆劑。雌激素沒有特定的感情，但它可以使人們產生七情六欲。多年來，研究人員尋找著雌激素濃度和女人性行為之間的聯繫。這種假設是合乎邏輯的，因為在每個月經週期中，帶著卵的濾泡細胞發育時，雌激素的濃度都會持續升高，並在排卵的那一瞬間（當卵子被排到輸卵管時）達到高峰。假如卵子有需要，有受精的欲望的話，理論上，它可以透過雌激素讓大腦知悉它的需要，接著雌激素會刺激神經肽鼓勵一種特定的行為——說白一點，就是積極尋找性伴侶。

然而，要將雌激素和人類的性行為掛鉤卻顯得困難重重。你講的是哪一種行為？相關數據在哪裡？性交的頻率？高潮的頻率？自慰或意淫的頻率？或是想買《柯夢波丹》（*Cosmopolitan*）雜誌的衝動？以下是我們已知的事實：性交頻率和女人處於月經週期的哪一天沒有關係。女人在排卵期做愛的次數並不比她在一個月中的其他日子多，除非她們有意識地準備受孕。但行為本身並無法透露行為背後下意識的衝動。假如你統計夫妻行房的日子，你會在統計數字上看到一個驚人的高點，這個高點叫作週末——不是因為人們每週日必然感到性致勃勃，而是因為人們在方便的時候性交，週日時他們不會被工作累得筋疲力盡，有一整天可以進行休閒。換句話說，荷爾蒙可以帶你到水邊，卻無法強迫你喝水。

同樣地，雌激素濃度和生理上性欲被挑起的程度——生殖器因性刺激而充血脹大和變濕，就像在觀看電影中做愛場景時那樣——也沒有關聯。不管在經期的哪一天，女性生理上性欲被挑起的表現都相當穩定。但生理上性欲被挑起，並不能說明有意義的性動機或性饑渴，因為有些女人在被強暴時陰道也會變得濕潤，而阿姆斯特丹大學的蘭恩（Ellen Laan）指出，女人在看色情書刊時，生殖器會充血堅挺，卻在之後表示這些內容愚蠢、了無新意又毫不煽情。

假如我們著眼的是欲望而非生殖器表現的話，荷爾蒙和性行為之間才會出現較親密的關係。有些研究把女人主動尋歡視為欲望的指標，但研究結果十分分歧，並要視使用何種避孕方法而定，但結果都在意料之中。使用口服避孕藥干擾荷爾蒙正常波動的人，於經期中向伴侶尋歡的次數不比在其他的日子多。但當避孕方法可靠，且不影響荷爾蒙時（譬如她老公已結紮），女人在排卵高峰期主動尋求性活動的次數就比在月中其他日子更多，這意味著雌激素確實在向她們招手。然而，一旦加入了較不可靠的避孕屏障而使事情複雜化時，如使用子宮帽和保險套時，在排卵高峰期求愛的傾向便會降低。這之中沒有什麼玄機：假如她不想懷孕，就不該急著在自己最可能受孕的時候隨便和人上床。另一方面，女同志伴侶不必害怕懷孕，不必避孕，不受男人的期待和操縱等令人不知所措的因素影響。在一項對女同志伴侶的研究中，心理學家發現她們在經期中期，主動求愛的次數會比其他日子多出二五％，高潮次數也多出一倍。

荷爾蒙和性欲之間強大的關聯性，只有在我們檢視與身體脫鉤而純粹的欲望時才會顯示出來。在一項大型研究中，五百名女性被要求每天進行基礎體溫量測持續數個月，並記錄她們在那個月中首次感受到性欲望攪動一池春水的日子。總結實驗結果後，研究人員發現，性飢渴的發生時間和根據基礎體溫推斷的排卵時間點有著驚人的吻合。女性甚至可能會透過身體下意識的語言來表達欲望。一項針對經常到夜店跳舞的年輕女性做的研究發現，當年輕女性越接近排卵期，她們的服裝就越單薄，身體裸露的部分也越多：她們的裙襬隨著雌激素水平的上升而持續走高（當然了，月經中期〔即排卵期前後〕也是穿著緊身、暴露衣服的最佳時機，畢竟這時候你不需擔心經前水腫和經血漏出的問題）。

最近有不少研究者猜測，真正的欲望荷爾蒙不是雌激素，而是睪固酮，男女皆然。他們指出，在月經中期時，卵巢分泌的雄激素水平會飆升，與雌激素一樣。當那些體內含有大量睪固酮的男性如此為性瘋狂，我們怎能忽視睪固酮的影響呢？許多有關人類性活動的教材都斷言，睪固酮是一切欲望的源頭，而某些女性荷爾蒙替代療法的藥物中甚至會添加睪固酮，以支撐她們逐漸消褪的性欲。但即使睪固酮真與女性的欲望有關，證據也表明比起愛欲之神本身，它在其中扮演的角色更接近雌激素的使女。情況發生時，血液中某些蛋白質會同時黏附在睪固酮和雌激素上，阻擋荷爾蒙穿過血腦屏障（指在血管和腦之間有一種選擇性地阻止某些物質由血液進入大腦的「障壁」）。雌激素會加速這些黏附蛋白質的生產，但睪固酮更容易吸引這些蛋白質。因此，當兩種性荷爾蒙和黏附蛋白的水平在經期間爬升時，黏附蛋白會更傾向與睪固酮結合，讓睪固酮在有機會向上介入腦部的心理機制之前，就溶解在下方的血液中。不過，睪固酮也會發揮間接效用：透過佔用黏附蛋白，使雌激素有機會順利抵達大腦。這種分散注意力的效果也可以解釋為何睪固酮治療能對某些性欲低下的女性產生效用：它使血液中的蛋白質分子疲於奔命，讓雌激素有機會順暢無阻地進入大腦。

但是將雌激素視為欲望荷爾蒙既失之誇大又過於輕描淡寫。假如雌激素是卵子的信差，我們可以料想腦部會關心雌激素的動向，但腦的關心方式卻不是簡單或線性的。正如我們的生殖器已不受荷爾蒙所管轄，我們的動機和行為一樣是獨立自主的。我們不會理會一個盲目使用激素信號，如同花癡一般的卵，要求我們變成色情狂，叫我們感到飢渴或找人通姦。我們不想只因為卵子存在便縱容它。我們活在世上有自己的約束和欲望。不過，我們或許可以要一副好眼鏡，以便看清報表上的小字。雌激素的基本策略，便是強化我們的感官知覺。它會捏我們一把，叫我們集中注意力。不少研究顯示，女人的視覺和嗅覺會在排卵期變得特別敏銳；在雌激素水平較高的其他時候，像是月經即將來臨之前，黃體素濃度降低而任憑雌激素肆虐時，也會忽然感到感官變得清晰。懷孕期間，妳可能隔著兩段樓梯就能聞到一個裝著貓的髒紙箱，或者看見特別黯淡的星光以及別人臉上的毛細孔。我要在此強調，女人並非沒有雌激素便不能專心留神或嗅聞東西，但雌激素就在那兒，從血液流入大腦，助它一臂之力，一如雌激素也會幫助骨骼、心臟、胸部和那兩只灰撲撲的小籃子。

假如雌激素確實有幫助，那當我們的心智必須全神貫注時，它最能發揮作用。排卵期間是危險的時期，也是充滿各種可能性的時期。雌激素就像獵人的魔法，像亞馬遜叢林原住民從箭毒蛙皮膚上採集的致幻劑，能帶給他們英雄般的感知力。當我們越深入這個世界，遇上適合我們的人的機會就越大，也就越有責任去留意並評價周遭的人。假如真有所謂的女性直覺，它也許就藏在雌激素偶爾升高帶來的甜蜜餽贈中，一種將各個獨立的觀察整合在一起的偉大乳化劑。但雌激素也聽命於歷史和眼前的事件，假如妳正覺得鬱卒，誰都不想見，那麼排卵期的雌激素高峰、或是排卵前未受到黃體素拮抗的時間點，雌激素可能只會讓妳更想避不見人。雌激素是促成好事的幫腔者，而非發起人。想一想雌激素如何引起乳癌便能明白這點。嚴格說來，雌激素並非致癌物；它不像放射性物質或苯之類的有毒物質，不會破壞乳房細胞的遺傳物質或使它不穩定。然而，假如有突變的細胞存在，雌激素也許會火上加油、助長它的發育，使它從一個原本可以退化或被免疫系統清除掉的輕微畸變，變成一發不可收拾的惡性腫瘤。

雌激素的強大在於它是一種可以隨情境而改變效用的激素。它不會直接促使我們去做任何事，卻教我們注意到一些平常不會留神的事。雌激素可以增強感官知覺，在自我的背景狀態上，鋪上一層輕微波動的優勢。假如我們狀態很好，或許會經歷絕佳的時刻；假如我們感覺平平，那就怪到荷爾蒙頭上好了，誰叫它們總在那裡任人使喚。

作為一種學習的潤滑劑，雌激素在年輕女性身上發揮了最大的好處。當年輕女性缺乏更好的方式來評估一個人的動機或性格時，或許能透過這種直覺受益。然而，我們也有可能過度迷戀於這種直覺的力量，以致過於執著於自己武斷做出的判斷。當我們年紀越大，雌激素週期高低起伏的落差就越小，也不再那麼需要雌激素和它們所引起的心理波動。生活歷練是比直覺更值得信賴的朋友。妳要和那位冷漠、高高在上、脾氣暴躁、吹毛求疵，卻像你父親一樣充滿魅力的男人見面多少次才認清現實？才會懂得讓妳的眼睛、鼻子、荷爾蒙與那男人保持距離，以策安全？

每個人都是一間私人經營的化學實驗室，只要我們高興就可以在自己身上做實驗。也許你覺得自己的月經週期太過單調而懶得探究；也許妳可以試著研究它生產的東西，妳可能會大失所望或是感到驚豔。我花了好幾年時間，才明白我的高潮在月經中期會很強烈。我一直都知道我來經前的高潮特別完美，但我以為這與生理構造有關——此時骨盆裡充塞著經前液體——而沒注意到等式的另一邊，因為當時並不相信內分泌。直到我開始調查雌二醇的增加與高潮的品質之間的關聯時，才發現兩者的關係妙不可言。排卵期的高潮刻骨銘心，令人通體舒暢，也許是雌激素，或許是誘人的睪固酮，或許是自我催眠的緣故，讓我的高潮勁道十足，就像服了一劑強力春藥。我只是業餘化學家，無法在自己身上做對照實驗。然而在這樣事關重大的事情上，我學得很快，並且已找到回家的路，無論月亮、月份、月經的狀態如何，都不能阻止我回到靈肉合一的美妙境界。

每個人都只有一套化學成分組和大腦可供探索，雌激素的效果也因人而異。我們認為荷爾蒙一般來說會刺激大腦，使它對輸入的經驗和訊號變得更敏感；假如我們要試圖找出荷爾蒙與腦之間的關鍵連結，那便是青春期。在類固醇荷爾蒙的影響下，剛進入青春期的大腦是個快速擴張的腦。宛如一片落入水中的櫻花，很容易受到沉澱物的傷害而腐爛或陷入痛苦，這種傷害可能需要一輩子的時間才能清理和癒合。青春期的可塑性向來被嚴重低估，我們更著迷於幼兒期和胚胎時期的大腦。而儘管那些時期的腦部發育對健全的智力、人格和心智技能發展有著深遠影響，青春期的腦部發育卻影響了另一方面的發展。青春期的大腦跌跌撞撞地邁向成熟，在十歲時受腎上腺素刺激，一兩年後又受到性腺的窮追猛打，令它去尋求自己在性別和社會上的定義。前青春期女孩的大腦會預先吸收關於一個女人的意義，掌握什麼事關重大、什麼無關緊要，掌握女人的權利為何，如何獲得這些權利，又有哪些是她一輩子都得不到的。我們都聽說過當女孩告別童年、進入中學階段時，會經歷自信危機的打擊。但我們較少注意到這段她變得脆弱的時期，這股令她的性格變得迥異的傾向，正好對應了她腦中肆虐的荷爾蒙風暴。青春期的大腦是如此清楚地意識到周遭世界的存在，以致它陣陣抽搐，隱隱作痛，希望找到一個能讓她冷靜理解這世界的途徑。它是一顆暴露在光天化日下的腦，像一隻去了殼的螃蟹，可能被深深灼傷。誰忘得了年少輕狂的日子？誰能從其中康復痊癒？

同時，荷爾蒙改變了妳的身體，對青春期的大腦發起挑戰。女孩升高的雌激素會促使體脂肪囤積在胸部、臀部、大腿、皮下組織，到處都是。雌激素和其他輔助荷爾蒙會使得女人的脂肪變得比男人更多。平均每個女人身上約有二七％是脂肪，男人則是一五％。最精瘦的運動女將也許可以把體脂減少到一一或一二％，但那仍相當於傑出男性運動員體脂比例的兩倍；後者幾乎與叉角羚一樣瘦削*。我們可以看著女孩在蛻變成女人時逐漸囤積的脂肪，然後說女孩在成長時發胖是很自然的事；但所謂的**自然**來自社會的定義，而我們的文化尚未想出一套周全的辦法來應付脂肪。一方面，我們每年不斷發福，西方人，特別是北美洲的女人尤其如此，我們還能抱持什麼玲瓏苗條的幻想？我們被牢牢釘在餐桌前，食物一向近在咫尺，而且多半是高澱粉、高脂肪又高熱量的食物；我們只有憑藉意志力才能做些運動，因為長時間活動不是我們工作、社交生活與旅遊中不可分割的一部分。另一方面，我們又無法忍受肥胖，對肥胖深惡痛絕，將它視為個性軟弱和四體不勤的徵兆。矛盾的信息從四面八方圍攻：我們必須日以繼夜地工作，這個世界是個競爭激烈的戰場，而科技發達使得我們長時間坐著，用大腦工作，但我們不可以太胖，因為胖既不健康又顯得放縱。所以我們必須運動，控制身材，因為我們天然的身體可不會代勞。

女孩，可憐的女孩，身陷在故步自封和搖擺不定的重重包圍中。女孩在成為女人時便會往身上囤積脂肪；多虧了你啊，雌二醇，她們比男孩更容易如此。這些女人同時又受制於我們可以完全控制自己身體的信條，相信只要我們努力不懈，定能駕馭和馴服我們的身體。自我控制的暗示會被青春期的大腦所強化，讓它四處尋找能控制並安撫自我的工具，嘗試搞清楚什麼工具管用，如何積聚個人的力量和性的權力。於是節食成了一種權力的代表，這不單是因為媒體讓女孩們暴露在一群纖瘦美麗的女明星之中，更是因為脂肪在這個時代中四處蔓延，在哪都不受歡迎。當我們正為全國肥胖指數的上升而抓狂，努力尋找方法阻止這種趨勢時，一個女孩又怎麼會知道自己身上開始累積的脂肪是否有會停下來的一天呢？

還有些其他明顯的理由可以解釋為什麼女孩的大腦會執著於自己的外表，將外表視為通向權力的捷徑。我們周遭有太多的《美女與妳》（*Beauty 'n' You*）和《野獸》（*Beast*）這類雜誌，要比一九七〇年代我還是個前青春期女孩時來得更多（在當時就已經太多了）。現在的超市會提供無糖果收銀通道，給那些不希望孩子在他們排隊結帳時尖叫著想買棒棒糖的家長。那麼，無女性雜誌的收銀通道在哪裡？哪條通道能讓我們逃離這種執迷於漂亮臉蛋的法西斯主義？任何觀察力敏銳的理智女孩勢必會得出她的外貌很重

---

* 譯注：男性運動員的體脂率最低可達三至六％。

要的結論，同時也得出她可以像控制自己身材一樣控制自己的臉蛋，透過化妝和使用護膚保養品，分析自己的臉部特徵，保持警惕，予以思考——真正嚴肅的思考這件事。怪不得女孩會失去自信。假如她很聰明，她就會知道沉溺於外表是件愚昧而教人沮喪的事；但為此她就去學習讀書認字，說一口過得去的外語，練習算術？假如她真的很聰明，在觀察到那些無所不在、至高無上的「臉蛋」時，她也會知道其中攻無不克的力量，而渴望得到那種力量。女孩想要獲得那種力量。各種資料都顯示，擁有良好身材和動人臉蛋，是讓女人擁有權勢的保證。

我在這裡說的不過是些老生常談，但我主張人們應該把青春期視為一個大好機會，是大腦新刷上一層油漆的機會。女孩會在此時向女人學習：無論是假女人、合成女人還是真女人，妳都逃不過「臉蛋」的如來佛掌心，但妳也可以對它嗤之以鼻，或在情感上將它剝得精光。要克服這件事，重複是有幫助的：請一而再、再而三地告訴一個女生，妳很棒，很堅強又很漂亮。那些熱情洋溢，振奮人心，帶來新觀念的新女性運動很有幫助。女孩們相互扶持也有幫助。儀式有幫助，反儀式也有幫助。我們可以剝去物體上的圖騰，並重新為其注入自己屬意的熱情。可以用口紅在彼此背部或臉上畫出疤痕圖案，或在腋窩到骨盆之間畫出更多乳頭。可以用胸罩搭建裝滿甜甜圈和健怡可樂的吊床。可以將女性雜誌與自然雜誌上的圖像剪貼成人獸結合的面具：大象麥克弗遜、駱駝娜歐蜜。可以把塑膠昆蟲和大富翁的旅店指示物黏在浴室的體重計上。女孩們可以為彼此編織美麗的憧憬，事業成功，夢中情人不絕於途，因為對別人慷慨比對自己大方容易。運動有幫助，空手道有幫助，和姐妹淘成天混在一起有幫助。寫些無調性、歌詞不知所云的歌比妳想像中的更有幫助。去學打鼓，這個世界需要更多女鼓手。世界需要妳那顆狂野、愛作夢、會撲通撲通跳的心。

第十二章

當心停經期

沒有雌激素，我們也能活得好？

我最近聽到羅什（Suzzy Roche）演唱的一首歌（她是羅什樂隊的三姐妹之一，而羅什樂隊是個音樂柔和而睿智的鄉村樂隊），她在樂曲中怨嘆自己年過四十，聽朋友們談論中年的老化現象，如皺紋和雌激素之類的問題。留意了，她不是抱怨雌激素替代療法，而是在抱怨雌激素。在我那篇關於雌激素乙型受體和體內雌激素複雜運作的文章在《紐約時報》刊出後，許多讀者感謝我釐清了她們對雌激素替代療法的觀念，雖然這主題我在那篇文章中並沒有談到太多。生理機能是看不見的，容易被人忽略；藥物則是看得見、摸得著的，而且還成效顯著。藥物誇下海口，給人們帶來無限希望。於是當雌激素藥丸被視為女性的萬靈丹，免不了引起一些憤怒與失望。

為何女性的「健康」問題如此令人痛苦？子宮切除術、剖腹產、墮胎、乳房X光檢查、荷爾蒙治療等問題，在在告訴我們一件事：我們的身體就是我們的地獄。相較之下，男人真是穩如泰山，就算醫師們對如何處理攝護腺的問題意見不一，他們還是一副無所謂的樣子。但我們現在要面臨的是另一種女性危機，又一種因為女性難以駕馭的身體而產生的煩惱，並且這可能是所有危機中最大的一種。在西元二〇〇〇年時，全美有五千萬名五十歲以上的婦女接受荷爾蒙治療。假設她們每個人都得持續服用荷爾蒙藥物三十年，直到女性平均壽命八十歲的話，會有加總長達十五億年的時間，女人要在藥物治療中度過。如此大規模的藥物治療方案是過去前所未見的。我們能期待在芸芸女性中求得一致的做法或任何啟示嗎？我們能在「我是否要接受荷爾蒙替代治療？」的問題上得到一個「是或否」的簡單回答嗎？

教宗會對著月亮嚎叫嗎？妳曾為遊走的子宮**歇斯底里**嗎？

關於是否要進行荷爾蒙治療的問題，從來都沒有一個簡單的答案。妳已經知道這個複雜的事實，卻仍希望得到一個簡單的答案；若妳現在沒這麼想，那麼之後，在二十一世紀稍晚，一些更大更好的臨床研究出現後，妳肯定也會開始希望得到一個更簡單的答案。無論出現怎樣的結果，美國的大型婦女健康倡議組織或其他在歐洲類似的試驗，肯定都會提出更複雜的建議。荷爾蒙提供了這麼多幫助，卻仍保持著一直以來天真無邪的笑容；它們或許只會帶來一點點的危險，一點點的威脅性。然而荷爾蒙可不是兒童維生素保健品，它們是強力的生化訊息物質，踏著傲慢的雙翼在我們體內橫行。

停經時，卵巢會停止製造雌二醇。當卵巢沉默時，荷爾蒙療法的聲音就會出現，可是我們的身體喜歡這些持續的噪音嗎？或者，我們中年的身體其實一直期待著將這些吵鬧的青少年扔出屋外的時刻？今日大多數婦科和內科醫師還是認為使用荷爾蒙是停經後婦女的最佳選擇。縱使他們也認為荷爾蒙治療並非沒有風險，而婦女健康倡議組織會澄清這些風險，但不會讓荷爾蒙療法消失。此外，個案差異也不會消失。各個藥廠也競相開發並改良所謂特異性雌激素（designer estrogens），理論上這些雌激素可以對特定組織產生有益的效果，保護那些需要雌激素保護的身體組織，同時忽略那些不需受雌激素刺激的組織，如乳房。這類藥物對女性來說是一大福音，然而無論是泰莫西芬（tamoxifen）還是雷洛昔芬（raloxifene），這類特異性雌激素仍然是荷爾蒙。縱使每項藥物都經過大量測試，但荷爾蒙終歸不是毫無風險的。女性得自己做決定，女性也的確做出了決定，但是，嘿！等一下，她們馬上又打退堂鼓了。我們對雌激素又愛又恨，每個人都想要它，但為什麼實際服用荷爾蒙藥物的女性那麼少呢？

我們不該怪罪自己反覆無常，科學文獻才真正反覆無常又數量龐大，我們被它追趕，被它撕成碎片。我們在青春期跳過類固醇上四個惱人的碳環後，還得從對面重新跳回來。我們所處的時代要我們當心停經期，迫使我們不斷注意它所帶來的改變和後遺症，但這些情況我們的祖先從未經歷過。事實上，我的祖母在更年期時沒有失眠，沒有熱潮紅，月經沒有了更好，甚至常誇口說她根本沒注意到自己有過更年期！不過，她的確是少數能順利度過這個階段的例子，與其說她體質特殊，不如說是因為她堅強的意志力；改變確實來了，然後走了，就是這麼簡單。如果她現在還活著，她的醫生一定也會建議她採用荷爾蒙替代治療。今日，我們根本無從逃離這種無所不在的更年期意識。但我可不是鼓勵女性必須像古早時代一般，對於停經和停經的不適羞於啟齒，就像當時她們對於任何與女性身體或老化有關的事情都羞於談論一樣。就算停經現在已經是一個可以公開討論的話題，它仍然會引來許多道德說教、過度簡化的斷言，以及醫藥收益分配的話題。當你說中年婦女，他們就說荷爾蒙替代療法。「所有更年期婦女都應該接受荷爾蒙替代療法諮詢。」一九九六年猶他大學（University of Utah）一份醫學期刊這樣寫道。短短幾年內，贊成荷爾蒙治療的醫學勢力勢如破竹，並做出了驚人的結論：「有證據顯示，荷爾蒙替代治療有助於預防心臟血管疾病，因此使用荷爾蒙替代治療的更年期婦女持續增加。」一位來自德州西南達拉斯醫學中心（University of Texas Southwestern Medical Center in Dallas）的醫師如此寫道。

醫學界提出的共識是如此振振有辭，鏗鏘有力。它還有這麼多的工作要做，得去說服千百萬的婦女接受這項論點，所以它變得固執強硬，容不下異議。他們不允許女性感到恐懼和氣惱；女性被斥責，任他們的手指在我們眼前比畫。如果我們表達對荷爾蒙療法會提高乳癌風險的擔憂，就會有人跳出來告訴我們，幹嘛擔心乳癌呢？因心臟病而死的女人遠比乳癌更多呢！別被那些大眾媒體不正確又駭人聽聞的報導給誤導了，拿好你的統計報表，每晚睡覺前對自己多唸幾遍：心臟病是女性的第一死因。每當有新的研究報告出現，指出女性荷爾蒙治療會引起乳癌、子宮癌或卵巢癌，那些擁護荷爾蒙療法的人就會勸我們眼光要放遠，要我們記得心臟病才是女性的第一死因，不是癌症；而且女性乳房、子宮和卵巢可能發生的毛病全部加起來，都沒有骨質疏鬆症的問題來得嚴重。一位頗具聲望的乳房外科醫師洛芙（Susan Love），曾寫過一本書批判荷爾蒙替代療法，當她把論點整理刊登在《紐約時報》專欄上時，引起了同行的大肆抨擊，認為她作為外科醫生，一定是看過太多乳癌患者，才會對荷爾蒙治療的風險產生偏見。葛萊維爾（Malcolm Gladwell）如法炮製地在《紐約客》雜誌撰文，指責洛芙醫師的發言會讓女人陷入恐懼，使她們錯失目前最有效的治療方式。或許洛芙醫師的說法帶有很大的爭議，而且她或許還支持一些可疑的替代治療如順勢療法等，但她所傳達的基本訊息是有道理的。洛芙說道，荷爾蒙治療的效果很強大，然而現況是荷爾蒙被視為一種預防措施，由健康的女性長期服用，而不是作為疾病的治療措施。她質問，作為一種預防措施而非治療藥物，服用荷爾蒙帶來的風險是不是太高？當然，批評者用雷霆萬鈞之力將荷爾蒙療法的風險一筆勾銷。荷爾蒙治療能減低罹患心臟疾病、骨骼疏鬆症的機率，對阿茲海默症多少也有助益，荷爾蒙療法的效益龐大且無可置疑，還有臨床研究的支持。這些都是事實。它的好處是真的，但它的風險也是真的。我們的擔心害怕是有道理的，因為這就是事實。接下來，讓我們談一些較明顯的事實。

廣泛來說，荷爾蒙治療是「有效」的——它能大幅降低死亡率。根據一九九七年「護士健康研究」（Nurses' Heals Study）的報告指出，與未服用荷爾蒙的女性相比，服用荷爾蒙的女性在特定一年內的死亡率減少了四〇%，主因是心臟疾病的罹患率降低了。這是整體上的觀點，但其中也有一些細節不容忽視。在這份研究報告裡，荷爾蒙對那些最需要治療的病人有著絕對的好處，像是那些有抽菸習慣、過胖、高血壓、高膽固醇，或其他已知帶有提高心臟疾病風險因素的女性，接受荷爾蒙治療將她們的死亡率降低了一半以上。但是，對於那些身體狀況維持良好，沒有可能引發心臟疾病的不良生活習慣的女性來說，荷爾蒙幾乎沒有展現出任何降低死亡率的效果；荷爾蒙無法幫助那些願意自助的人。可是，荷爾蒙療法帶來的生存率效益會隨著使用時間拉長，而逐漸被它帶來的風險給抵銷；也就是說，乳癌死亡率的提高，會逐漸與它減少的心臟病死亡率打平。其他研究結果也顯示，長期進行荷爾蒙替代治療（十年甚至更久）的患者罹患乳癌的機率高出了五〇%。

當然，除了降低死亡率之外，荷爾蒙還有其他用處。荷爾蒙治療能提高生活品質，抑制骨質疏鬆。臀部跌傷經常是七十歲以上老人住進安養院的原因，當你年紀越大，越不希望跌在自己的屁股上；比起沒有服用荷爾蒙的女性，服用荷爾蒙的女性跌傷臀部的風險降低了五〇%。荷爾蒙還能保護膀胱括約肌，避免小便失禁，讓陰道不會變薄變乾，以致在行房時造成出血，泌尿道和生殖道的表現對生活品質來說可不是件小事。再來談到腦，我們心愛的腦。一些研究結果顯示，雌激素治療能使罹患阿茲海默症的機率降低五〇%。許多採用雌激素治療的女性喜歡藥物帶來的效果，她們發現雌激素能安定情緒，增強記憶力。到了中年的時候，她們往往會變得健忘，感覺得神經運作變得斷斷續續，好像硬碟裡跳掉很多東西，有許多裂痕和空白，這相當令人討厭。她們會說雌激素處方還給她們縝密的心思，讓她們再次聰明起來。的確有不少研究指出更年期女性補充雌激素時，能增進記憶力。例如，在補充荷爾蒙之前，一張有著十項東西的清單，她們可能只記得其中七項，但在接受雌激素治療後，十個項目都能完整記下來。對腦細胞與腦部切片的實驗也證實，服用雌激素可以滋養腦部的樹狀組織與突狀組織——在進行治療前後觀察老鼠的腦神經細胞，可以發現兩種截然不同的景象，一幅宛如冬天的樹，另一幅則是夏天的樹，或者是泌乳前和正值泌乳期的乳腺：這些生命的線條竟能變得如此活躍茂盛！但雌激素也不是什麼神奇的聰明藥，它不會提高智商。而且在某些研究中發現，若將雌鼠雌二醇的最大來源（卵巢）切除，牠在迷宮測試中的表現，甚至會優於那些體內雌激素水平正常的雌鼠。

荷爾蒙治療確實有很多值得大肆推廣的好處，但在補充雌激素數年、數十年後提高乳癌的機率，又會將我們拉回現實，讓我們陷入遲疑之中。我們或許會想，整個更年期都該進行荷爾蒙治療嗎？還是該更小心謹慎地使用？我們又陷入了為難之中，女人總是如此。不僅美國，世界各地都有這樣「發炎」（inflammatory）般狂熱的報導。縱然美國的醫師老是抱怨更年期的病患進行荷爾蒙治療的意願很低，但美國女性接受荷爾蒙治療的比率和接受子宮切除手術一樣，都高居世界第一。在美國，有四六%的更年期女性接受或曾接受荷爾蒙治療；英國、澳洲和斯堪地那維亞國家的女性次之，大約是三成；歐洲大陸的女性似乎對吃藥興趣缺缺，只有一成左右；在日本更是只有六%，這或許和她們透過食物就能攝取足夠的雌激素有關，尤其是大量的植物性的雌激素，如黃豆。

在比較了各國女性接受荷爾蒙治療的相對比例後，研究人員憂心忡忡地問道，為什麼我們沒能更成功地傳遞這福音呢？研究人員於是開始嘗試界定荷爾蒙使用者的特質。在美國，接受荷爾蒙治療與教育程度有關，接受越多正規教育的女性越熱衷於荷爾蒙，並同意「利大於弊」的說法。然而，在荷蘭，也有許多聰明且飽讀詩書的女性，她們的教育程度卻沒有影響接受荷爾蒙治療的比率；在挪威的情況甚至相反，受到越多教育的女性，越可能排斥荷爾蒙治療。研究人員整合各項研究後得出的結論是，要鼓勵並提高女性接受荷爾蒙治療的意願，最常見的辦法便是讓醫師提早提出這項建議，並經常性地向病患宣導荷爾蒙治療。一份在以色列雷霍沃特（Rehovot）進行的研究建議：「婦科醫師應該更努力為荷爾蒙替代療法進行公開宣導，當女性越常和醫師討論荷爾蒙替代治療，就越有可能採用荷爾蒙替代治療。」來自哥本哈根的研究主張：「缺乏相關知識經常是排斥荷爾蒙替代治療，或影響使用相關療法意願的主因。」蘇格蘭的研究則說道：「總結來說，更年期前後的女性……經常因為荷爾蒙替代治療感到焦慮，良好的健康教育有助於推動荷爾蒙替代治療。」

沒人會反對病人自主的啟蒙。現在，就讓我們好好來談談自己的心聲。在一系列有關於中年婦女的心理研究中，出現了一種有趣的觀點。婦女拒絕採用荷爾蒙替代治療的主要原因中，有一點是這些女性對於停經這件事並沒有負面的想法。既然不認為停經是一種疾病，又為什麼要接受治療呢？在兩份分別針對美國白人女性與黑人女性所做的調查中，研究人員發現：非裔美國女性顯然對停經抱有更積極正面的心態。她們一樣會出現各種更年期症狀，卻認為那些不適「沒造成多大的麻煩」。這些接受調查的非裔美國女性對於影響年長女性健康的疾病風險也有非常符合現實的理解，她們知道排名第一名的是心臟病，卻依舊不會像白人女性那麼常接受荷爾蒙治療。荷蘭一間醫院的研究人員很遺憾地發現「荷蘭女性接受荷爾蒙替代治療的持續時間平均只有七個月」，他提到：「大多數婦女服用雌激素的時間非常短，是因為她們對更年期危機抱持相當正面的態度。」倫敦的研究人員對一群四十五歲的女性進行研究，將其中願意在停經後接受荷爾蒙治療的女性，和不接受的女性分為兩組進行比較；他們發現兩組女性在健康或社會經濟層面上並沒有顯著的差異，但是「願意接受荷爾蒙替代治療的女性有著較低的自尊心，較高的憂鬱和焦慮傾向，對於停經也有較高的負面心態。她們也對醫師表現出更高的信心——相對於她們對自己的信心——從而認為醫師更有能力處理更年期問題。」

那些喜歡雌激素帶來的效果，覺得接受治療會讓自己變得更聰明、更有活力的女性，通常不需要別人說服她們進行荷爾蒙替代治療。她們是配合度高的病人，其中有許多甚至會成為荷爾蒙治療的傳教士，鼓勵朋友嘗試荷爾蒙治療。試試看嘛，不會讓妳失望的。但那些不接受治療的婦女——該拿她們怎麼辦呢？她們一定是接收到錯誤的資訊或被誤導嗎？有些不採取荷爾蒙治療的婦女是因為害怕得乳癌。或者她們真的嘗試過了，但討厭荷爾蒙治療帶來的副作用，如經血、乳房變軟、情緒化、水腫、反胃、青春痘等，這些症狀和月經前的感覺很像。許多婦女只是對於「把停經視為一種疾病」的說法不以為然，她們把藥丟進抽屜裡，然後把整件事拋諸腦後。五十多歲的女性身體往往還很硬朗。她們會想起有人拿女性的身體大作文章，宣稱女性不適任高階職務：因為女性體內起伏不定的荷爾蒙，而且一旦懷孕就得辭掉工作。夠了，別再醜化女性的身體了。難道女人連進墳墓時都要在大腿上綁一根內視鏡嗎？停經是個生命事件，就像初經來潮一樣，是女性必經的過程。她們的母親、祖母都經歷過停經，她們的朋友也會停經，這是每個女性都會經歷的事，一件再自然不過的事。她們會不厭其煩地告訴醫師：停經是自然的，這會發生，身體就是如此運作的，為什麼我不應該接受這副身體帶給我的一切，或為此感到無法承受呢？

醫師們對這種自我滿足的停經詮釋嗤之以鼻，因此面臨了挑戰。如果他們要說服大批健康婦女採取荷爾蒙治療，就需要先使別人相信停經不是一件自然和美善的事。他們會挑起人們的恐懼，說停經使人生病，心臟衰弱，骨架崩塌，心神耗弱。他們把女性失去大量的雌激素，與男性逐漸少量失去睪固醇做對比：男人越老越迷人，而女人可是隔夜成老婦。他們將停經期形容為「雌激素不足」的現象，對比於甲狀腺機能不足和糖尿病這些內分泌不足的疾病。患有糖尿病就應該施以胰島素，同理，雌激素不足的婦女就應接受荷爾蒙替代治療；根據定義，年過五十的婦女幾乎都會被視為雌激素不足。就連還有月經的婦女也可能會雌激素不足，可能處於某種「近更年期」階段，所以也應該接受荷爾蒙治療。如果有女人問說，為何好像所有女性都在中年時陷入這種荷爾蒙不足的不穩定狀態？為何大自然沒能在這生命最成熟豐盛的階段賜給女性更好的生活？醫師會回答，如果這取決於自然，我們就不需要談論這話題，也不用開這處方了。長壽固然很好，人人都想長命百歲，這都得感謝人類的智慧和現代醫學的昌明，不過可以肯定的是，這麼做並不自然。如果由自然作主，那些過了生殖年齡的女人可能早該一命嗚呼了。

但妳真的應該在更年期後死去嗎？讓我們來問問田野某處，手裡拿著鏟子的老婦人。她正在挖掘某些東西，不過看起來她在挖的可不是自己的墳墓。

第十三章

惡名昭彰更年期

婆婆、媽媽和其他偉大的聖母

哈札族（Hadza）是一個靠採集、漁獵維生的部落，住在坦尚尼亞北部一個氣候乾旱，地形崎嶇的丘陵地區，這裡是一個地殼下陷形成的山谷，稱為東非大裂谷（Eastern Rift Valley）。哈札族總共只有七百五十人，世世代代生活在此地。他們的語言非常特殊，是一種有顫動性，有許多嘖嘖、嘶嘶聲的語言，很容易讓人聯想到布希曼族（!Kung）語言，但兩者其實毫無關連。哈札族不願接受「馴化」，從事農耕。過去六十年來，教會和政府機構不斷努力，想將他們轉型為農夫，卻總是徒勞無功，哈札族終究還是回到叢林老巢中重操舊業。他們就是不愛耕種，更不愛擠牛奶。他們幾乎完全靠採集和狩獵養家活口。他們的野味包括獵物、草莓、蜂蜜、塊莖類植物。他們是投機分子，有羚羊，便捕捉羚羊，三里外有草莓成熟了，他們便移居到三里之外。如果附近的蜜蜂不好好產蜜，他們便攜家帶眷去找勤奮工作的蜜蜂。偶爾他們會從附近牧羊人處偷隻羊打打牙祭，但是一般說來，他們寧願以物易物，用長頸鹿肉乾換取玉米或菸草過日子。

哈札族過的是最簡單的生活，有人認為他們保留了人類演化過程中，一千萬至兩百萬年前的上新世時期，以及兩百萬至一萬年前的洪積世的一些特色。他們多少保留了石器時代的痕跡，也因此吸引了西方人類學家的注意。在他們身上，我們可以看到多少原始的自己呢？讓我們先不管霍布斯（Hobbes）怎麼說。哈札人並非野蠻人，也非小矮人。猶他大學的霍克斯（Kristen Hawkes）與她的同事來到哈札人的大本營，追蹤他們的生活歷程。在追溯哈札人族史時他們發現，哈札婦女的生命過程並不依照我們老祖宗的規矩：我們在上古的老姐妹們在她們的卵子用完後，生命也跟著結束，而哈札婦女在停經後仍然身強力壯，一直可維持到六、七十或八十多歲，無需借助任何後工業時代甚或早自農業革命時代為了延年益壽而發明的各種點子或仙丹。在美國，人口學家擔心整體人口老化，以及高齡照護對整體人口帶來的財力與心力上的潛在損耗。哈札族則剛好相反，他們擔心的是：如果沒有老年婦女，該怎麼辦？霍克斯等人的研究顯示，哈札族的婦女是族中最努力的成員。她們每天都會去叢林裡四處挖掘、探索、攀爬，她們找到的食物比其他族人都多，還將這些食物與年幼者分享，例如她們的孫子、曾孫、姪孫或姪孫女，甚至遠房甥孫輩也能分得一杯羹。當一位年輕婦女剛生下孩子，必須親自授乳時，她無法像以前一樣為其他的孩子覓食，這時她不會向自己的伴侶求助，而是會向一位年長的婆婆嬸嬸輩的親戚求助。這些女性長輩多半會義不容辭地接下擔子，讓孩子有足夠的食物與營養。哈札小孩一直都是瘦巴巴的，但若沒有長者的照顧，他們會瘦得更不像話，就像凱倫卡本特（Karen Carpenter）一樣瘦。如果又多了一個弟弟或妹妹，他們更可能因此夭折。哈札的年長婦女真是一級棒的好奶奶。她們不是可有可無的人，也不是逢年過節才見一次面的聖誕老婆婆，霍克斯的研究顯示，沒有一個親自餵奶的母親少得了這些婦女的幫助。別忘了，這些婦女都是老早就過了更年期的女人。

哈札雖然是個相當小的部落，但他們與外界的接觸卻不少，包括政府官僚、學者專家、文化販子以及自以為是的改革家，也包括一些接受西式教育的同族人，他們回來後大肆鼓吹分割土地，儼然將它當成救世福音。哈札族不一定完全保持了原始面貌或生活型態，所以我們若僅由對他們或其他漁獵採集部落的研究對人類下結論的話，會相當冒險。但無論如何，如果我們要來談談女性更年期的發展，辯論停經是否符合自然法則，它的存在是注定的，或者只是人類長壽的不幸附帶物，我們都不能輕看這些哈札族中德高望重的老婦人，她們在森林中兢兢業業地為下一代尋找果子。讓我們一同去看老奶奶吧！

在有關女人停經起源的理論中，提出「祖母假說」的那篇論文幾乎與祖母一樣老掉牙。知名演化生物學家威廉斯（George C. Williams）早在他一九五七年的經典之作中，就談到老化雖無可避免，卻不一定是壞事。他特別提到了更年期這個特例。他指出，大部分的老化現象，如視力衰退、關節炎、皺紋、橫行霸道的贅肉，發生在每個人身上的時間和程度各有不同。老化在某些方面可以預先防範，例如藉著運動或戴太陽眼鏡，可以使一些老化症狀延後數十年之久。但是停經就不同了。不管女人採取什麼行動，不管她多麼精心照顧自己的健康，在她步入五十歲前後，她一定會面臨威廉斯所謂的「生育機能的早衰」。並非每個女人都需要眼鏡，但是所有到了更年期的女人都一律不再排卵。相較之下，其他雌性哺乳類動物就不同了，例如我們的近親猿猴能一直不停生育，直到進墳墓為止。紅毛猩猩沒有更年期，黑猩猩不需要靠喝牝馬尿的萃取物來抓住青春的尾巴。男人雖然老了，老到因關節炎抱不動孩子，或患白內障看不見孩子，還是能繁衍後代。然而，女性的生殖系統卻無法支撐到她壽終正寢。難道大自然一時錯亂，創造女人時竟然忘記它最重要的方程式嗎？

對這難解的問題，威廉斯提出了一個非常聰明的解決方法，就是把一切的錯都歸在孩子身上。小孩子需要日復一日、年復一年的照顧，好幾年過後才能自己照顧自己——至少要十三、四年吧！儘管環境不同，他們在食、衣、住、行、育、樂各方面的需求是一樣的。他們也需要保護，以免身心受到傷害。基本上，母親一直是孩子的主要照顧者，若小孩過往的童年時光中沒有媽媽，那他也將是沒有未來的小孩。所以，威廉斯認為，女人最好能長命些，能看著孩子進入青春期，開始學習獨立。如果女人生育期一直持續到她進棺材為止，在她年老體衰時還能懷孕的話，她若不死於難產，也會活得慘兮兮的。老蚌生珠的另一個危險，是她死後可能留下一群嗷嗷待哺的孩子，這些孩子可能頓失所依而夭折。所以女人最好不要冒晚年懷孕的風險，還是乖乖照顧既有的孩子比較好。因此對女人最有利的卵巢設計是「未老先衰」，而不必與身體其他器官一較長短。而她自己最好能活到當上祖母的時候。

威廉斯的假設一炮而紅，上了五十歲的婦女更是讚不絕口。這個理論簡單明瞭，與莫瑞斯（Desmond Morris）認為女人的乳房是位於前胸的雙臀的說法一樣聰明俏皮。婦女停經是件自然的事，是生理系統自然的構造，是人類的註冊商標。我們有頭腦，我們的孩子有頭腦，我們的卵巢也不同凡響：它們及時停止生育機能，正好給了我們機會能送最小的孩子離家。停經是件好事，停經後一樣可以過得很好。米德（Margaret Mead）在一九六〇年代更談到女性的後更年期「熱情」*，同樣也造成一時轟動。

其他學者對此說法也大加著墨，並加以引申。洛杉磯加州大學的戴蒙（Jared Diamond）認為，年長婦女在人類歷史發展上功不可沒。這不僅是因為她們在撫育幼兒上經驗老練，技術純熟，她們也是活生生的資料庫，對無文字的部落而言，她們就是知識的寶庫。年長婦女知道哪裡可以找到吃的，她們也知道多久之前發生了哪些天災人禍，如何波及當地資源的分配和安全性。戴蒙在他的書中談到他在新幾內亞和太平洋群島的經驗。他說，當他對該島的動植物有疑問，而當地年輕或中年的原住民都無法回答時，他一定會被人帶到一間漆黑的茅屋裡，來到部落中最年長的成員面前——這位長者可能是男性，但大多數是女性——他的問題便迎刃而解。這情況有點像盧梭的作品或好萊塢電影的一景，這位年長的智者對周遭事物如數家珍，對一切事物的功能和特性都瞭若指掌。這人可能會說：「吃那棵植物的話，你等著瞧，你的全身一定會顫個不停，眼球會從眼眶裡爆出來，不等太陽出來，你就得歸西了。還有什麼要問的嗎？」正如戴蒙所見，家有一老，如有一寶，老年人累積的經驗知識對年輕一代的親人有莫大的幫助，而實際生活中的擇優去劣，使得人類的壽命延長。男人好幾十歲時尚能馬不停蹄地製造精子，但女人越上年紀，懷孕生子所承擔的風險則越高。如果女人想活滿正常的壽命，她的體內就必須有停經的機制。

佩切伊（*Jocelyn Peccei*）在接近更年期時決定回加州大學洛杉磯分校攻讀研究生學位，然後選擇研究更年期的演化——不挺好的嗎？——她計算得出，更年期可能在早期的類人猿系譜中就已經出現，或許在大約一百五十萬年前，當我們還是直立人（*Homo erectus*）時。但諸如卵巢之類的軟組織並不會留下化石，所以要找到證據證明她的主張是相當困難的。

一九七〇年代，人們開始抨擊祖母假說。當時碰巧醫學界正在推行中年婦女雌激素補充療法。醫生相信，婦女通常要到更年期後才出現心臟問題，這都是雌激素的功勞。他們開始質疑，按照生命法則，任由卵巢自然衰老真的好嗎？這樣真的是「順其自然」嗎？祖母假說認為，婦女到了某個年紀，排卵機能停止，是為了可以活更久，也為了能照顧未成年孩子。但為什麼停經的同時，讓女人充滿活力的神奇荷爾蒙也停止分泌了呢？所以，這派認為停經是為了配合女人不同生命階段所需的學者一定搞錯了。停

---

* 譯注：指女性停經後滿一年開始，許多女性感到更健康、充滿活力、擁有新目標等現象

經絕不可能是演化的刻意安排，而是衰老的另一徵兆，就像白髮一樣。但是頭髮白了，可以染色，染髮後又敢面對魔鏡。同理，停經後最糟的副作用不也可以用雌激素補充療法來治療嗎？

持不同意見者使出了殺手鐧。古生物學家認為，中年和老年這兩件事本身就是新事物，也就是說，人類一直要到近幾千年，壽命才超過四十歲。考古學家挖掘出的早期人類骨頭絕大多數是年輕人的骨頭。在現有化石中，很少有更年期的女人，更別說快樂的老太婆。所以事實上，古早的女性壽命都不夠長到能享受熱潮紅或米德式熱情的更年期徵狀。在這種情況下，如果還要辯說，停經是人類演化的天擇現象，是很荒謬的事。早期人類，不論男女，平均壽命約四十五歲。而女性排卵約至四十五歲。根據古人口統計學家觀點，這個安排合情合理：女人可以使用她的所有卵子直到生命結束，過著數萬年前天擇形塑我們命運雛型的生活。如果今日女性的壽命輕易就超越她們卵子的供應期，並寫出關於這種經歷的暢銷書，那太棒了。但我們都是因為營養強化食物、淨化水和索克（Jonas Salk）[*]的產品，以致演化對我們或我們老年期的活力沒有直接影響。

人類學家在對現今「原始」部落進行的研究結果，也無法支持這種停經是為了適應生活所需的理論。一九八〇年代，新墨西哥大學的希爾（Kim Hill）和賀瑞塔朵（Magdalena Huretado）研究巴拉圭東部森林的阿卻（Ache）部落。阿卻是個漁獵部落，可作為遠古時期無文字史前部落活生生的縮影，是史前史的重要研究對象。人類學家建造了一個龐大而準確的資料庫，觀察年長的阿卻婦女如何幫助她們的孫輩成長，如何照料他們。他們設想了兩種情況，第一種情況是祖母輩能全心照料既有的孫兒。另一種情況則假設這些祖母過了更年期仍能繼續生育。根據這兩種狀況，他設計出一些理論模式，以單純遺傳上的益處來看，比較兩者優劣。如果祖母假說成立的話，那麼年長的阿卻婦女對她們孫兒的健康和存活上的貢獻，應該比她們再生養兩、三個自己的孩子大。然而，研究結果顯示，那些老蚌所生的珠兒居然占了上風。人類學家的結論是：阿卻老婦在增進孫兒福祉上所給的幫助真是少得出奇。以嚴格的達爾文觀點來看，她們還是在更年期後自己生養，在遺傳和演化上會有更大的益處。

透過數學模擬，猶他大學的羅傑斯（Alan Rogers）得出了類似的結論。在一九九一年發表的論文中，他得出女人必須成為漫畫書中女英雄「中子娜娜」（Neutron Nana），才可能使更年期像是一種演化適應。女性對家人的照料必須強大到足以支持她所有子女的孩子，她必須伸出援手，以維持所有孫兒們的生命，如此，生殖系統的衰老才能使老年期的母性占上風。然而，別忘了，即使是豐收的偉大女神狄蜜特（Demeter）也無法阻止她的女兒波瑟芬妮（Persephone）每年前往地獄六個月[†]。

我自己是在「祖母假說」這派理論的大環境中長大的。所以早在少女時期，停經這檔事對我而言雖還是遙遠幾十年後的事，我就已經相信更年期是自然最好的安排。這個想法將我與我的神話祖先聯繫在一起，那群風塵僕僕、高挑纖瘦、在世界夾縫裡生存的女性，大步邁過草原，她的大腦在每一步中演化並擴展。到了九〇年代，當許多事實駁斥了這理論後，我感到不知所措。許多與我談過話的科學家認為，

* 譯注：美國醫學家，於一九五五年發現了小兒麻痺疫苗，挽救了無數生命。他的發明使得小兒麻痺在全球幾乎消失。索克的成就被譽為醫學史上的重大突破，對公共衛生貢獻巨大。

† 譯注：希臘神話中，大地女神狄蜜特的女兒被冥王擄至地獄無法重返人間，與女兒感情深厚的狄蜜特為此傷心欲絕，其所主管的大地因此荒蕪。無奈之下，眾神之王宙斯使波瑟芬妮一年中得以與母親團聚六個月，然而依舊無法改變波瑟芬妮需進入地獄與冥王生活的事實。

這個想法美則美矣，卻不盡正確。愛達荷大學的動物學家奧斯達（Sreven Ausrad）於一九七〇年中期這樣告訴我說：「適應性的停經是個很有趣的概念，我真想接受它，但是我找不到任何證據支持它。」加州大學聖塔克魯茲分校的人類學家蓋洛威（Alison Galloway）說：「我不相信祖母假說，我認為停經沒有任何一點好處，我也不相信它是天擇留下的好東西。它只不過是現代人壽命增長後製造出來的現象。我們活得比我們的卵泡更久些罷了。」倡導「月經是種保護」理論的普羅菲特（Margie Profet）告訴我，從演化觀點來看，更年期女性有沒有月經保護已經無所謂了，因為女人本來就不該活過五十歲。我在《紐約時報》的同事布洛迪（Jane Brody）大力支持荷爾蒙補充療法，她表示，婦女大可不必擔心該療法不自然，因為「女人平均壽命達到七十七歲，也不是自然現象」。

更年期就像鏽蝕一樣，是系統性的故障，是歲月不饒人，絕非為了幫助你建構家庭未來而精心設計出來的機制。我喜歡祖母假說，不過是時候把這個寵物理論拋出腦後，就在那隻胸部挺起的裸猿旁邊。後來我又知道霍克斯對哈札族的研究以及「祖母發明家」的理論。這些都是大有來頭的當道理論，是他們締造了整個人類的演化史。

讓我們先來看看事實。數據資料幾乎將祖母給殺了，所以我們也要藉由數據資料讓她活過來。霍克斯和同事在蒐集哈札部落的資料上十分一絲不苟。他們花了幾個月時間觀察並記錄九十個人每小時的活動。這九十人一半是男性，一半是女性，年齡從三歲到七十歲以上不等。研究人員留意他們與誰分享食物，在什麼情況下分食。他們定期替這些人量體重，看看在某個季節中誰重了些或誰輕了些。透過這些做法，人類學家測量出事情的本末真相，以此決定受試者在覓食上所做的努力，是否對取用這些食物的人之營養狀況有一定的影響。研究人員看出圖表上尋覓食物與營養之間呈現極清楚漂亮的關係。哈札族孩童在非常小的年紀（三歲）時便開始在灌木林中覓食，但一直到青春期前，他們有一半的食物還是要靠成人供應。這個成人通常是母親。研究人員清楚地看到，母親的努力反應在秤重上：她越努力尋覓食物，孩子的體重增加得越多。

然而，一旦母親有了新生兒要養育的話，這種呼應關係便會消失。授乳的母親仍然繼續尋覓食物，收穫卻大不如前；原因是新生兒成為她的羈絆，使她效率降低。再者，授乳不是件輕鬆的事，乳母一天需要六百卡路里的熱量，亦即她獲得的食物大部分供自己消耗，儘管她四歲大的孩子餓哭了，她實在也自顧不暇。在餵奶期間，母親覓食的工作與她較大孩子的體重之間的關聯消失了。取而代之的是另一種關係：這個已無法再倚靠母親的孩子只好倚靠另一位女性，通常是他的外婆，但如果外婆已不在人世，便可能是姨媽、姨婆，或偶爾是孩子的祖母。突然，孩子的體重變化又反映出祖母輩努力的程度。祖母輩越是努力採集食物，孩子的體重增加得越快。

我們在這裡看到一個重點：年長婦人比較能屈能伸，她們足智多謀，她們不僅幫助自己的孫子，也幫助任何有需要的年幼親屬。當希爾和賀瑞塔朵研究巴拉圭的阿卻部落時，他們問：年長婦女對於自己已成年的孩子或孫子到底有多少幫助？她們的貢獻對這些兒孫的生活有沒有造成任何差別？（答案是：這還不足以解釋停經現象）。霍克斯和她的同事將網撒得更開，他們非這麼做不可。哈札族女人除了照顧自己的家庭外，她們花在其他相關人事物上的時間也多的不容漠視。如果年長婦人沒有女兒需要幫忙，她會去幫她姐妹的女兒。如果一個正在授乳的婦人她的母親已經過世了，她會向較年長的表姐或堂姐求助，請她幫忙照顧孩子。

「年長婦女總是讓自己能夠幫得上忙。」霍克斯告訴我，「如果她們沒有正在餵奶的女兒需要幫忙，她們會去幫其他親人的忙。人類是會運籌帷幄的動物，在行為上做這種調整是可預料的事。你也能想像在演化過程中，這種雪中送炭的精神會被保留下來。」

她又補充說：「如果你觀察哈札族的生活，想的只是一位停經後婦人如何完成她繁衍後代的功勞，就太低估了她在幫助周遭的人時所發揮的影響力。」但如果你知道這位老婦在改善她所有年輕親戚的營養狀況上的功勞，她的身價馬上高漲。她們讓身邊的人在遺傳上更具整體競爭力，因此她們不需要在夕陽無限好的階段，還來生養自己的孩子，藉以符合達爾文演化的原則。如果再生三個孩子，她們採集食物的工作會受到妨礙。

你或許會問：那麼在這幅圖像中，要把哈札男人放在哪裡？難道他們不需像個男人一樣養家活口，建立核心家庭和男女分工的制度嗎？沒錯，哈札男人會工作。他們打獵，帶回家的肉是全家熱量的來源。但是打獵是不固定的活動，也未必每次都有斬獲，所以不能完全指望它。此外，哈札男人若是捕獲了什麼，他們會迫不及待地想出風頭。他們是大男人，大男人是豪邁的，一定有福同享。於是他們用獵物來巴結盟友或討好仇敵；他們也會用獵物贏得美人青睞，或贏得孩子歡呼。最後能帶回家的就很少了。哈札部落生活的型態並非唯一的。在許多傳統社會，打獵的政治意義超過謀生工具的意義。「打獵提供的好處，是大家都可享受到的。」霍克斯和同事的意見一致，「可是影響到整個家庭營養的真正因素，不是男人的狩獵，而是女人的採集食物。」婦女的覓食使得家庭能夠支撐下去，而年老婦人採集的功夫並不輸給她們的女兒，甚至更好，尤其當女兒還有新生兒需要照顧時。

祖母回家啦，時間剛剛好。我們很想念妳。沒有妳，我們感到悲傷、孤獨和老去，提前體驗死後的感覺。而且，孩子們在哭泣。他們需要餵食。這是妳的袋子和鏟子，奶奶。現在，妳能回去工作嗎？

從表面意義來看，哈札研究頗受歡迎，但是霍克斯所做的不只是拯救威廉斯垂死的理論，或重新為更年期建立形象；她的計畫遠超過這些。她有她的卵巢理論。她的理論架構非常大膽，做了許多假設，聽起來似乎也頗有道理，她認為是老婦創造了童年和少年。老婦使得童年成為現在的樣式：漫長、依賴、非同小可。而就因為她們創造了童年，她們也創造了人類。她們創造了獨立自主的人類，是一個所向無敵、萬物為其服役的物種。我們認為，之所以有童年，是為了孩童的利益，例如有時間讓孩子頭腦發育，學習語言、運動和社會化的能力。霍克斯卻將箭頭轉向，她認為童年是為了成人的利益而演化的階段，亦即童年是一段強迫的倚賴時期，這反而給予父母極大的自由。大人需要孩子倚靠他們，他們希望孩子一直依賴他們到長大成人為止。帶著倚賴他們、依偎在懷中的孩子，早期人類能夠隨時收拾家當，遷移到連猿猴作夢都想不到的地方。青少年說的也滿對的：母親常常抱怨自己所做的犧牲與所挑的擔子，但只要孩子想要脫離母親，那條無形的臍帶一定會將孩子拉回來。而幫助媽媽控制這條臍帶、搖動搖籃的以及控制這世界的，就是祖母。在我們保持青春之前，我們必須先學會變老。

讓我們先拋開停經這回事。自威廉斯以來至今，主張停經是一種演化適應理論的學者，將停經形容為人類演化的分水嶺；停經使得我們和雌性靈長類有所不同。這派學者認為，雌性靈長類的卵巢可以不停運作，人類的卻提前打烊，就是要讓我們有時間照顧家庭。霍克斯則認為這根本風馬牛不相及。女人根本不會經歷生育機能過早老化這件事，我們的卵巢和我們靈長類的近親，即黑猩猩、倭黑猩猩和大猩猩的卵巢壽命相當，就是四十五年。或許人類和猿猴的共同祖先的卵巢也只有四十五年的壽命。這個四十五年的卵巢，代表的是我們老祖先的狀況，它是遠古時代類人家族傳宗接代的寶囊，不易做任何改變、調整或擴充。或許由於一些生理上的限制，讓適者生存、不適者淘汰的定律，在女人生育器官的壽命上無法得到太多發揮。例如，我們的體型太小了。與其他哺乳類比較，超過五十歲還能生育的雌性哺乳類動物，只有大象和長鬚鯨。倘若你要裝許多卵子的話，你需要一個很大的袋子。

不管上述生理上的限制為何，霍克斯都認為，我們卵巢的老化絕沒有過早。在這方面，她同意，女人停經，是因為她們的壽命比她們卵巢的壽命長，而且老年不是現代的產品，老年已是舊聞。我們可稱為「成熟人」（*Homo maturus*）。以前的人通常早死，死於傳染病，死在老虎豹子口中，或是死於難產。但是若能逃過疾病或意外，通常可健健康康地活到高壽。聖經上說，人一生年歲可活到七十歲；就生物學上來看，這個數字並不差。我們身體的構造能讓我們活上七十到八十年。再努力些，我們可將平均壽命推向一百歲。不論你到哪裡，到一個工業發達的國家或農牧民族，你會發現一百歲大約是人類壽命的上限。霍克斯表示：「這就是人類的模式。」

女性和其他靈長類的分別並不在於停經，而是停經之後女人仍可活得又久又好。四十五或五十歲的雌黑猩猩不但卵巢報廢了，全身也都將報廢；牠所有的器官都不管用了，牠離死期也不遠。儘管是在動物園的妥善管理下，倍受呵護地度過一生，有最好的醫療照顧，有剝不完的香蕉，但是五十歲的雌黑猩猩仍已老朽，絕不等於一個停經的女人。牠，應該和百歲人瑞畫上等號。

所以，天擇的法則或許受到卵巢的生理形態限制，無法將功能擴展到超越靈長類的標準模式，但另一方面，它對於女人的壽命卻漂亮地展現了它的功力。現在我們必須強調人類長壽的女性特質，讓我們回到祖母角色，讓我們自豪一下。正如戴蒙所說，任何有智慧的長者，都可在族人撰寫的回憶錄中成為植物學家、毒藥學家，但是優秀的海馬迴（海馬迴是大腦中主管記憶的重要部位）是否足以解釋百歲老人的崛起呢？可能性不大。生活是一天一天過的，而且並非日日是好日，正如狩獵是一種不規律的職業一樣，成為年長者也是如此。我們每天都需要食物，我們每天需要女性，日復一日、年復一年，十年、二十年，甚至到了更年期之後仍然需要。還是讓她變得經久不衰吧。

若將這個新的祖母假說加以擴充，我們將會發現人類較長的壽命以及全面掌管的能力，基本上與一項我們認為理所當然的儀式有關：家庭備餐。黑猩猩媽媽哺乳她的嬰兒達四、五年之久。這是一段很長的時間，但在這之後，小猩猩便不再有機會吃媽媽的奶，牠必須完全單打獨鬥——每一口飯都必須自己張羅。當然猩猩媽媽或阿姨叔叔們偶爾也會分牠幾口，特別是小猩猩沒辦法弄到的食物，但這只能當作一種請客，是偶爾降臨的好運，小猩猩不會笨到長期按時等候這種施捨。

然而在分享食物方面，存在著一種可能性。黑猩猩以及其他群居靈長類的活動範圍有其限制。牠們所在之處必須是所有家族成員都能覓到足夠食物的地方，包括已斷奶的小猩猩在內。也就是說，資源必須是連尚未發育，仍然笨手笨腳、沒有力氣的小猩猩也能取用的。如果整群猩猩決定移居，而新的地方食物較少，需要經驗老道才能覓食，小猩猩很快就會因營養不良而夭折。

除非成年猩猩按時將食物分給孩子。這裡成年猩猩指的是母親。在所有靈長類中，父親與後代幾乎沒什麼關係，甚至搞不清楚誰是大毛誰是小黑。雄性動物忙著別的事，如打獵。母親則必須供應孩子自己找不來的食物。這沒什麼問題，她願意。但事情可能不會一直那麼順利。母親又懷孕了。她必須餵奶。而餵奶的代價很高，她自己需要一直吃。她不能一面供應她的大孩子，同時又餵奶，這時她會找誰幫忙呢？我們知道答案，是她的母親，或是她的阿姨，或是她上了年紀的表姐。這時家中若恰好有個硬朗的年長女人，她便可以為家庭效勞了。幼猩猩能夠獨立，衰老的猩猩就無足輕重了，所以她不如死了算了。

相對來說，在一種環境中，如果照顧斷奶的孩子是很重要的事，那麼祖母也能成為要角。老當益壯的女性能將孩子養得很好，老朽的女性則不然。停經後仍然健壯的女人將成為天擇定律的寵兒。就這樣，人類的壽命漸漸超越靈長類的壽命模式，它像一雙伸出的手臂，強壯有力，卻友善溫柔地擁抱你。

祖母的援手使得早期人類獲得行動的自由。他們可以到達其他靈長類或其他有競爭性的類人無法到達的地方。他們可以侵入成人才能拓展的地區，在那裡挖到塊莖類食物，並將多種食物煮熟來吃（順便一提，塊莖類食物有豐富的蛋白質和高卡路里，是許多主要傳統人類文化的重要食物，大猩猩卻很少食用）。而且，在祖母的幫助之下，母親也可以較早讓嬰兒斷奶。黑猩猩授乳四到五年，因為幼猩猩需要這麼長的時間學習獨立自主，自給自足。但如果孩子離開母親的雙乳之前，無需學習獨立的話，又何必繼續吸奶呢？甚至在沒有嬰兒奶粉、視母親餵奶為理所當然的古老社會中，婦女平均也只餵奶兩年八個月，較其他高等靈長類更短。授乳期縮短了，受孕期便加長了。古時候的婦女所養育的後代人數遠超過黑猩猩或大猩猩，生育間隔也比較短。隨著孫子人數增加，年長婦女的基因品質也越加改善。藉由食物分享，年長婦女也成為整個群體遺傳上最有權勢的人物。

祖母越來越強，相對地，孩子越來越弱。這是發展方面的金科玉律：壽命越長，性的成熟期來得越遲；身體倘若要耐用，就必須小心地建造。因此，在更年期後，為了維持生命而產生基因上的改變，讓孩子變得晚熟、童稚期延長。所以，孩子在各方面都像嬰兒一般受到照顧；在隨從父母所居之地，他們無法靠自己弄到三餐，他們的基因漸漸調整，延後了長成的日子。童年延長同時讓腦部有機會發展。當腦部有時間慢慢成熟，它的突觸就會從容地交錯刺激，然後緩緩循環，再重複相同動作。在生命中頭兩、三年，小孩子與黑猩猩並無太大不同。他們都一樣聰明、好奇、也非常帶勁。但是很快地，黑猩猩必須

「輟學」來為生活打拚，但人類的孩子——我們暫且當這孩子是女孩吧！——在大多數文化中，仍享有被照顧的奢侈，她在斷奶之後，仍過著飯來張口的生活，因此她可以把精力用於發展智力和社會能力。事實上，她最多也只能這麼做，因為就算幼童的倚賴期延長帶來許多好處，它也有潛在的危機。小猩猩能自己解決吃飯問題，小孩卻沒辦法。成人不像無花果樹，搖一搖，上面的果子便掉下來，若不掉下來就乾脆用拔的。可是大人不吃這一套，他們吃軟不吃硬，他們甘心受花言巧語的欺騙，所以孩子必須學習如何撒嬌，知道何時露出可愛的笑容，何時哭鬧，何時眨眨眼睛賴皮一下。她必須變成一個與主體共生、予取予求的有機體；不停地榨取又榨取，就像寄生蟲一樣，但同時又要讓主體感覺這是一種互惠關係，是一種愉快的、值得的、有用的關係，雖然明知這不容易，因為這會惹出一大堆繁瑣的工作。磨練小孩智慧的另一挑戰，是她吱吱喳喳的弟兄姐妹們。母親還會繼續生育，所以她很早就得替較大的小孩斷奶，而這些大小孩閒蕩終日；他們還需仰仗長輩的鼻息，所以必須努力博得大人的好感。成年人喜歡溫柔貼心的孩子，然而大夥們卻不停地磨練你，你不變得精明也不行。童年不一定是天堂，幼稚園裡的蛇比伊甸園還多，難怪孩子急著要長大。

我們且將故事重溫一次。早期人類養成了在靈長類階段就有的習性，就是分享食物，並將之系統化。既然小孩餵食的責任由大家分擔，就有餘力找尋新的地盤與出路。然而，若無祖母鼎力相助，他們就沒有行動的自由。所以年輕婦女不能沒有年長婦女幫助。就因為如此，女人雖過了更年期，依然壯碩不減當年，這是想當然爾的事，青春期逐漸延後也成了必然的結果。奶奶應付自如，小孩循規蹈矩，土地不荒廢，作物不欠收，人們永遠生機勃勃。環境越惡劣，孩子越倚靠長者。彼得潘開始扎根成長，童年足以擴展。在足夠的空間與時間中，許多狀況匯集起來助長另一次革命性的擴展——腦力的擴展。我們脫胎換骨，變得非常有創造力，成為能製造生產的人類。我們無法忍受家徒四壁，看不慣無雕飾的黏土容器，我們製造出更優良的工具、更銳利的矛、更厲害的陷阱誘捕巨獸。我們能活很久，也活得有聲有色，這一切還真讓我們以為人類能永遠不死呢！所以，我們用五花八門的護身符來陪葬，想藉此換得永生。

「祖母假說」顛覆了傳統的順序，擾亂了人類演化理論堅守的信念。我們通常認為我們天生聰明，然後過個漫長的童年來經營我們的聰明。到我們成年之後，還要活得長長久久，來照顧我們聰明卻成長緩慢的孩子。但是按照霍克斯理論的發展，事情的順序恰好相反。我們的年歲雖然增長，精神卻變年輕了，頭腦也變得更聰明。她對大家都熟悉的「獵人」形象迎頭痛擊，她質疑男性在供養下一代上扮演的角色，並懷疑男性扮演的這角色是否容許孩子有童年。她認為，最原本的分工是養育孩子的女人與更年期後婦女之間的分工。母親生孩子，祖母餵孩子，有了這種默契與合作，人類就能生生不息，腳蹤無遠弗屆。

但男人呢？他們在世的日子也很長。如果說壽命長對女性有利，那麼對老而無用的男性有何意義呢？我們可以由遺傳的機制來找答案。女性並沒有任何特定基因的專利。不同於位於Y染色體上的基因，僅會由父親傳遞給兒子，母親的所有的基因會不論性別地傳給孩子。女性從母親身上遺傳到一種基因，使她在更年期後仍保持健壯，這種基因也會代代相傳進入男性的配子中，所以男人的壽命也延長了。然而，身體健康硬朗的特質，似乎在女性的身體上比較能發揮。男性的壽命確實不如女性長，這種壽命差異全球皆然。或許男人不需活那麼久吧？或許他們也不想活這麼久？原因很多，可能是他們落髮落得心寒了，可能他們厭倦了打獵，因為打獵已淪為權力上的較勁與炫耀的工具，也可能他們覺得挖苦丈母娘的笑話已沒啥意思了。

如果我們都能認同祖母是人類生活發展的基石，而更年期後的生命是自遠古以來女人天生的權利，而非現代女性才有的賞賜，我們便可較理性地質疑「雌激素缺乏」這個概念。假設我們身體天生的結構就是慢慢會衰老，那麼，我們如何看待伴隨更年期而來的雌激素分泌減少現象？說得再精確些，我們是否該治療它？祖母假說是否告訴我們，當我們停經時，我們該不該服用荷爾蒙？這個問題的答案說來……很複雜。另一方面，自然並非完美無瑕的。自然是一個草率的工程師，它的座右銘是「沒問題」。更年期後的身體確實像是一個「還能應付」的案例。但是，偶爾打個噴嚏就小便失禁，讓人暗自尷尬的局面，又怎麼說呢？換句話說，就算我們的身體能在沒有卵巢雌二醇的狀況下活下去，並不意味著我們不能靠雌激素活得更好、更有力量。在演化思考中有個原則叫做「自然主義的謬論」，它的錯誤在於它假設任何事物自然原有的就是最好的。在人類及大部分其他物種中，謀殺和殺嬰是「自然」的，但這些作為在人類社會中無法被視為正當而被接納。更年期也一樣。沒有雌二醇的生命或許是自然的，卻絕非理想的。畢竟，如果我們靈長類的卵巢衰殘並非是一種適應，而只是演化對雌激素的供應加以限制造成的結果，那麼，卵巢雌激素停止分泌就等於宣布：「抱歉，我們最多就只能做到這樣了，就這麼多了，你得將就將就了。」然而，不必要的將就是種愚蠢。我們是聰明人，我們有證據證明荷爾蒙能有所幫助。服用你的抗更年期藥丸吧——如果我們天性聰明，這樣做就也是聰明的。

另一方面，自然雖然草率，它的引擎仍舊運轉，有時還發出溫馨的嗡嗡聲。許多醫生將停經與糖尿病、甲狀腺亢奮這類因荷爾蒙不足而引起的不適類比，這是不對的。因為如果我停止服用甲狀腺素補充劑，我可能在幾天或幾週內便完蛋了；我生病了，我只好訴諸於外，只好吃藥。但是停經並不那麼可伯，女人的骨頭不會因此就散掉，她的血管也不會因此就破裂。大部分女性在更年期後不需服用荷爾蒙，也照樣精神奕奕。我們或許可以期待在人類壽命延長的演化中，女性身體已發展出一些專門彌補卵巢「缺陷」的機制。雌激素合成酶的活動在我們年歲增長時開始活躍，它能將腎上腺最開始分泌的物質轉變為雌激素，而我們的腎上腺到了更年期也不歇工。雌激素合成酶的功能加強，到底是巧合，還是一種讓我們在停止排卵的歲月中更健康的適應？身體的脂肪量隨年齡增加，四十五歲的女性很可能仍維持二十五歲時的體重，但是她體內的脂肪量卻比過去大幅增加。脂肪能製造雌激素，所以千萬不可對它不屑一顧！脂肪可能是一個百齡婦女調適生命的工具。我們的頭腦需要雌激素。神經細胞能製造自己的類固醇嗎？它能像雌激素合成酶的活動一樣，隨年歲增長而增加產量嗎？不知道。但我們確知的是，大部分婦女到了年老時，縱使沒有卵巢提供的補腦物質，她們還是一樣頭腦清楚、行動敏捷。

我們也知道荷爾蒙療法一如許多事物一樣，有利有弊。所以我們免不了要考慮人體的複雜性以及個人的健康狀況。說來說去，我們又回到了原點。我們必須以個案來做考慮，才能做出最明智的決定。體型纖弱的女子可考慮使用雌激素療法，預防骨骼疏鬆。長期坐辦公桌、家族有心血管疾病史的女性，也可以用這個療法來保護心臟。至於健康壯碩、腦袋清晰的女子，她可以當機立斷地決定：我不要吃藥，我要去散步，我要開始舉重，我要去我女兒家，立刻開始義務性地替她看孩子，馬上動起來！

如果我們以演化角度來分析停經，瞭解雌激素療法的利弊，其實也符合我們對流行病研究的結果。一些研究顯示，女性服用雌激素補充劑越久，罹患乳癌的機率越大。這就好像身體在抗議：我不需要你給我的，我照顧自己的本事比你想像的強多了。有些醫生建議婦女考慮採兩段式的荷爾蒙補充療程：在更年期剛開始時，先短暫服用一陣子，用來對抗熱潮紅和失眠；之後延到六十或六十五歲時再度服用，以對抗心臟病、骨質疏鬆症和鯨吞蠶食的老年癡呆症，我認為這個策略很合理。

藥物學很不錯，但是我們想從祖母身上學到更多，而她更像一個取之不盡的寶庫。媽媽輩的女性是我們一直都很熟悉的人物。她一直存在女性心中的某個角落裡，我們不特別會意到她的存在，她沉靜如兔卻凶悍如虎，默默關心卻不張揚。她的存在讓我們更瞭解我們內在一些令我們氣惱，卻又莫名其妙的衝動。我常注意到女兒對母親的要求比兒子對母親的要求苛刻得多。女人大多崇拜自己的父親，所以也能原諒父親的過失，對母親卻窮追猛打，緊咬不放。她們總是怪自己的媽媽冷漠無情，或專制霸道，或膽小退縮，或無理取鬧。甚至連女性意識抬頭後，我們還是無法從這流行性厭母感冒中復原。我們緊緊抓著這憤怒的情緒不放，這種情緒好像成了我們的保護似的。不久前，一位編輯請我為她編輯的書寫篇文章，這本書將收集許多女性談母親的文章。這些女性都是小有名氣的知識分子，有小說家、詩人、評論家、歷史學家等等。我答應了，我寫了一些非常正面的東西，我讚揚我的母親，感謝她告訴我無論如何一定要經濟獨立，也感謝她教我達到性高潮的祕訣（這些當然都是偏方）。編輯來電致謝。她說，我這篇文章正是這本書所欠缺、所需要的，因為在所有執筆人當中，除了我以外，沒有幾個對自己的母親說了什麼好話。

我並非誇大，說真的，我也很可能不這麼寫。其實我有很長一段時間不由自主地嫌惡我的母親。我常常一想起她便哭得涕淚縱橫。我也常寫些寓言故事，把她寫成故事中缺了心肝的巫婆。但是也有些時候，我會在這種恨母的瘋狂情緒中緊急踩煞車，我告訴自己，這是不理性、不公平的，更是個壞榜樣。現在就停下來想想，你該如何擺脫憎恨母親的泥淖，以免你的女兒長大後用她自己的憎恨和責備來抨擊你。當我寫下有關好母親的文章時，我處於深思熟慮、不甘願的慷慨和自衛的心態中。否則，哦，我的怨恨會多美麗。而且，看來，這是多麼典型。女兒就像毒蛇一樣，有不可縮回的毒牙。

話雖如此，女兒和母親其實也是相當親近的。女兒比較常和母親談心。女兒平均一星期打一次電話給母親，兒子是每月一次。女兒需要母親。她們把母親當成出氣筒，但是她們還是乖乖地去探望母親。她們總覺得需要些什麼，又說不出那是什麼。她們巴望些什麼；她們巴望母親總是在那兒，永遠在那兒，就算自己已是大人了。美國詩人普拉絲（Sylvia Plath）曾用華麗用充滿暴力色彩的詩句描述她的母親：「妳還是風風火火地跨海送來／肥厚血紅的——胎盤／正在歡快的戀人頓時僵住……滾開，滾開，鰻魚似的觸角！／妳我之間沒什麼好說的。」作為劍橋大學的交換學生，她也曾認真寫過長信給母親，描述她生活的每個細節——她遇到的男人，參加的派對，她不喜歡英國女孩「皮膚白皙，有點歇斯底里和氣喘吁吁」，以及她令人憐惜地希望「有人給我熱湯，告訴我他們愛我」，如此描述了對母親的期盼。

母女之間的情緣，往往被視為她們因性別相同而有一致的認同；兒子就不同了，兒子需要確認自己在性別上、認知上是個男子漢。由這個分析來看，女人可以像小孩一樣一直賴著媽媽，而不必像男人一樣，覺得大叫一聲「媽媽呀」是件丟臉的事。所以女性期望母親幫助，其實只不過是小女孩對母親予取予求這種任性態度的翻版罷了。

祖母假說提出了另一種解釋，但它較不強調女人孩子氣無理取鬧的部分。如果年輕婦女長久以來一直需要年長婦女，而如果這種需要是早期人類社會的組織原則的話，那麼我們天生對母親的眷戀就不該在青春期叫停，它比那堅強得多；它應該像生命的河流源源不絕。我們在河上行駛，我們必須操縱它；水勢有起伏漲落，卻永不止息，而我們也必須不斷前進。如果一位年長婦女照顧你的孩子，她也像是你的孩子：你深愛著她，需要她，她像是你的一部分。但在同時，這位婆婆或嬸嬸並非單屬於你，她也必須照顧其他家庭成員。她令你失望，你生她的氣，但是，你還是不停地需要她的幫助，有她幫忙，妳覺得很有安全感。但是當她無能為力時，或許另一個阿姨或姑姑也能幫助妳。

這種年輕婦女與年長婦女之間的長期關係，想要融入西方的生活模式並非易事。我們嫁娶，我們遷徙，我們住在公寓或狹小的房子裡，最不希望發生的事就是母親搬來與我們同住。除了至親以外，我們甚少與其他親戚來往。然而，我們內心的渴望與需要並不因此消失，只不過被迫突變而已。就算我們在成年後有任何無法滿足的需要，我們仍會將它丟給媽媽。我們期望一位年長婦女能幫助我們，而母親是我們認識的唯一年長婦女。每當女性需要心理諮商時，她們找的大多是比自己年長的治療師。她們希望幫助自己的人是位符合自己心目中救星的人。她們並不是要找自己的媽媽，剛好相反，她們的心中充滿對母親的憤怒，而這也是她們前來接受心理治療的原因之一。但從這位年長治療師身上，她們想尋找那位她們失去的長者，用來取代她們缺席的母親，缺席原因或因母親亡故，或因對她們照顧不周，或因忙其他事情而忽略了她們。

自然主義者的謬誤是將本質上天然的假設為最好的。我們或許並不想生活在一堆親戚當中，我們覺得親戚令我們窒息。我們逃離小城鎮，是因為我們厭倦老愛說長道短、管人閒事的鄰居。然而骨子裡，我們仍有我們祖先的樣式，只是後來歷經千萬次的加總之後，發展出獨特的自我。但這無損於我們的尋求能力，不管這力量是來自上一輩，或眼前。例如，人與人之間肢體的接觸感覺很好，也有治療的效果，護士對昏迷病人輕柔的觸碰，足以降低病人的血壓。我們需要觸碰，因為它有益身心。同樣地，我也認為，一個人對母親或對其他年長女人的眷戀、需要，也是源遠流長，不可輕忽的。雖然沒有事實證明人類社會發展以母系社會為基礎，但是「母女一家親」的現象——即女兒長大後人留在媽媽家，兒子則離家的做法，在人類社會非常普遍，更是靈長類社會的不二法則。女性容易形成一個穩定的核心，男性則來去自如。華倫（Kim Wallen）認為：「在模擬人類社會最初的模型時，如果忽略了婦女之間的關係，這個模型可能會是錯誤的。」哈札文化不是母系社會的文化，她們的女性在許多方面仍受制於男性，但她們相依相屬，並安身於母家，所以人人得以溫飽。這種有默契的安排是一帖心靈的良藥。

在一九七〇年代，女性談論婦女結盟，決議要將此理想付諸實現。可是連最有理想的人都落入以年齡為劃分標準的俗套，結果年輕一輩各自聚在一起，年長者則識相地自行脫離，成立如「年長婦女解放組織」（Old Women's Liberation，簡稱為OWL）之類的組織。當時甚至連三十歲以上的都被歸為「年長」。這種以年齡來區分的做法是錯誤的，我們卻樂此不疲。我們用非常無趣的名稱來區分世代，如戰後嬰兒潮世代、X世代、千禧世代或零世代（他們深信眼前的一切事物都是負面的）。我們與同齡的人交友，不太敢冒險結交年長十歲或年輕十歲的人。結果，我們的女性朋友都是與我們同年齡層，與我們一樣膽怯不安的同儕。我們不敢往上或往下尋找伴侶，然而我們卻一直在尋找我們的母親，尋找那位可以教導我們的女人。我們同時也需要一小塊自己的地方，在那兒能佇足片刻，能放心從容地呼吸，就算短短一分鐘也好。同齡的人本質上很不穩定，因為同儕相競，一如兄弟相爭。反觀我們的祖先，他們的姐妹淘是跨世代的，所以如果我們要由姐妹結盟中得到安慰與力量的話，我們不妨重溫舊日模式，將年輕有活力的女性和年長成熟的女性一併納入我們既有的結盟體系中，以強化我們的陣容。

當然，這只是我的奇想罷了。我想，我一直都相信多樣化組合的力量。在我編過的大學刊物中，我節錄了《尤里西斯》中的一行詩。它或許有些老派，但我用它來界定這本刊物的精神：「青春尾隨經驗同訪惡名」(Youth led by experience visits notoriety)。我很愛想像的一個場景:一位聰明世故、有些年紀的女人,灰髮上漂亮地戴著頂小帽,她牽著我的手前進。前面是一塊名為「惡名」的樂土,它使我砰然心動,它對我欲拒還迎。它代表了我的認知與我對真理的追求,但是我屬經驗那一面更強韌、更壞、更老練的部分非得是個女人不可。一定要是個女人,因為經驗老到的男人總讓人覺得有點老淫蟲的調調。我不知該如何尋找「經驗」;在我念大學時,女教授都忙於自己的研究,與學生保持距離。我認為她們的擔子比起母親或祖母要沈重得多。但無論如何,我見到她們時,敬畏之心總是油然而生,因為她們總讓我覺得我的生命有無法承受之輕,而我能回報她們的真是微乎其微。我仍未學會如何與不同年齡層的人交往,但我非常渴求那種友誼帶來的安慰。或許那種景象滿怪異的,但我仍抱持著參加這樣聚會的希望。單單擁有這樣的希望,就已經讓我覺得很安慰。

我很希望能看到我女兒成年後的模樣。那時候她可能不再需要我,那時候她可能也不會像我青春期時一樣會發飆或口出狂言。我也希望我對祖母的詮釋是正確的:對母親的渴望是女性的一個主要特質,而我女兒對我的需求可能超過對溫飽、或對鼓勵的需求:這需求更強烈、更持久、更熱烈。我希望她對我的需要,強烈到她願意讓我看清她到底是誰,她能讓我知道她在心智上的發展,她也能信任我是個能託付的人。我希望她願意做些取捨——她願意在青春和經驗這兩者間找到平衡,做個惡名昭彰的壞女人。但願她敢怒敢言,能頭也不回地離我而去。然而在她心底深處,她知道她隨時都能找到我。就算只在她憤怒和失望週期之間的短暫片刻,她能與我一同休憩,她也能夠呼吸,能夠放心地呼吸。只要我還活著,只要我的骨頭、頭腦、力氣還在,這些都屬於她,都是她與生俱來的權利。或許並不是很多,但是它們生來強韌,它們也願意配合時間的需要。當青春呼喚時,經驗之神便拿出鏟子開始挖掘、再挖掘。

第十四章 狼嚎鬣狗笑

睪固酮和女人

我不知道為什麼我的電視還在。它早該被我砸壞了，螢幕中央應該至少有條被我蔑視的完美裂縫；但它沒有。我家的電視間裡沒有一把備好的斧頭或任何重物，所以我至今沒辦法在看到讓人怒火中燒的女孩玩具廣告時就捶打電視，宣洩一下我的女性怒火。我並不是對芭比娃娃、娃娃屋、小廚房、芭比廂型車等等恨之入骨，我只是恨那些廣告的腔調，恨它添加了焦糖般膩人的配樂，還有女孩們分享玩具時發出親暱、娃娃音的附和聲和咯咯笑聲。這些廣告中的女生總是閨蜜好友，她們總是溫和而慷慨。儘管廣告中帶有消費主義的色彩，她們仍像初露頭角的社群主義者*（communitarians），夢幻中的吉布茲尼克†

* 譯注：社群主義強調社會的集體意識和合作，透過社會的互助和互相支持，確保每個人都能夠享有基本權利和機會，進而以實現公平和平等。

† 譯注：為在以色列吉布茲生活的居民。吉布茲是一種集體社區體制，傳統以農業為主，社區居民沒有私有財產，共享所有資源。

（kibbutzniks）。彼此間總是愛、愛、愛，幾乎就像愛她們的玩具一樣。不論這些廣告是何方神聖製作，有件事可以肯定：他們絕不是女人。或即使他們是女性，也是帶著嚴重的施虐變態傾向長大的。讓女孩少女時期留下在大玩偶巴尼的膝上天真玩耍的印象，就像邊把一隻小蹬羚浸在絲滑甜美的奶油裡，邊讓牠在弱肉強食的大草原塞倫蓋提（Serengeti）過生活一樣。

如果你是女生或是當過女生，就會知道當女生的第一要務，是要學習如何在一群女生中求生存。女孩在團體中的樣子並不像瓊妮．密契爾（Joni Mitchell）的輕快曲調那般柔和，在團體中的女生是……我們該怎麼說那個我們一直認為很男生的用字呢？就是「具侵略性」。女孩當然有侵略性，她們是活生生的生物，不是嗎？她們還是靈長目動物，是群居動物。所以是這樣沒錯，女孩可能喜歡玩芭比娃娃，但姐妹們，要是你做錯事、得罪了她，你的牙醫芭比衣服就會被剝光光，頭髮被剪短，胸部上還會留下齒印，最後逃不過被扔進垃圾桶的命運。

如果你是女生或是曾經當過女生，你就知道女生是有侵略性的。就像《漢摩拉比法典》一樣，不是什麼新鮮事。但是玩具《糖果樂園》廣告中的女生一點侵略性也沒有，事實上，她們甜得膩人。在生物學理論的草原上昂首闊步的女生也從來沒有侵略性。對，她們合群而且長袖善舞。她們口齒伶俐，擅長人際互動，樂於傾聽，和藹可親。你會希望你去買電視廣告中的女孩玩具時，可以把她們一起買回家。舉例來說，就像一九九七年發表在《自然》期刊上的結果那樣。英國研究人員描述了對患有透納氏症候群（Turner's Syndrome）女孩進行的研究，該病症是一種染色體異常狀況，罹病女孩只有一個X染色體，不像一般女性擁有兩個X染色體。科學家進行非常精密的觀察後發現，患有透納症的女孩在社交能力上的些許差異，會視她們染色體的背景而定。通常女生會從媽媽和爸爸的基因各得到一個X染色體，然而透納女孩只能從父母其中一方得到一個X染色體。科學家研究了一百位透納女孩，結果發現從爸爸身上得到X染色體的女生，比那些從媽媽身上得到X染色體的女生來得溫和。「爸爸的女孩」似乎比較友善，長於社交，社會適應較良好。「媽媽的女孩」則相對較為悶悶不樂和笨拙，在團體中比較沉默，傾向採取攻勢或是與團體分裂。以上發現都很好，讓我們能對透納症候群的行為特質略知一二，但是科學家更進一步地將研究結果延伸到女生良好行為的天性上。他們假設，帶有父系X染色體的透納女孩，即社會適應較良好的女孩，是比較像女孩的女孩；而帶有母系的X染色體的女孩，也就是會採取攻勢或社交上較駑鈍的，則有更男性化的基因型。科學家的推理錯綜複雜、難以理解，但在最終的分析中，他們描繪出一幅女性的畫像：女生基因就是善於社交，有外交手腕且和藹宜人的。在這令人質疑的假設下，帶有社交禮儀的X染色體，在正常女孩身上很活躍，在正常男孩身上則不活躍，這種歧異符合男女兩性的演化利益。對男生而言，對社交禮儀的遲鈍，會讓他們較具侵略性，能建立起支配階層，組織狩獵團隊和軍隊，輕鬆碾壓任何富同情心又阻礙他們道路的愚者。對女生來說，擁有較高的社交技巧有助於與其他女性交往，學習當媽媽的技巧。「小女孩喜歡當小媽媽，」一位研究人員告訴我，「而女人喜歡和其他女人講話。她們有一種去結識其他女性、建立社會關係的傾向。」這種**天賦**就像是一種內在聲音，帶著一絲染色體的味道。

我冒昧地將這基因命名為SSEN-1，SSEN是指古老女性特質配方中的成分，而1則是預先承認，社交禮儀的出現肯定是非常複雜的過程，如果我們以足夠溫柔的方式揮舞閃亮的仙女魔法棒，肯定還會變出更多女性特定的SSEN基因。

暫且忘記這篇計繁瑣又深遠的研究，誰教它僅局限於一百名有染色體異常的兒童群體，更何況，染色體異常本身就充滿了各種複雜性因素；也忘記那個假定的SSEN-1基因，它甚至還未被證明存在與否。讓我印象深刻的是報告中女孩蒼白到讓人感到陌生的模樣。女孩擅社交，擁有一群朋友是她的天賦，而且她們都是能言善道的小媽咪。那麼，那些蠻橫的、病態的、吝嗇的、愛作白日夢的、今天是你永遠的好友，明天可能成為如伊芙哈靈頓（Eve Harrington）*般不擇手段的女孩，都上哪兒去了？那些將你從社交圈的A咖排到Z咖，而你拿她一點辦法也沒有的女生到哪裡去了？鬣狗般的女孩在哪裡？獵豹般的女孩在哪裡？虎狼和烏鴉般的女孩在哪裡？

我認識的那些生龍活虎的、怒火中燒的、充滿侵略性的女生，又在哪裡呢？

我們很少談起、也很少聽聞女孩和女性的侵略性，所以我們就忘記它的存在，也忘了它所具有的意義。我們把侵略行為與男性聯想在一起，我們被這點困住了，以致我們不能透過談論、輕聲細語或是尖叫來超越它。科學家帶著儀式感這樣做了，我們則全都反射性地跟著做，即便我們自認才智高絕又開明，能夠超越陳腐的過時觀念。有一回，我在海灘觀看一群海鷗搶食一塊爛餅乾，我觀察那些老海鷗，即那些身上羽毛髒汙、嘴上有代表成熟紅斑的海鷗。牠們把時間全都拿來鞏固主權，憤怒地對著棕羽的年輕海鷗猛啄，而年輕海鷗只是不理不睬，專心地狼吞虎嚥。觀看時我下意識地假設，所有加入這場小規模戰鬥的海鷗都是公的，一定是公的嘛，誰叫牠們如此具侵略性，我在腦海裡把整個來龍去脈都釐清楚了：年紀大的雄海鷗耽溺於階級，年輕的雄海鷗則是反叛的投機主義者。直到一會兒後，我想起雌雄海鷗的外形是一樣的——年輕時是棕色，老了變成白色——我才有點尷尬地察覺，在場的眾多海鷗中一定有些是雌的，因為雌海鷗也必須吃飯，而清道夫討生活本來就很困難。

但我們不要因為膝蓋抽搐就咒罵它。我們對於雄性（或男性）具侵略性的老套想法並非沒有道理。

在人類當中，男性的侵略性就像鼻梁斷了一樣明顯。犯下暴力罪行的多半是男性，九〇％的謀殺、八〇％由後方襲擊的攻擊、近乎百分之百的強暴案件，都由男性犯下。企圖瞭解侵略性來由的研究人員，必須將他們的好奇心轉向醫學領域，否則很難取得研究經費。男性的侵略行為就像疾病一樣容易掌握。暴力行為會對公共健康造成威脅。在體能上，男性做出暴力行為比女性更輕而易舉，因此與女性的侵略行為相比，男性的侵略行為得到了較嚴正的科學關切。此外，我們都知道女性的侵略性遠不及男性，而且女孩們都是好朋友，如果你是女孩卻想要與眾不同，我們有好多種方式說服妳別那麼做，此一說服工程從孩提時代強制洗腦的電視節目就開始了。

忽視女性侵略性的問題就在於，我們這些有侵略性，我們這些女孩和女人，會因此感到困惑，就好像等式一邊掉了什麼似的，在對自我和衝動的詮釋上彷彿缺漏了一塊。我們被留在我們深刻的殘忍當中，以及狂怒吼叫的饑渴和驅力灌木叢中徘徊；我們被扔到操場上，一個女孩一個女孩互相較量，我們知道我們必須證明自己、談判、昂首闊步並重新定位自己。然而在螢幕上、書本中或生物學的案卷上，卻極少看到女性鬥爭的證據。我們覺得自己像「錯誤的變異體」，用一位女科學家的話來說，我們想知道為什麼我們不夠友善？為什麼我們的渴望如此多，為什麼我們無法坐得直挺挺的，為什麼我們無法做到社會對我們的期盼？

然而，儘管我們瞭解金色假髮的女人肖像在生理文化上缺了些什麼，我們還是心有不甘，不想去探

＊譯注：電影《彗星美人》中的角色。伊芙哈靈頓是一位狡猾且野心勃勃的年輕女演員，不擇手段地竊取偶像的演藝事業，只為追求成功。

索我們侵略性的邊界。我們不想被認為具侵略性，也不願思考我們是有侵略性的。沒有人喜歡有侵略性的人，男女皆然。那些被我們稱作具侵略性的人，是我們一想到就覺得討厭的人，我們不歡迎他們出現在我們家裡，我們的工作場所，或是我們的腦袋裡。我們對於侵略性抱持一種單調且完全負面的觀點，我們把他們和打老婆或嗑藥的人聯想在一起。有主張，有決斷力，很好，這些都是好的、正面的用語，我們也喜歡。至於侵略性？這個詞早已過時。侵略很低下，是給失敗者用的。侵略是當你沒有真正權力和力量時，才會求助的對象。

這好像是我在告訴你，侵略性是給女孩子的。

現在我們的機會來了。侵略已經落伍，它已被醜化，它已被丟到公共意見的垃圾掩埋場了，它不再被視為一個真男人的美德。我們可以自由地來個你丟我撿，隨心所欲地廢物利用一番。我們可以重新復原、重新解碼。我們可以共享這個詞。我們可以從我們身為女孩或女人的需求去理解它，我們也可以看看侵略性可能在何時、以哪種形式浮現。侵略性行為可能是敵對的，試圖造成傷害，但也可能具創造力，試圖參與互動。心理學家一成不變地視侵略行為是反社會的，但這種過度樂天的觀點令人沮喪。只需稍微涉及看似真誠的社會行為皮相，就會發現侵略性正在檯面下暗暗竊笑。友善可能具侵略性，任何人在晚餐時間接到挨家挨戶募款的騷擾電話時都會同意：「你今晚好嗎？給我一點錢！」或是看看以下這段在家中宴客時常見的對話；女主人問客人要吃點或喝點什麼，卻被客人婉拒。雙方表面上都很友善，與侵略性沾不上邊。女主人慷慨大方，客人則設想周到，不想給主人添麻煩。有時這種對話的確單純又貼心，沒有弦外之音；客人可能正好用過餐，不想再吃。但想一想這個舉措潛在的侵略性，它含藏的權力正在其中強力地共振。藉著提供食物，女主人點出她知道自己在這裡當家作主。這裡是她的家，她的資源隨伺左右。她是能給予的那一方，她要從她資源豐沛的位階中得利。她要照她的方式建立關係，她要客人認為她是值得信賴、大方，同時資源充沛的。不論時間多麼短暫，她要保全她與訪客的結盟關係，而接受她禮物的訪客因為蒙她照顧，會銘感五內。

所以，當訪客拒絕女主人提供的食物，就代表拒絕了暫時立於同盟或從屬的位置，這麼做就是隱約發出信息，表明**她**才是主控者，是那個承擔得起放棄禮物、不做共謀者的人。而女主人對她的拒絕可能會有一絲惱火，她的態度可能會稍微變得強硬，並且想說：「好吧，那我們就不是朋友了，你把事情說完就走吧」。把拒絕他人的慷慨比喻為在臉上賞一巴掌，並非無緣無故。如果女主人是你的老友、有孩子、不想進廚房的話，拒絕她提供的食物可能是貼心之舉。但如果你是老闆，週末時突然造訪員工家，你的突然出現，可把那可憐的傢伙給嚇壞了。當她試著要藉由提供飲料來舒緩關係時，你卻斷然拒絕。畢竟你是準備來解雇她的，需要那杯飲料的是她。

脈絡和改革可能會使坦率的侵略性看來具吸引力。馬克白夫人是所有人都喜歡的惡女代表，她是一個毫不留情、野心勃勃的女人，她向精靈乞求：「解放我的性別，從頭到腳，以直接的殘酷充滿我。」她姑息並操縱她的丈夫去殺死國王鄧肯，然後將她的雙手浸在血腥當中。「有敵意、侵略性的母狗」不足以形容她，但若是我們把先入為主的偏見重組一下，馬克白夫人也可以是帶有悲劇色彩的高貴女人。若我們想像她是北歐捍衛族人的女族長又會如何？芬蘭亞普沙拉大學的哲學家尼米拉（Pekka Niemela）曾假定馬克白夫人是維京人，與故事中那位居住在古挪威時期奧克尼群島上、權傾一時的女性角色很接近。尼米拉指出，《馬克白》一劇的背景是西元一千年左右的蘇格蘭，當時的蘇格蘭在維京文化主導下異教徒比基督教徒更多。馬克白夫人若是維京人，儘管她的殘暴沒有絲毫減損，卻能贏得我們的同情。

維京女性被預期為殘忍的、茹毛飲血的。維京男人經年累月在外擄掠奇襲，維京女人則在家裡當家，她們擁有相當的權力為生死，為戰爭與和平的大事作決策，但卻沒時間宴飲玩樂。掠奪人的也有遭人掠奪的風險，當時沒有法律，沒有地方警長，沒有皇家衛隊來保護維京人身家安全。家族和宗族是唯一對抗外來威脅的保證。虛弱的宗族不能吸引人與它結盟，只要一次大屠殺就會亡族。維京女人無法漠視現狀。馬克白總是可以跳上船，帶著他貴族的頭銜到海外作威作福。至於維京女人，她被綁死在蘇格蘭高地上，動彈不得，而最能保護宗族的莫過於皇后的皇冠，而要得到皇冠，除了使用森冷刀鋒（武力）之外，別無他法。

馬克白夫人是每個女演員夢寐以求的角色，不過我們可以慶幸，我們不必在日常生活裡扮演北歐女人。我們的侵略性更容易被接受、也比較容易被抹滅。但我們仍有侵略性，**我們的**侵略性，而我們需要它才是重點，若我們能不帶敵意或不像心理易裝狂那樣接近它，如此深究其來源和基底，我們就能原諒我們自己的惡毒，向我們的朋友獻上飛吻。

這帶我來到睪固酮面前，它是如此惡名昭彰，以致你真的能聽到它的碳環正叮噹作響。要思考侵略性的來源，勢必要從睪固酮談起。睪固酮這個征服性的概念，在我們當中盛行已久，不容忽視。我們一再聽說，睪固酮是侵略行為的媒介——不過，從某方面來說，我們並不瞭解箇中細節，但睪固酮無庸置疑地是個競爭者。睪固酮和侵略性這名詞轄下的所有屬性都有關，諸如想主導、攻擊、炫耀、吹牛、在地板中央留下一堆髒衣服的欲望等等。它造就出領導人，也造就出怪胎，如果兩者難以分辨，那是因為睪固酮對你的意義正是如此隱晦不明。據說，睪固酮在胚胎形成期就開始對腦作用，並在往後使腦部容易做出跋扈、鹵莽、笨拙的行為。睪固酮與侵略性密切相關，就好像孟不離焦，焦不離孟一樣。

當然，最近我們都學到，也被告知睪固酮並不是嚴格意義上的男性荷爾蒙，女性身上也有。但要提醒你的是，女性的睪固酮比男性少太多。女性平均的睪固酮濃度是每一百毫升血液中只有二十到七十個納克（一納克為十億分之一克）。一半由腎上腺分泌，一半由卵巢分泌。在男性當中，每一百毫升血液中有三百個納克算是低標，大多數男性都在四百到七百個納克之間。換句話說，男性的睪固酮是女性的十倍，而且幾乎所有過多的睪固酮都來自睪丸的細胞。男性有較多的睪固酮，我們就認為男人比女人具侵略性。我們也因此認為，侵略性的男女不對稱原因即使不能全都推給睪固酮，它也還是要負部分責任。

我們也碰到一種稱為高T女性（高睪固酮女性）的新生物，她們的睪固酮係數是正常女性平均睪固酮的最高值，她們的侵略性較一般女性高，對事業比較認真，在性生活上比較獨斷，對孩子比較不感興趣——換句話說，只有**非常**少的母性。高T女性這名詞是以一種帶點生物學色彩的角度，解釋為什麼某些女性有如同錯誤變異的行為，但這方面的證據不足以支持高T女性確實存在，或者說得更精確一點，不能證明那些咄咄逼人、尖銳的、企圖心旺盛的女性行為，就是睪固酮濃度升高的結果。睪固酮已被賦予巨大的力量，被當作是性欲荷爾蒙、侵略性荷爾蒙、支配性荷爾蒙。但如果女性必須靠她們的睪固酮才能在生命有所斬獲，才能感受到性的歡偷，感受到憤怒或活得清醒，她們真是可悲到極點，她們的睪固酮太少了。即使高T女性，每一百毫升的血液中也只有七十個納克，連男人的最低門檻都不到。有人認為，**由於**女性的睪固酮水平低，反而對於睪固酮值的細微差異和波動更加敏感。這有可能嗎？雖然睪固酮已闖出名號，但它並不是特別活躍，它比雌二醇還不如。男性看起來好像需要大量睪固酮才能生存，但為什麼女性也需要睪固酮作為她們行事力量的泉源呢？可能的答案是，我們其實並不需要它。我們對睪固酮具主導性的概念已經順從太久也太過盲目，我們以為它統管一切；若我們向這個具主導性的典範挑戰，我們就會看出它讓我們失敗得有多徹底，我們就可以開始想像一個平行宇宙，在那個宇宙裡，維京人母權制度的神經基礎並非來自血腥的獎賞，而是我們與生俱來的權力。

據說睪固酮對腦部的作用分為兩個階段：一個是組織階段，另一個是啟動階段。組織階段發生在胎兒時期，此時男性胎兒的睪丸會釋放出睪固酮，據說這種激素與男性以特定方式形成大腦有關。之後到了青春期，便進入啟動階段，年輕男性的睪固酮濃度升高，所有在子宮內就已設定的男性特定模式也就此啟動。接著，我們便從《財星》（*Fortune*）雜誌看到世界五百強企業執行長有九〇%都是男性的數據。此外，有非常多的彪形大漢都叫阿諾（阿諾史瓦辛格〔Arnold Schwarzenegger〕的那個阿諾）或諾曼（與美國越戰前線營長諾曼史瓦茲柯夫〔Norman Schwarzkopf〕同名）。

相反地，女性的頭腦是穩定狀態的頭腦，除非另有訊號，否則我們會依預設的大腦模式發展。女性的頭腦並未在產前就暴露於睪固酮下，因為女性沒有睪丸釋放睪固酮。典型的女性頭腦迴路建立於缺乏睪固酮的環境中。到了青春期，感受到雌激素和黃體素升高，此迴路就以女性特定的形態啟動，立刻對行為產生影響——嗯，很難說是哪些行為，這當然因人而異，但是簡單來說，所有事情都被戴上了嘴套——侵略性不若男性那麼高，不如他們有野心，不如他們惹人厭，不如他們那麼為性神魂顛倒。

現在我們想一想這個組織／啟動假說的缺點和條件。首先，在胎兒時期的銘印期，睪固酮可能並不重要。許多研究人員認為，大部分到達胚胎大腦的睪固酮，會立即被神經元轉化成雌激素，只有變成雌激素後，它才會影響到大腦的性別發育。是的，只有當偵測到「女性」荷爾蒙，男性荷爾蒙才能開始將大腦男性化。意思是說，雌激素決定了大腦的性別、侵略性、主導性或好色行為。就荷爾蒙來說，女性無法被歸類為遭剝削的階級。但我們還是可以藉由堅持大腦性別發育的決定權並不在雌激素和睪固酮的相對關係，而是在胚胎腦部暴露於類固醇荷爾蒙的量，以此保留組織／啟動假說。據推測，胚胎血液中的雌激素，不論來自於母體或是胚胎的卵巢，都會受到一種叫甲型胎兒蛋白的胚胎蛋白質的限制，而不能滲透到腦部；而來自男孩胚胎睪丸的睪固酮，不會受到甲型胎兒蛋白質的影響，因此能到達腦部。如果它在影響到大腦發育之前轉化為雌激素，那又將如何？儘管如此，它仍存在於皮質中並被計算在內，而女孩的雌激素則不然。類固醇的大幅增加仍是男性胚胎的關注點，女性大腦則保持著對荷爾蒙的童貞。

但情況並非如此。大部分的實驗顯示這點確實發生在嚙齒類動物身上，甲型胎兒蛋白是半路劫走血液中雌激素的老手。但在人類身上，這種蛋白質不會阻擋雌激素到達腦部，所以母體的雌激素可以自由地對女孩的腦部產生作用，女孩卵巢產生的雌激素也有相同的作用。在整個妊娠期間，雌激素會不斷微量地供給腦部，有誰能夠知道流量有多少，對於神經元導管的作用又是什麼？科學家假設，與男性睪丸供應給男性胚胎腦部荷爾蒙的劑量相比，它的劑量還是相當低，一言以蔽之，就是低量雌激素使腦部女性化，高量雌激素使腦部男性化；而高量的雌激素是從胎兒期間分泌的雄激素而來，然後在腦部轉化成雌激素。但這種假設尚未得到證實。即使是嚙齒類動物，這種蔚為風尚的二分法也不成立。以經過基因變異的雌老鼠為例，牠們沒有雌激素甲型受體，因此對雌激素的反應不如正常老鼠。若腦部在發育期間沒受到雌激素的影響而具有女性氣質，那麼這些老鼠應該和電視廣告裡的女生一樣變得「超級女性化」，但結果正好相反，牠們的侵略性反而高得異常，有些甚至會殺嬰。見到其他老鼠的孩子，牠們會見一個攻擊一個。缺少雌激素受體的雌鼠，比起缺少雌激素受體的雄鼠更有侵略性。那些雄鼠看起來則有些女性傾向，不像一般雄鼠那麼敢穿越開放空間。牠們會騎在雌鼠上，但不會射精。牠們的睪丸會分泌睪固酮，但對於腦部的發育沒有影響，因為荷爾蒙和雌激素一樣，必須執行它的任務，而雌激素受體卻對它不理不睬。

那麼，我們的故事的結論是什麼？如果你是染色體女性，而你對子宮裡的雌激素沒反應的話，你就會變成男人婆嗎？如果你是男性，胚胎期間你的大腦對雌激素沒反應，你就會變成女人嗎？或是會產生其他類似的狀況，還是完全不同的狀況？又或者，這個古老的故事沒什麼作用，女性大腦是由特定狀況形塑而成的，而非預設的？而且，如果兩性大腦的發育受到基因變異的擾亂，結果產出的生命就會打破預期，在所有錯誤的地方放聲大笑？

女性也有睪固酮，但這並不是什麼值得大驚小怪的事。我們不能依賴睪固酮，而且很有可能我們並不需要依賴它。

將睪固酮和男性的侵略性或控制行為連結在一起的研究並不美麗。它們亂糟糟的。有些研究已發現，男性犯人所犯的罪行越暴力，犯人的睪固酮濃度就越高。其他研究則無法證實這種關連性。在年紀較輕的青少年中，被同儕評為「狠老大」的男孩的睪固酮值也比較高，不過要多「狠」才算是「狠」，可就因人而異，因此一個人眼中的「狠老大」可能對另一人來說只是「很有狗屎運」。因為同一項研究也顯示，那些小時候經常逞凶鬥狠、愛惹麻煩的男生，在接近思春期時的睪固酮值往往相當低落。有條金科玉律是：男性面對挑戰，如足球比賽或棋賽時，他們的睪固酮會升高，如果他贏得比賽，他的睪固酮會維持高檔一陣子；但如果輸了，他的睪固酮就會下降，而且很難再次升高。當男性獲頒醫學士或事業上的獎項時，他的睪固酮會升高。當男性因贏得網球賽而獲得獎金時，他的睪固酮會升高。但如果他中了同額彩券卻不覺得特別光彩，睪固酮就不會變動。男性辯護律師由於必須在法庭上侃侃而談，並對懷疑他的人施以咄咄機鋒，他們平均的睪固酮濃度要比稅務律師高，因為稅務律師大多在自己的辦公室裡完成工作，他們的桌子上甚至可能還養了一盆蘭花。

但是挑戰刺激並不一定會導致睪固酮高漲。在電玩大賽殺得難捨難分的年輕男性，並未顯示偵測得到的睪固酮變化，賽前或是即將終結他對手時也都如此。男性跳傘員要跳出飛機前，他的睪固酮會下降；我們可以假設，睪固酮知道將要發生什麼事，一想到這個就漸漸銷聲匿跡了。當男性陷於熱戀到了要承諾的階段，他的睪固酮濃度會降低。男性快當爸爸時，睪固酮濃度也會下降。有些科學家認為，這表示男性在單一配偶時不需要睪固酮。因為如果他們要一直當個忠實愛人，當個好爸爸，睪固酮對他們並沒什麼好處。他們不像以前四處獵食、尋覓伴侶，或面對情敵時那麼需要睪固酮。不過這個故事也有其他版本。壓力也會使男性睪固酮下降，這可能是社會階層較低或輸了棋賽，也是睪固酮會低落的部分原因所在。難道承諾不會給人壓力嗎？難道承諾不足以和跳傘前的尖叫相提並論嗎？迫在眉睫的情境和當上新手爸爸，難道不是壓力重重嗎？如果你還要追問，那你一定駑鈍極了，你既不需要睪固酮，也不需要氧氣。

我們對於男性的睪固酮波動的意義還不瞭解。它們每天都在上下波動，一天當中，早晨是高峰，下午會下滑，就寢前再度上揚。如果男性的睪丸，也就是男性睪固酮的主要來源被去除，男性可能會因此較過去更具侵略性，也可能不會。有些男性因罹患攝護腺癌，經藥物治療而形如化學去勢，他們說他們的心境發生極大的改變，通常是朝比較被動、沮喪的方向改變；但是話說回來，他們得了癌症，怎能期望他們假裝自己是柔術大師呢*？古代男子被去勢後守護蘇丹的妻妾，但他們並非沒有侵略性，他們可

---

* 譯注：柔術是日本古代的武術，是現代柔道、合氣道的基礎。

能極容易動怒，但正因如此，他們是很好的看門狗。古代中國，宮裡的太監嗜血成性，可說是惡名昭彰，他們安排人暗殺皇帝，讓選定的繼承者登上王位；有些太監成為軍事策略家，其他的則是徒步上陣。在中國，手術或化學去勢有時被用來治療性侵害者，特別是用在對兒童性騷擾的人身上。這種療法固然有移轉注意力的作用，不過由於這種處罰既野蠻又違反人權，還是可能有悲劇性的下場。有些對孩童性騷擾的人，在去勢後會以殺死施暴對象收場，而不僅止於施暴而已。少了睪丸的雄激素，他們的性衝動受到挫折，勃起也變得困難，但是他們的侵略性並沒獲得紓解，而且他們的失能讓他們暴怒，在他們病態的驅使下，使得他們對不幸的受害者拳腳相向。

性腺不足的男性會因為各式各樣臨床的原因，以致睪固酮跌到水準以下。他們回報說自覺侵略性比以前增加，比較容易生氣，而不是侵略性降低。而當他們的雄激素回復正常水準時，他們自覺比較冷靜、快樂，也較容易自處。這就是我們的荷爾蒙，太多或太少都會讓我們覺得不安、心情不佳、反覆無常、侵略成性。

如果說，睪固酮和男性侵略性或支配的關係是一場迷糊仗，對女性來說，就更像是你家冰箱下面的地板：你根本不想去想它。女子運動選手在競賽前沒有睪固酮上升的狀況，如果比賽贏了，她們的睪固酮也不會上揚。女性辯護律師也不會比女性稅務律師從睪固醇得到更多好處。在一項研究中，研究人員想要決定女性的侵略性是否能從月經週期中睪固酮的升降找出蛛絲馬跡：亦即在卵子即將成熟、雄激素分泌達到最高時，是否也同步達到高峰？二十多位女性參與一場快步調的遊戲，叫做「扣點式侵略模式」。參加者可以選擇用按一百下按鈕的方法使自己多得一分，或是按另一個按鈕十下，讓看不見的對手（虛構對手）被扣一分。參加者會因為被扣分而被對手激怒，對她的對手萌生敵意。研究者發現，女性的相關睪固酮濃度與她是否會大力攻擊對手或專心按自己的按鈕之間找不到關連性。不過，研究人員卻發現，指稱自己常為經前症候群所苦的女性，通常在整個月經期間都比較好鬥，也比較可能去按「反擊」的按鈕。

睪固酮不知法律為何物，也無法可管。在一項研究中，女犯人的睪固酮值越高，就越可能犯下暴力犯罪，如謀殺而非侵占之類較不暴力的罪行。但在另一項研究中，兩者並沒有相關性。調查人員發現，高睪固酮的女囚會比低睪固酮的囚犯展露出更強勢的主導性和威嚇行為，相反地，根據獄方人員的評估，低睪固酮女囚則是「偷偷摸摸」、「愛耍手段」和「暗中使壞的」，行為舉止「像蛇在草叢間遊走」一般陰險。但且讓我們為這項研究帶來一些視角，稍微侵略性地伸出我們的貓爪。人口樣本中的高T女性，平均起來比低T女性年輕許多。青春有其本錢。年輕時，你有一些肌肉，你仍認為死亡令人血脈賁張，而且要致人於死很容易。通常，會作奸犯科的人都有一些壞習性的歷史，抽太多菸、喝太多酒、嗑太多藥、太多腐敗組合的壞習性，因此年紀越大，就可能越衰弱，越悲傷，也越殘敗。最好還是在草叢間遊走，不要與人正面衝突。

睪固酮被誇大了。我們對它過於重視。在試圖理解女性攻擊性的根源時，它並不是我們所需要或想要的。我不知道睪固酮對於男性的行為是否有意義，也不知道男性是否能利用個人勝利而產生的高睪固酮，再推進一步達到更高的成就。男人有大量的睪固酮，他們可能把一部分的睪固酮在行為上表現出來。身體會利用它所能取得的一切資源，不過這可能會深深受到、而且往往是過度受到經驗、歷史和社會的限制，以及腦部安慰劑作用（腦子想要相信的）的影響。然而，事實是，男性的睪固酮比女性多，並會有意識或無意識地利用它來誇大、延長某些回應和感受。我們一定要擺脫睪固酮的重軛，以及沒有它，我們就活不下去的感覺，還有性衝動荷爾蒙、侵略性荷爾蒙和英雄荷爾蒙都由男人壟斷的感覺。事實並非如此，睪固酮沒什麼可怕的。

斑點鬣狗（*Crocuta crocuta*）是我最喜歡用來說明女性侵略性的例子。斑點鬣狗是非洲的肉食性動物，有人說牠其貌不揚，但是他們錯了。斑點鬣狗和所有哺乳類動物都不像。牠的後腿比前腿短，使得牠適合遠距離跑步。牠的頸部寬大無比，像一段結實的紅樹幹，牠的下顎也因此強而有力，能把口中的每一口獵物、肉、皮膚、骨頭都咬得粉碎。斑點鬣狗那張臉集貓、狗、熊和鰭足類動物的臉部於一身。斑點鬣狗的靈魂全然剛猛。獅子雖是萬獸之王，初生小獅子卻相當無助，牠的眼睛沒有睜開，也沒有牙齒。可是初生的斑點鬣狗一出生就張開眼睛，犬齒完全發育，新生鬣狗常會互相殘殺。經歷了最初的流血儀式後，存活的小鬣狗就會穩定下來，而且以一種宇宙共通的精神變得十分淘氣。

不過，讓斑點鬣狗真正與眾不同的，是牠的性徵和行為。雄性和雌性鬣狗的外生殖器看起來很像，兩者似乎都有陰莖和陰囊，但是雄斑點鬣狗的外生殖器其實是陰莖和陰囊，而雌斑點鬣狗看似陰莖的部分，其實是她的陰道和陰蒂的組合，她偽裝的陰囊其實是她的陰唇。雌斑點鬣狗用她的假陰莖做所有的事——尿尿、交配和生孩子。她的第一胎要通過狹窄的甬道，可說讓雌鬣狗吃盡了苦頭。下降的小鬣狗仔幾乎要把她撕裂。很多雌斑點鬣狗就是在生頭胎時死掉。不過只要過了這一關，以後的生產就容易多了。

自古以來，斑點鬣狗與眾不同的外生殖器構造誤導了自然學者，從亞里斯多德到作家海明威，都以為牠們是雌雄同體的。即使瞭解了牠們並非雌雄同體，科學家對於牠們的行為和社群組織仍一頭霧水。斑點鬣狗的雄性和雌性體型差不多大，但毫無疑問的是雌斑點鬣狗當家。一隻比較老、體型較大的雄斑點鬣狗，會向一隻較年輕、較小的雌斑點鬣狗俯首稱臣。斑點鬣狗雌性的卓越地位是怎麼來的？首先，答案似乎出在睪固酮身上。在子宮時，小鬣狗都被暴露在濃度極高的睪固酮下，這也是雌斑點鬣狗一出生就有雄性化生殖器的原因。睪固酮的來源則出於鬣狗媽媽異常的胎盤。大部分哺乳動物的胎盤都有很多的雌激素合成酶，能將父系的雄激素轉化為雌激素，同時胎盤裡的酵素很低，會將前導分子轉成睪固酮。斑點鬣狗胎盤裡的酵素轉換率卻正好相反：有著高酵素，以及低雌激素合成酶。前者會將前導類固醇轉為睪固酮，後者則將睪固酮轉為雌激素。因此胚胎期鬣狗的血液中有濃濃的睪固酮，而睪固酮比雌激素更容易到達胎兒腦部，它們在這裡仍然可能轉成雌激素，但總是到那裡了，這可能是小鬣狗仔一從媽媽陰道出來就磨牙霍霍、殺氣騰騰的原因。出生後數週，小鬣狗血液裡的睪固酮降低了，小狗仔就變得比較聽話、比較好玩，這一切行徑都符合睪固酮的形象。

但是雌斑點鬣狗當家的方式和方法還是讓我們不解。出生後雌雄兩性小鬣狗的睪固酮都會降低，但是年輕雌鬣狗的侵略性還是比較高。在青春期和成年期，雄斑點鬣狗的睪固酮值會升得比雌鬣狗高，這點和雄性哺乳動物一樣，但是雌鬣狗還是不為所動。如果發生爭執，總是她占上風。習慣成自然。但這個習慣、主導的滋味從何而來？睪固酮並非全部原因。研究斑點鬣狗的科學家研究過牠們的腦子，可想而知由於所有鬣狗的腦部在產前都會暴露在極濃的睪固酮下，鬣狗的腦部因此被雄性化，科學家也因此預期雄性和雌性斑點鬣狗的腦應該沒什麼不同。事實是，許多雄性哺乳類動物在腦部的許多區域會比雌性的大，科學家在斑點鬣狗身上也有相同的發現，控制性行為的區域也包括在內。換句話說，雌性斑點鬣狗也有雌性化的腦，可是牠們的社會卻是荒唐的母權社會。

對於斑點鬣狗研究還觀察到一項有趣的事情，就是一種稱為雄二酮的類固醇荷爾蒙的重要性。雄二酮是雄激素的一種，與睪固酮屬於同一化學類別，但從未被視為特別有男子氣慨或是一種會令人興奮的雄激素。相反地，研究人員多年來一直認為它是一種遲鈍的媒介，要轉換為睪固酮或雌激素時才有意義。它被假定為主要是腎上腺的產物，而非性腺的產物，而腎上腺荷爾蒙從不被認為和卵巢或睪丸的荷爾蒙一樣與性有關，因為男女的腎上腺差別不大。斑點鬣狗正好顯示出雄二酮的作用；成年的雌斑點鬣狗的睪固酮可能不如雄性的多，但是牠用大量的雄二酮來彌補。雄二酮是牠的卵巢分泌的，而不是腎上腺。雌斑點鬣狗的性腺為什麼能分泌大量的雄二酮，原因不明。在懷孕期間，雄二酮被胎盤轉變為睪固酮，然後再滲透到胎兒身上。而即使在雌斑點鬣狗沒有懷孕，她的卵巢也會穩定地分泌雄二酮，可能就是這種荷爾蒙刺激了雌斑點鬣狗，給牠的侵略性添加柴火。可能是，也可能不是。我們不得而知。我們所知道的是，雄二酮值得多加注意，我們可能可以從它身上解開易怒女性的荷爾蒙謎團。一項研究發現，具侵略性又積極的十多歲年輕女孩，她們血液裡的雄二酮的濃度很高。研究人員原以為這項發現不具相關性，推測是這些女孩處在壓力狀態下，而她們的腎上腺活動又非常頻繁，因而過量釋放出數種腎上腺類固醇，包括雄二酮在內。研究人員想知道他他們的受測對象是否真的壓力過大、腎上腺活動頻繁，還是她們的卵巢應為這場「雄二酮風暴」負責，是導致她們莽撞、不留情面、挑釁式行為的幕後推手。至於成年女性，她們血漿中的雄二酮是睪固酮的四、五倍，而絕大多數沒有和血液蛋白質結合，所以理論上更容易到達腦部。女性的雄二酮值和男性一樣高。在此，她不是默不作聲的，她有了操作空間。

睪固酮並不是唯一被誇大的荷爾蒙。所有荷爾蒙都被誇大了，我們對它們的瞭解非常有限。但即使我們對此心知肚明，我們還是不免受到睪固酮的束縛，需要找到新觀點來破解這個束縛。鬣狗擁有強大的下顎，非常適合咬斷束縛的鎖鏈。

還有，別忘了我們的雌激素。這種荷爾蒙也可能催化出一種發號司令的心靈（與順從的、孤立的心靈相反）。猶他大學的卡希丹（Elizabeth Cashdan）針對女大生做過研究，發現凡是在雄二酮、睪固酮和雌激素上有最高的血液滴定濃度的女生，也是自視最高的女生，傾向把自己列在同儕長幼尊卑順序的最高一級。她們較少笑，這一點對那些自認重要的人來說相當不幸。有趣的是，雄二酮最高的女生也最可能過度渲染她們所擁有的權力，她們對自己的定位比同伴對她的定位要高得多。雄二酮可能是釀造侵略性的配方。但是否可能過於自信？我們會說，哦，是啊，當然可能，我們會覺得那些懷著瑰麗妄想的人何其可悲。但是，歷史已經教導我們，那些帶著狂野自信和令人厭惡地提升自己地位的人，就是最後不但得到權力（全憑他們的頑強），而且一旦得到權力就會緊抓住不放的人。女人可能過分自信嗎？注入一管雄二酮若能讓女子驕傲昂首的話，我會伸直手臂幫你找到可供注射的靜脈。

現在我必須重申一項強有力的事實，那就是荷爾蒙並不能導出行為。我們不瞭解荷爾蒙對腦部或對自己有什麼作用，但荷爾蒙不能做什麼我們很清楚，它們不能導出行為，不像你轉動方向盤，車子就會依指示向左或向右轉。而做出侵略性行為的能力，也不需要荷爾蒙來打底。如果說荷爾蒙到底有什麼作用，任何一點小作用也算的話，就是當其他條件相同時，它們會提高某一特定行為發生的可能性。就像雌激素在月經中期到達高峰時，會讓女人的性欲提高一點，僅此而已。與此同時，它也幫助我們想起生物回饋這個觀念；行為和情緒能改變荷爾蒙的環境，以及神經元之間的連結。大腦是很有韌性的。連接一個腦細胞與另一個腦細胞的突觸會出現、死亡並再次出現。

神經元和荷爾蒙的可塑性有多高，這裡可以舉個例子。很少生物能和伯氏妊麗魚（*Haplochromis burtoni*）相提並論，牠是生活在非洲坦干伊喀湖的麗魚科魚類。在坦干伊喀湖的某個特定區域，只有一隻或少數幾隻雄魚能夠稱王。牠們的雄魚領袖色彩鮮艷，明亮得像霓彩一樣，雌魚和從屬雄魚則是黯淡的沙礫色。只有雄魚領袖有能作用的性腺，也只有牠們才能繁殖。然而，牠們明麗的色彩會吸引捕獵者，其他雄魚又時時想要篡位，使得牠始終身陷危機。當其他強壯且具主導性的雄魚逼牠退位，牠的腦部就開始發生迅速而大幅度的變化。牠下視丘的脈衝產生器原先負責控制牠的性腺並產生精子，此時會萎縮並解除它們的神經鍵。腦部不需發出適當的指令，牠的睪丸就會變小，雄魚主要的睪固酮來源也因此一併喪失。魚體的明亮色彩轉為黯淡無光，牠不再把精力用在積極逡巡牠的勢力範圍，牠變得低調，盡量躲起來。這麼做並不丟人，而是識時務。牠沒有睪丸，沒有睪固酮，所以牠不能產生精子，不能交配：而如果牠不能交配，牠可能就要一直藏身，等到機會來臨時再取得領袖地位。如果篡位者死了或被吃掉了，這條黯淡的魚就可能有機會再次與其他渴望稱王的魚一較長短，再一次為多采多姿的生命而戰。如果牠得勝了，牠的下視丘、睪丸會再一次充脹起來，牠的睪固酮分泌和牠的多產都會恢復舊觀，牠的體態也會變得亮麗，有虹彩的色暈，而且不可一世。

麗魚的例子顯示，一項行為，或者更精確地說，對現實狀況的評估，可使得牠的整個身體，從腦部到性腺都重新設定條件。在麗魚的例子裡，這項行為就是打了一場敗仗，而大腦最先做出反應。這種挫敗感不知怎地誘引出神經元的縮減，下視丘的脈衝產生器也逐漸減弱。引起麗魚腦部產生變化的並不是睪固酮減少，而是牠的神經萎縮先出現了超越荷爾蒙可量度的變化。只有隨後牠的性腺開始萎縮時，牠的荷爾蒙內容才明顯產生變化。對麗魚來說，牠的睪固酮不是行為者，而是反應者。荷爾蒙降低可能加速或鼓勵神祕行為，但不會引起神祕行為。在戰敗的衝擊下，腦部、性腺和荷爾蒙產生的交互作用，影響麗魚去遵行最通達的策略——韜光養晦，同時享受這一次假期。

我們小魚故事的結論是，箭頭不是只單方向地從荷爾蒙導向行為，或是從神經迴路的A點射向結果的B點。頭腦從不是固定的，它是一個活動靶。荷爾蒙不能使你做任何事，習慣和環境對行為的影響可能更為深遠。習慣服從的人不論他們的雌激素、雄二酮、睪固酮的水準多高或多低，都會一直服從到老。雄貓在被閹掉之前，會在你家附近處處留下記號，宣告自己的勢力範圍。被閹掉之後，儘管沒有睪丸，牠可能還是會繼續做記號。牠已經學會如何做記號，雖然牠原來是因為思春期荷爾蒙高漲才這樣做的，但後來不需要荷爾蒙提醒，牠就是知道不管到哪裡，雄貓一定要「遺臭」。

大腦是一個活動靶，我們對其侵略性迴路的理解也是一樣。專門研究侵略性的研究人員把侵略加以分類：獵食攻擊的侵略性、競爭的侵略性、因恐懼引發的侵略性、不安下的侵略性、母性保護的侵略性，以及與性有關的侵略性。但不要誤以為這些分類已有共識，研究人員對於侵略性的定義、侵略性試驗的有效性，常常各持己見。入侵模式是標準的侵略性測試。如果你把一隻小鼠放進大鼠的籠裡，大鼠會發動攻擊並咬死小鼠，也許只要三分鐘，但另一隻大鼠花了三十分鐘才把入侵的小鼠殺死，你可以做出結論：第一隻大鼠比第二隻大鼠的侵略性要強多了。但還有許多變數會影響大鼠的攻擊傾向，包括牠的智力、饑餓程度和心情，小鼠的技巧和力氣當然也很重要。不過，這種衡量都是在人為情境下進行的，在自然當中，大鼠和小鼠幾乎不可能碰在一起，而且，沒有小鼠會自己跑進大鼠的領域。

就如同沒有單一的「侵略性荷爾蒙」一樣，大腦也沒有專屬侵略性的位置，並沒有負責控制或參與侵略性情緒和行動的獨立部位。最近一份神經醫學報告，美國神經科醫生塞佛（Jeffery L. Saver）和他的同事，將腦部三十八個不同部位，與各式各樣可以算作「侵略性」的行為連在一起。如果先把貓的下視丘附近的皮質組織剝除，再用電流刺激牠的下視丘後半部，貓會自動擺出生氣的架勢：嘶叫、豎毛、伸出爪子，瞳孔開始放大。因此，附近的皮質被認為會抑制侵略性行為，而下視丘則是予以強化的腦區，至少在貓的身上如此。如果你割除恆河猴的扁桃腺，通常牠會變得馴服而平靜。但也並非完全如此：在移除扁桃腺之前個性柔順的猴子，往往會在移除之後變得較有侵略性。扁桃腺被認為對於記憶和學習有所作用，所以也許我們在這項實驗見到的，是少了扁桃腺，有侵略性的猴子就忘了要有侵略性，而溫順的猴子就忘了應該要乖乖的。

在人類身上，各式各樣的頭部傷害和腦部疾病都會顯示出侵略性、衝動、暴力行為，但是科學家從不能指出哪些部位可能是不安之下的侵略性，哪個又是母性保護的侵略性的主要路徑。精神科醫生貝爾（David Bear）說了蕾貝卡的故事，她是一個十歲女孩，因頭部受傷而失去意識。四年後，她開始出現癲癇、昏厥以及似曾相識的情節。她變得很不安，會寫冗長的詩和哲學的沉思。腦電波圖顯示，她的右顳葉有不正常波動。十五歲時，蕾貝卡開始出門遠行，她用一種粗啞的男聲說話，而且變得暴戾，常常不能察覺自己的怒火。有一次，她在一個綠草如茵的小山丘上醒來，手中握著一枝沾滿血跡的木棍，身旁則是個已經不省人事的陌生男子。又一次，在一次治療中，她粗魯地攻擊醫師，她以小刀抵住醫師喉嚨，僵持了三小時之久。事後蕾貝卡知道自己的所作所為，她痛苦至極，以致她送給精神醫師一瓶她的鮮血作為補償。頭部受傷使蕾貝卡變得暴戾，但同時她的情緒也加深了，因此她強烈地想要寫作、想流浪、想找到控制、想失控。她成了賓根（Hildegarde von Bingen）微小混亂的迴響，賓根是一位偉大的十二世紀修女、作曲家、詩人和有遠見的人，她自己也有預兆偏頭痛*和幻覺。

當腦部變得對自己陌生時，它往往會下墜到一個更原始、更不受限的狀態，就像一隻故作聲勢、豎起毛的貓。一位女性為了控制自己的癲癇發作，切除了大腦的前連合。術後，她不論是洗澡還是穿衣服都有困難，因為她的左右手臂會互相打架。大腦前連合是一束神經纖維組合，能使兩個腦半球可以溝通無礙。少了它，每個腦半球只好各自恐懼地遊蕩，到處都看見敵人，包括由另一個腦半球控制的手臂在內。但這是侵略性腦半球的表現，還是防禦性腦半球的表現呢？或是出於紛亂的恐懼，有如受傷的鳥兒絕望地撲動翅膀，希望可以重返天空？

據說大腦的預設是女性，藉由暴露在雄激素下而被男性化。而且據說雄激素能刺激，或是調節，或是至少與侵略性有關。但以某種神經模式來說，侵略性本身就是一種預設的幽默，是讓大腦能回歸平衡的 4/4 拍；此外，還有許多機制使人類腦部像是被多層布膠帶強力纏繞包裹似的，壓制並減少侵略性。一八四八年，二十五歲蓋吉（Phineas Gage）在一家鐵路公司當工頭時受了重傷。一根金屬搗固棒在他手的下方爆炸後，穿過他的左眼，再一路穿過他的頭殼。他的左眼毀了，除此之外他看來還不錯。他可以說話，可以在攙扶下行走，他們扶他到附近的一個小屋。蓋吉很快就復原了，但他沒有復原為原來的那個蓋吉。他變成一個完全不同的人——對別人來說，而不是對他自己而言。以前，他聰明、努力工作、知節制、上教堂。意外發生後，他聰明、衝動而粗鄙。他咒罵他的上司，咒罵要他完成團隊任務的人。他咒罵自己，因他放棄了自己的夢想。他工作都做不久，也不能守信。「他不再是蓋吉了，」他的醫生哈洛（John Harlow）這麼寫道。運用腦部照影技術和電腦動畫來處理蓋吉的頭顱，科學家最近重組了他的腦傷，指出蓋吉的前額葉是受創最嚴重的部位。他們認為前額葉是控制衝動的部位，科學家稱它為大腦

---

* 譯注：部份偏頭痛病患在症狀發作前會出現預兆，如視野中出現黑點、光影、身體感覺異常、麻痺、口齒不清或失語等症狀。

的節制區或道德中心。但蓋吉的其他腦葉也有傷。許多精神疾病呈現為控制的紊亂，一種心靈的出走。在思覺失調證、憂鬱症、創傷後壓力失調、恐懼症等狀況下，病人可能會口出惡言、喊叫、攻擊和異化。我的祖先西拉斯（Silas Angier）曾加入新罕布夏的兵團打美國獨立戰爭，與他的新英格蘭同胞蓋吉一樣，他也是小鎮出身，為人勤勉、有野心、清高而自持。不過在十八世紀接近尾聲的時候，西拉斯遇到印第安人，打了一場惡仗，他的頭部受到重擊。此後他變了個人，變得情緒化、陰晴不定。他不再關心自己的名譽，也不再去教堂，並且患了廣場恐懼症。西拉斯在一八〇八年十月去世，差三天就滿七十歲，貧困以終。

我們對於侵略性的內分泌、解剖學或神經化學作用仍然一無所悉。最近神經傳導物質血清素引起研究人員注意。血清素會讓你聯想到百憂解、樂復得和其他暢銷的抗憂鬱症藥丸。這個簡單的模型顯示，「低」血清素會讓人處在侵略、衝動、惡劣行為的邊緣。麥馬斯特大學的亞瑞多（Mihaly Arato）給血清素冠上「文明」神經傳導物質的別名。同一模組也假定，低血清素有讓人罹患憂鬱症的風險。由於女性的罹病率是男性的二、三倍，因此憂鬱症常被認為是女性疾病（不過最近的國際調查顯示，男性正急起直追）。侵略性和憂鬱症聽起來好像是兩種截然不同的症狀，其實不然，憂鬱是向內的侵略，直接導向患者本人，或是想像中那個具威脅性的自己。重度憂鬱症患者可能看起來麻木不仁，是個旁觀者，但他們其實從未對自己麻木。他們可能希望自己麻木，可能會尋求藥物幫助，但他們並不能真正撫平冷嘲熱諷、喋喋不休、生根在他們體內的侵略者。美國小說家史泰隆（William Styron）描敘憂鬱症是種暴力，稱它為真正的「頭腦風暴」（brainstorm）和「無情的恐懼毛毛雨」，受憂鬱症之苦的人會變成老邁、瘋狂、無力的李爾王*。因此，將憂鬱症和侵略性相提並論很合邏輯，如果對兩者都施予血清素治療，聽起來也很合理。

但是我們對於血清素如何、以及在何處介入，則是一點頭緒也沒有。與類固醇荷爾蒙一樣，血清素也是一種存在已久的分子。龍蝦身上也有血清素，牠們以實際行為對它回應，不過與我們認知的不同——如果我們單純以為低血清素就等於侵略性的話。給龍蝦注射血清素，龍蝦會立即反應出備戰狀態，肌肉變得緊繃、兩隻螯腳張得開開。血清素在哺乳類動物身上扮演的角色比較不老套，也與物種有關。馴化的銀狐能夠忍受人類的撫摸，牠們的中腦和下視丘裡的血清素濃度都比那些會咬飼主的銀狐高。血液裡血清素濃度較高的恆河猴比較合群，濃度較低的恆河猴的侵略性比較強，也比較會做出脫軌行為。不過對於其他品種的猴子來說，血清素和侵略性的相關性還不能成立。

血清素對於人類的影響則更令人困惑。某些自殺成功的人腦部的血清素較低，其他案例則未必。科學家檢視暴力犯腦脊髓液中的血清素新陳代謝物，結果也很類似。以族群來看，縱火狂和一時衝動殺人的暴力犯，血清素的新陳代謝物都比較低，強暴犯和家暴犯則不然。對於憂鬱症患者做的研究，也不能偵測出他們的血清素新陳代謝物有逐漸減少的現象，我們原先可能想得到同樣結論，來證明憂鬱症患者可以從血液中透露出端倪，但這種想法落空了。

簡單來說，我們不瞭解血清素如何影響侵略性或憂鬱症行為，或是百憂解之類的藥為什麼常有副作用，如熱愛碳水化合物、性致缺缺。如果血清素是「提升文明」的神經傳導物質，可能它的過與不及

---

* 譯注：莎士比亞同名劇作中的主角。英國國王李爾王因錯誤處理王位繼承問題，導致國家陷入混亂和內戰，最後以悲劇收場。

都會讓人窒息，讓你覺得你好像坐在法式會客廳裡，四周環繞的是法國十八世紀畫家弗拉戈納爾（Jean-Honore Fragonard）的壁畫，你頭上還戴了一頂香噴噴的假髮。

對於與侵略性相關的內分泌、神經解剖或是生化反應，我們還是一頭霧水。但一旦我們感受到它，我們就會知道它，而且有時候我們覺得它討厭，有時候又覺得它還挺美好的。

第十五章

重拳出擊

為女人的侵略性辯護

這是一項做過很多遍的實驗。假如你找來一群蹣跚學步的幼兒，讓他們穿上不強調性別的衣服——黃色總是個好選擇——並確定他們的髮型不會洩漏性別，然後把他們放在同個房間裡讓大人觀察，大人將無法分辨孩子的性別。大人會根據他們的行為做出猜測，但猜對的機率不比猜銅板落下是正是反的機率高。儘管結果已一再地被證實，但我們還是不相信。我們以為可以藉由孩童的行為，特別是孩童有多高的侵略性，來分辨孩童是男是女。假如讓人看一卷嬰兒號啕大哭的錄影帶，並告訴他說這嬰兒是男孩，他會說這孩子看起來在生氣；但若你告訴他這是個女嬰，他會說她受到驚嚇或哪裡不舒服了。

有一次，我帶十六個月大的女兒參加派對，一個十八個月大的男孩走進房間，從我女兒手上拿走玩具。我和女兒說了些幽默的話，告訴她要如何提防那些年紀比她大的小孩，他們總是會欺負人。男孩的母親卻說，這也因為他是男孩。這年紀的男孩就是這樣。不一會兒，一個十八個月大的女生從我女兒手上搶走牛奶。女孩的母親並沒有說：「因為她是女孩，而這年紀的女孩就是很皮。」她當然不會這麼說，因為這說不通，不是嗎？一個女孩從比她年紀小的女孩手中搶走牛奶，與頑皮無關。但是一個男孩搶人玩具，卻被視為是男生與生俱來的頑皮。

芬蘭土庫大學的畢約爾維斯特（Kaj Bjöcrkqvist）說：「小孩就像動物一樣，在他們學會使用語言之前，便懂得使用他們的肢體。因為是透過肢體，所以變得很具侵略性，而這就是孩子會做的事，這就是他們的本性。肢體具有侵略性——男孩女孩皆然。」畢約爾維斯特研究女性的侵略性，也在歐洲、北美洲、中東和亞洲做過跨文化兒童比較研究。他在每個地方都發現小孩的肢體具侵略性，而在三歲之前，男孩和女孩的侵略性並沒有顯著差異。

男女有別的侵略性是後天使然。我們一生下來便擁有侵略性語碼，經由閱歷和多方嘗試，使語碼組成完美語句。現在我必須勉為其難地將侵略性分成兩種類別，一種是「壞」侵略性，另一種是「好」侵略性。稍早我就說過，場合會決定某種行為是否被視為好侵略性或是壞侵略性，即使是馬克白夫人，當她以北歐服飾盛裝打扮，看起來也是風光體面。但為了檢視女性侵略性如何演化，我們且將侵略性分為心懷不軌和心意堅定兩種。賓州醫學院兒童心理學家帕倫斯（Henri Parens），把侵略性的兩支家族分別稱作「敵意侵略性」和「非破壞性侵略性」；前者是「因極度不悅而產生，並促成幻想和憤怒、仇恨、敵意的行為」，後者則是「與生俱來的，並且促成自我肯定、達成目標的行為」。在嬰兒和學步兒身上，兩種侵略性合而為一，都屬於反應性神經系統——憤怒、仇恨、霸道、無論採取什麼措施，或是採取任何措施，都是為了保持動力並吸引父母，處在自我和無我之間。

一旦開竅，隨之而來的是孩子學會疏導自己的侵略性衝動，並會盤算和比較自己行為的代價及其後果。孩子開始懂得傷害別人的意義。嬰兒踢到你的嘴巴，卻不知把你弄疼了。在二或三歲之前，女孩就知道她們可以傷害他人，而且很惡劣地傷害。有了這樣的認識，心懷不軌和心意堅定的侵略性之間的分野就開始有了意義。主流模式主張，侵略性是一種公衛危機。對女性侵略性的主流研究將重點放在敵意的侵略性上，這種侵略性旨在造成傷害，具有先見之明，而且居心不良。

當心智逐漸成熟，小孩開始流利且帶目的性地說話，而成人對其肢體侵略性的包容度也開始降低。在今日大部分的文化裡，對肢體侵略性的容忍度會隨兒童年齡增長而遞減，在孩子接近青春期時，使用蠻力從他人手中強奪覬覦的物品或行為，被視為是明顯的病態。這一點男女皆然，對女孩來說更是大忌。我們用多重的強硬手段遏阻女孩的肢體侵略性，不僅教導她們不可有攻擊性的打鬥，就連自衛性的打鬥也很少學習；女孩不懂得怎麼出拳。幽默也是另一種形式的侵略性，直到最近，它一直被用來嚇阻女人產生搖身一變為巾幗英雄的想法。一想到女人打架，人們便會竊笑，而且心裡暗爽地摩擦雙手。不就是貓打架！抓，撕，扯頭髮，一屁股摔在地上，裙子飛得半天高！所幸，對女人打架的變相扭曲最近稍有改善，並且有了新意，我們看到魔鬼女大兵和身穿緊身馬甲的西娜*揮舞著劍，雖然我們不清楚大眾媒體的花木蘭修正版，究竟是因為對女人的態度改變而有所改變，還是為了讓感到無趣和心有旁騖的觀眾耳目一新。

不論影劇如何塑造女英雄形象，女孩還是鮮少動手動腳。孩子年齡越大，肢體侵略性越小，而且女孩棄武從文的比率要比男孩高得多。至少在已開發的西方國家中，男女生在三年級之前，男生對比他們大的人拳打腳踢的比率是女生的三倍。那麼，女生此時會怎麼處理她們的侵略性？在使用語言之前的縱容期，侵略性可透過動手動腳來表達。學會語言後侵略性並不因此消失。它找到新聲音，找到自己的語

* 譯注：美國影集《西娜公主》的主角，是一名女戰士。

言，女生學會講話帶刺。講一口髒話，並且話中帶刺地羞辱人，是童年的必修課。女生也學會用臉當作武器，像是吐舌頭、轉眼噘嘴的表情，在大人看來是逗趣，但研究顯示在小孩看來並不好笑，因為這些表情是表達憤怒、討厭和排擠某個討厭鬼的利器。侵略性研究者一開始以為，女生在言語攻擊上勝男生一籌，而她們要比男生更可能以言語或臉部表情來矮化同伴，但畢約爾維斯特對八到十一歲兒童所做的一系列研究卻發現，實則不然。研究員測試兒童生氣時會如何反應。他們要求小孩描述火冒三丈時的反應；要求老師和家長描述小孩在發生衝突時如何反應；並要小孩談談自己，以及彼此在打架時的行為和發飆的程度。科學家發現，男女同樣容易用言語攻擊來傷害對方，罵髒話，鬼吼鬼叫，嘲笑揶揄，故意使遭羞辱的人面子掛不住。所以，男生比女生更常動手動腳，但男生口出穢言吵架的次數卻和女生不相上下。我們也許能得出結論：男生比較具侵略性，因為他們動口又動手，而女生則動口不動手。

然而，女生有其他發飆的方式，這種方式大體說來是女性的專利。怒火中燒的女生通常會高掛免戰牌，對得罪她的人不理不睬，假裝對方是空氣。表面上看來是退縮讓步，不具侵略性。你可以看到她一個人在那裡生悶氣。在十一歲的孩童當中，女生以不理不睬的方式表達憤怒的比率是男生的三倍。此外，這年紀的女生比男生更容易捲入一種所謂「間接攻擊」的侵略性中。

我得坦白招認，我不喜歡這種形式的侵略性，一提到它，無異加強女人扯後腿、放冷箭的陳腔濫調。然而，這卻是我們女生很熟悉的，因為我們以女兒身一路走來，我們和它掙扎，痛恨它，卻又明知故犯。間接侵略性是一種匿名攻擊。它是背後中傷，蜚短流長，散布惡毒謠言。它是爭取群眾共同對付看不順眼的人，而一旦要當面對質，卻又矢口否認。間接攻擊使用的次數與時具增（不僅是女生通常不會以拳頭相向來表明心意，更因為間接攻擊的效率和個人情商高低成正比），越老於世故的人，越能靈活地使用背後插刀術。在這層意義下，女生比男生更早善於搬弄是非，使她在運用間接攻擊上占了便宜。但這種優勢並不持久，因為男生會後來居上，到成年之前，我們都成了政治動物。根據許多研究顯示，男女一樣喜歡放冷箭。儘管一般人認為剛好相反，但有系統地竊聽透露了男女性對他們的朋友、家人、同事和名人互通八卦的次數一樣多。男女成人都在背後說人壞話的技術上有長足的進步，一方面不將他們的惡意形諸於色，一方面又可達到暗箭傷人的目的。例如，一個人可以在公司會議中屢屢打斷仇家發言，批評對手的工作，而不是做人身攻擊——儘管攻擊者發火的緣由和他仇家的工作表現毫不相干。

間接攻擊很醜陋，也不為人所認同。事實上，它普遍受人唾棄，在兒童和成人被要求描述他們對各式各樣表達憤怒方法的感覺時，背後說壞話名列最後一名，在它上面的是狠狠踢人胯下。但是背後中傷人的依然大有人在，而且絕非女人專利，卻是女孩童年期常常這樣做。這點得一半歸咎於好女孩的迷思，因為女孩越是被教導不得採取直接攻擊的行動，溫柔婉約的品行越是受到褒獎，城府深的女孩就越可能以見不得人的手段來獲得想要的東西。相較於那些期望女孩和女性溫良恭儉讓的文化，在那些允許女孩暢所欲言、表達自我的文化中，女孩在語言上更具直接侵略性，而不具間接侵略性。例如，在波蘭，伶牙俐齒被視為女孩的優勢，她們唇槍舌戰，各不相讓。並且研究也指出，她們對於群體中爾虞我詐的威脅感相對較小。在墨西哥的薩波特克（Zapotec）印第安人中，女人對男人百依百順，她們的間接攻擊手段便大為流行。在巴布亞新幾內亞的維那提奈人（Vanatinai），是人類學家所知最沒有階級分化的社會，女人來來去去、行動自如，她們有時拳打腳踢來表明憤怒，而且沒有證據顯示女人玩陰的會更有勝算。

女人採取間接攻擊的另一個原因，是因為她們對脂粉堆裡的手帕交感受到強烈得出奇的侵略性——驚濤駭浪、如同拉鋸戰、永不匱乏的侵略性。女性的友誼是殘暴且危險的。「我永遠是妳最好的朋友」

這句話不是女人專用，但女人用得格外頻繁。她們知道這些字眼多麼強而有力，這種推心置腹多麼難能可貴，成為要好朋友的女生感受到要界定友誼，有烙印它並講明它的強烈衝動，而她們傾向於把手帕交當成生平莫逆，結果是她們通常有許多生平莫逆。她們無一日不想朋友，並且試圖在她們友誼的宇宙中為某位朋友在當天找出適當的位置。今天這個女生是她最要好的朋友嗎？或者是暫時最好的朋友，假如她們前一天發生一點小摩擦，而這小小的技術性問題尚未解決。她也許想把某個女生當成她最好的朋友，但她擔心她以前最好的朋友會有什麼反應——是當作背叛呢，還是一種利多？女生會彼此相愛，並且對彼此感到一種難以形容或理解的親密感。

當女生成群結隊時，她們形成閨密小圈圈，兩兩自成一團，彼此對抗，或是形成一種表面上的融洽。在一群女生當中，若有某個女孩沒有特別的盟友，就會覺得自己岌岌可危。已經和一群女孩打成一片的女孩若邀來一位新朋友，這名女生便會自告奮勇地肩負起照顧她的重責大任，因為這名新朋友會暫時視她為最好的朋友、唯一的朋友，以及自己氧氣罩的守護者。

當女生翻臉時，就像愛麗絲掉到地洞裡般那樣沒完沒了，而且永遠不會言歸於好。在畢約爾維斯特對女性侵略性的研究中，女生互相懷恨的時間要比男生長得多。「女生傾向形成雙向友誼，內心深深期待她最好的朋友對她掏心掏肺，」畢約爾維斯特說，「由於她的期待很高，當友誼破裂時，她們深感不值。她們過去有多麼相親相愛，現在就有多麼恨之入骨。」假如一個女生覺得遭人背叛，她會想盡辦法扳回一城，如此深深傷害她的朋友。大打出手是一種懲罰可恨背叛者的方式，但無法令人滿意。假如背叛者忍下這口氣，並且來個以德報怨，那麼用這種方式來表達自己的憤怒也許有效。但假如對方甚至不把朋友的憤怒或遭背叛的感覺當作一回事，假如她拒絕道歉或認錯，或是得寸進尺，掉頭就走或不理不睬，這時受傷的女生也許會以最鋒利、最持久的工具來報復，也就是間接報復性的攻擊這種心理工具，目的是要毀滅對方的地位、內心的平靜以及存在的權利。間接攻擊和下蠱毒咒相去不遠，是一種匿名卻念著此仇不報非君子的行為，她仇家的靈魂——不只是她的身體——必須遭到折磨，被刺穿，被毀滅。

童年友誼、死黨、小圈圈和黨同伐異，有時會隨著年齡增長而消退，有時卻不盡然。女人一生大部分的歲月都會對其他女人的傷害耿耿於懷。我們對那些顯示在我們雷達螢幕上的人感到愛恨交加，既渴望來往，同時又想傷害她。我們希望有一份難以磨滅、天長地久的友誼，但是電影《末路狂花》沒有續集，因為若要維繫一個永不磨滅的友誼，這兩個女人就非死不可。當她們表明願意生死相許時，便會感到無所適從。畢竟，她們能為對方做什麼？她們不過就是兩個人，而這個男人主導的世界在一旁虎視眈眈，儘管在這個現實狀況下，兩人並肩作戰強於單打獨鬥，她們依然不堪一擊。她們沒辦法提供彼此任何東西——金錢、家庭、安全、肉體的滿足——但是作為好友，她們卻被刻意地、苛薄地視為男人世界的威脅，是工作生產和家庭生活世界的威脅。而因為男人的世界就是世界，這兩個女人無路可走只好逃到大峽谷——地表最龐大的陰道。偉大的女性友誼往往被描述為對現實秩序和女性本身的威脅。在那部精彩的電影《天國的孩子》中，寶琳和茱麗葉是偉大的朋友，兩個密不可分的十五歲女孩，她們因喜歡織夢而連結在一起，與世隔絕。為了保持她們的友誼，她們不得不殺死其中一人的母親。團結的姐妹變得汙穢、黑暗且充滿血腥。李爾王的大女兒高納里爾和二女兒里根團結一致，採取馬基維利式的不擇手段，一起對抗父親李爾王，她們的團結是不自然的，充滿了陰險和隱藏的侵略性。又如灰姑娘同父異母的姐姐聯手出擊，目的是要報復一段佳偶天成的姻緣——灰姑娘與王子。為了達成目的，不惜自殘將天足切成三寸金蓮，好塞進那只玻璃鞋裡。

女人和其他的女人心手相連，然而，我們最強烈的侵略性和最可怕的敵意同樣也針對其他女人而發。我們都聽說過兩性之間的戰爭，但令人驚訝的是，我們攻擊的衝動很少針對男人。我們不把男人當作競爭對手，即使我們處在這個自由市場裡。但是我們對其他女人覺得有競爭壓力，當其他女人進入我們的視野，我們的神經因焦慮和過度專注而緊張不安。我們把女人扮成白衣天使，又把女人扮成黑手黨。我們希望身邊有女人在，又希望自己是萬綠叢中唯一的一點紅。

男性說羨慕女性之間深厚的友誼，覺得她們的情感能夠共鳴並互相交流。於此同時，當男性看到女性之間失敗的友誼所產生的激烈憤怒和毒恨，也會驚訝不已。荷蘭靈長類學家德瓦爾在《善良的天性》（*Good Natured*）中寫道：「挑起爭端，實際上是男性彼此交往、檢視對方，以及邁出友誼第一步的方式。這種方式對大多數女性來說很陌生，她們認為對抗只會造成裂痕。」這不是因為我們生性善良並想讓事情變得更好；女性從她們的經驗和可怕的少女時代中學到教訓，裂痕往往很難修補，可能會一直存在並且吞噬她們。

在我的眼中，女性對友誼的熱烈和其他女性讓我們感到不安，兩者是相關現象，是靈長類祖先和新人類之間的不和諧，以及我們固有戰略靈活性的產物，意即對保有選擇權的渴望。其他女性是我們潛在的力量來源，同時也能摧毀我們。或者像英國沙龍女作家霍蘭德（Elizabeth Holland）在十九世紀初寫的那樣：「沒有人能比女人更能帶給女人傷害；或許，也可以反過來說，沒有人能比女人更能給女人帶來更多的好處。」

在我們原始的靈長類大腦中，世界是以女性為中心的。絕大多數靈長類物種都生活在群體中，而這些群體的核心是女性。壓倒性的經驗法則是，雌性一生中都留在出生地，而雄性在青春期會離開群體，以防近親交配。獼猴、吼猴、狐猴、赤猴、綠猴、卷尾猴、松鼠猴和大部分狒狒皆是如此。外來的雄性會請求加入一個群體，而雌性會允許或禁止牠成為群體中的一員。雌性不希望周圍有太多雄性，因為一般情況下，雄性無所事事，不需照顧後代，所以容易感到無聊並與其他雄性爭吵。此外，雄性經常騷擾雌性。這是一種常見的繁殖策略。牠們想與雌性交配並阻止牠們與其他雄性交往，所以牠們糾纏有生育能力的雌性，虐待牠們，推撞牠們，以任何可能的方式限制牠們的活動。雌性對於持續的騷擾感到厭倦，而防止這個問題的最好方式，就是一開始就限制同群的雄性數量。例如在恆河猴中，成年的雌雄比例大約是六比一；在吼猴中，一個雄性的周圍可能有十個雌性。單身猴子也會在周圍游蕩，尋找空缺、機會以及製造亂象。

因此，雌性靈長類習慣於被其他雌性圍繞，牠們依賴雌性來維持牠們對世界的熟悉感和耐受度。雌性成長後不需離開原生群體的物種，會依賴親近的雌性親屬來保護自己免受其他非親屬或較遠親的雌性侵略。在同一群體中，不同母系的成員彼此競爭，為食物、為性行為，或是其他雌性對自己幼崽過度關注而爭吵。同居的雌性有自己的等級制度，當同一母系的雌性群體為了一個目標聯合起來時，通常是為了向競爭的雌性母系群體證明某個觀點。

即使如此，不同的母系群體也會共同努力來阻撓雄性的侵略行為。靈長類學家斯穆慈（Barbara Smuts）寫道：「在雌性不需離開原生群體的物種中，雌—雌聯盟通常涉及親屬關係密切的雌性，並且通常針對其他母系的雌性和幼崽。」當目標是成年雄性時，彼此間沒有緊密親屬關係的雌性通常會與結盟。這種聯盟可以非常迅速應對雄性的攻擊，因為附近的任何雌性都可被徵召。在豚尾獼猴、赤猴、豚尾狒狒、東非狒狒、青長尾猴、綠猴等物種中，雌性聯盟的形成速度之快像是一團雷雲。當雄性襲擊、圍困或嚇唬雌性時，雌性就會聯合起來對付雄性。當雄性企圖親近無意發生性關係的雌性時，雌性會攻擊牠。最快的結盟是在雄性威脅或似乎威脅到幼崽時。

雌性團結的好處顯而易見的，有些情況下，當年輕雌性離開出生地，必須在其他地方尋求認可時，雌性會積極而不懈地向新選擇居所的雌性示好。例如，在棉頭狨猴中，新的雌性移民會不辭辛勞地投入在照顧當地雌性的幼崽中。在這一點上，著名的倭黑猩猩更是明顯大膽；在青春期和原生群體分散的雌性，必須在沒有母親、姐妹和姑姑的支持下獨自在世界中生存。牠們必須討好一群與自己無親緣關係、大多為雌性的猩猩。牠們通過梳理和摩擦生殖器，來討好當地的雌猩猩。牠們撫摸當地雌性的毛皮，幫牠們除蝨；牠們用突出的生殖器摩擦當地雌性的生殖器。如果當地的雌性予以回應，請求者便可留下。如果被拒絕了，牠就必須到其他地方尋找其他毛皮來梳理，或找尋其他骨盆來摩擦。以性行為來強化羈絆，雌性倭黑猩猩獲得了非凡的力量。牠們重現了生育的力量，生活在母系中的力量，甚至超越了母系力量。遊蕩的雄性為爭奪地位，常有殘殺群體中新幼崽的行為，這對許多物種的雌性來說造成了持續不斷的焦慮——獅子、長鼻猴、囓齒動物、海豹、普通黑猩猩皆然。從未有人見過倭黑猩猩中有雄性殘殺幼崽的情況。倭黑猩猩的姐妹情誼是一種手段，建立在非親屬之間，沒有基因上親屬關係的黏合劑，因此需要不斷強化的行為——彼此友好相處和摩擦性行為，證明又證明我們都是朋友，我們都在一起。警惕成為習慣，警惕使雄性的尖牙無法靠近。

並非所有雌性靈長類都依賴其他雌性。在一般的黑猩猩中，雌性大部分時間獨自在外，尋找食物，身邊陪伴的只有依賴牠們的幼崽。牠們不像大多數猴子那樣與其他成年雌性一起覓食，也不同於倭黑猩猩。黑猩猩的分散模式很多變；某個雌性若是一個強大雌性的女兒，牠就可以留在出生群體中，享受與親屬一起生活的好處。如果牠是一個地位低下的雌性的女兒，通常就必須在青春期離開，並尋找另一個群體，一群陌生人。不過牠不像倭黑猩猩可透過某些儀式親近新群體。當雌性黑猩猩移入一個新群體時，牠會努力建立起聲譽。牠會通過咆哮和發出叫聲向當地雌性挑戰。牠會擺動牠的手臂，做出挑釁的表情，或者偶爾打牠們、推牠們、捏牠們。安頓下來的時間很短，幾週後新來的雌性就有了自己的位置，建立等級地位，並且其地位不會隨著時間而有太大的改變。牠和其他雌性的關係淡薄。如果牠受到雄性的攻擊，牠們可能會幫助牠，也可能不會；與許多其他雌性靈長類相比，雌性黑猩猩更容易受到雄性的強迫和騷擾。但牠的非親屬雌性同伴不會打擾牠，這是一種安慰。如果牠能夠在一開始就證明自己是一名維京少女*，並能在牠加入的母系社會中升至高位，牠的女兒將被允許留在部落中，牠將自成一系，至少使牠的遺傳保持強大。

我們人類身體內部有個非常多彩的族譜，一系列可能的過去。在遠古背景中，有像猴科這樣的生物，對牠們來說，以競爭為中心但相互依存的母系群體社會是為常態。更接近的是人猿的過去。從基因上看，我們與倭黑猩猩和黑猩猩的距離相等，牠們都是與我們最接近的近親。我們和倭黑猩猩、黑猩猩大約在六百萬年前分道揚鑣，我們並不知道含我們在內三種大猩猩的共同祖先，在風格和社會結構上更像倭黑猩猩還是黑猩猩。在黑猩猩群體中，無疑是雄性支配雌性。在倭黑猩猩群體中，編造的姐妹情誼使得雌性占上風。在黑猩猩群體中，雄性會對其他黑猩猩部落進行戰爭，有時甚至犯下種族滅絕的罪行。在倭黑猩猩群體中，戰爭相當罕見，雖然不是聞所未聞。黑猩猩非常喜歡猴肉；而倭黑猩猩很少吃肉。

* 譯注：勇敢、自信、獨立和具有冒險精神的象徵，通常具有航海技術，善於戰鬥，是強大有魅力的女性形象。

因此，從表面上看，黑猩猩比倭黑猩猩更像人猿，然而化石證據顯示，倭黑猩猩更像我們三者的原始物種。換句話說，倭黑猩猩可能是一種更古老的物種，而黑猩猩——以及我們——是後來演化出的物種。許多關於原始人類社會演化方面和人類學上的重建，主要依賴我們和黑猩猩之間的類比，就好像我們是從和黑猩猩很類似的祖先演化而來的。這個假設值得懷疑。在我們對於比喻焦躁不安的尋求中，選擇黑猩猩而忽略倭黑猩猩，完全是隨機的做法。倭黑猩猩的族譜是個得到認可的姐妹檔案，值得翻閱，以便整理和理解我們自己。曾寫過倭黑猩猩文章的德瓦爾說：「我們的譜系比我們想像的要靈活。」

在我們靈長類的紀錄中，雌性動物會因為力量而被其他雌性吸引。這些雌性可能有親屬關係，也可能沒有；牠們可能需要證明自己，也可能天生就很偉大。然而，反覆出現的主題是結盟和渴求，是對雌性聯盟的積極需求。這裡可能是幻想中最好朋友的搖籃，也是我們為什麼如此關心女孩和我們在同儕中的位置，也是我們的女性友誼在我們穿越童年波濤當中，感覺生死攸關的原因。

雌性靈長類並非溫柔乖巧的女孩，牠們會爭鬥，牠們有等級，牠們貪婪，並且可能會相互殘害。然而，靈長類的範式是雌性相互依存、雌性團結的編年史；而這也是我們與大多數靈長類近親的不同之處。問題在於，為什麼？這意味著什麼，重要嗎？在今日的多數人類文化中和歷史上，以及推估在史前時期，女性並不是以母系社會的方式生活。她們也不一定會奮起而支持婦女權利，或認為這對自己有利。正如歷史學家勒納（Gerda Lerner）所指出，女性「對自己的歷史一無所知」，並且不得不「一遍又一遍地重新創造車輪」，這個車輪就是「女性意識到自己屬於一個次要群體；她們是受到不公正對待的群體；她們的次要地位並非自然的，而是被社會決定的；她們必須和其他女性團結起來糾正這些不公；最後，她們必須並且能夠提供一種替代的社會組織願景，在這種組織中，女性和男性都享有自主權和自決權。」女性屬於次要地位絕非自然，完全不是，它在本質上和其他靈長類在自然中的情況完全不同。正如我們所見，其他靈長類習慣性地和其他雌性結盟，也習慣性地和其他雌性爭吵，主題大多圍繞在以物易物，彼此間積極主動的相互尊重上。

演化論理論學家如斯穆慈和高瓦提（Patricia Adair Gowaty）近年來強調，許多雄性動物在企圖控制並獨占雌性性欲上大費周章。理論學家描述了雄性動物形形色色的騷擾和脅迫對雌性動物造成的傷害。雄黑猩猩以掌摑、腳踢、嘴咬，來強迫雌黑猩猩聽話，要牠們夫唱婦隨。假如牠們看見配偶和其他雄猩猩打情罵俏，便會攻擊雌猩猩而非雄猩猩。雄海豚整齊劃一地游泳，鰭足拍打水面，齊聲破水而出，動作強勁有力，這都是為了要威嚇並圈住有生育能力的雌海豚。雌狒狒一年至少一次會被雄狒狒打成重傷，皮開肉綻，耳朵被咬掉一塊。相反地，也有許多動物的雌性和雄性（特別是靈長類），能相處融洽，建立友誼，對待彼此深情而溫柔。

不論是大打出手還是和樂融融，都沒關係：雄性對雌性性欲的操縱和壟斷最好是能有所節制。不論雌性在雄性手中是受苦還是受寵，在最基本的定義上，牠依然是一個獨立的個體。也就是說，牠自食其力，而不是被供養。雄性也許會企圖控制牠的行動與性欲，但也只能做到這個地步。真的，牠還是會出門覓食，牠會是牠兒女唯一的親人，而且不需要倚靠雄黑猩猩生活。雄黑猩猩也許一對一時能控制雌猩猩，也許會搶到最上選的水果，然而雌猩猩可以並且實際上轉移陣地。雄黑猩猩如果發現雌猩猩和其他雄猩猩勾搭的話，可以用拳頭或咕噥聲處罰雌猩猩。牠大可定下雌猩猩發情的條件，有何不可？這麼做，符合牠傳宗接代的利益。牠不是為了苛刻而苛刻。牠想要傳宗接代，而牠又不能無性繁殖一分為二。牠需要雌猩猩才能讓牠的基因傳承下去，而假如牠的拳打腳踢或鬼吼鬼叫能遂行其意，牠就會拳打腳踢又鬼吼鬼叫。然而雌猩猩不會因此裹足不前或逆來順受，根據近來珍古德（Jane Goodall）對一群在岡貝（Gombe）的黑猩猩做的ＤＮＡ研究顯示，在一群黑猩猩當中，有半數以上的孩子是外遇對象所生，而非「元配」爸爸的種，這讓靈長類動物學家大為驚訝。雌猩猩一旦發情、性活力旺盛，根本談不上潔身自愛。我們以為牠的性愛對象僅限於這一群雄猩猩，實則不然。儘管旁邊有雄猩猩緊迫盯人，經常訴諸武嚇，雌猩猩還是會開溜找外面的雄猩猩野合。這些外遇老公究竟是誰沒人清楚。料想雌猩猩翹家有牠們的理由，而牠們回家時，日子還是照樣過——每天磨牙、覓食、照顧小孩。

只有人類，男人才能成功地在女人和食物之間阻撓作梗，控制女人養活自己和小孩的資源。只有人類，才會讓「男人**應該**養女人，女人無法自力更生，無法獨自把小孩養大」的觀念大行其道，而女人才會將「男人應該養家，女人則應以從一而終來回報」的想法，視為天經地義。「我相信雄性主導、重男輕女的靈長類社會，之所以轉變成完全成熟的人類父系社會，關鍵在於男性控制了女性繁殖生命所需的生產資源。」美國靈長類學家赫迪（Sarah Blaffer Hrdy）寫下這段話。

我們不知道這種轉變何時發生，從何時起女人每次要覓食或找個地方蜷曲睡覺時，都會一屁股撞上男人的胸鎧。以人類演化的標準模式來看，孩童長期依賴父母，使得父母必須增加在小孩福利上的投資，而女人希望、需要、要求男人幫忙扶養小孩；男人藉著打獵並將帶回肉來提供幫忙。這些肉類既富含熱量，同時又是人間美味。以這種理論看來，婚姻的肇始、兩兩配對以及女人依靠男人，可說由來已久，起源於演化理論學家所謂的「演化適應環境」的太初時代，在那時我們的基因和天性變成現在這模樣。在這個理論下，女人在男人身上尋找金錢和權力的跡象，以及能夠供養她和她小孩的資源；而男人在女人身上尋找的是多子多孫，能讓他子孫滿堂的活力，以及這種生育力只能為他一人獨有，這位養家活口的人。假如他在她和小孩身上投資，他可不希望投資在非己出的孩子身上。

這種傳統的男人獵人模式，現在受到強力的抨擊。霍克斯等人提出質疑，根據他們近來對傳統漁獵社會所做的分析顯示，在養家活口上，男人的狩獵根本無足輕重，而是一群女人負責採集一整族人所需的大部分熱量。這項新研究顯示，原始人類的女性仍享有很大程度的自主權，一如雌黑猩猩，也一如所有其他雌性靈長類動物。而「父系社會」或「小家庭」，至少在一個有典章制度的大框架裡，是人類史前史較近時候的產物。許多歷史學家和演化學家主張，這種轉變也許是農業革命的果實，隨著「集約農業和飼養家畜而來的，是女人失去對她們大部分勞動成果的控制權」，斯穆慈寫道，「漁獵和遊牧民族的砍伐火耕農業技術必須有大片土地和逐水草而居的女性，這使得男人較不容易控制女人的資源，限制女人的行動。然而，一旦女人的行動受限於一小方土地，一如在集約農業中；或是足不出戶，一如在飼養家畜的畜牧業中，男人要控制女人賴以維生的資源和日常行動便容易得多。」

在父系社會的演化過程中，真正的創新是男人結盟的臻於完善。在大部分靈長類動物中，雌性締結同盟，雄性則獨來獨往。在黑猩猩中，雄黑猩猩會形成基本的聯盟，而牠們有時會控制雌猩猩，但這種結盟通常不牢靠，而雌猩猩會起而反抗——牠們可以不從，因為牠們能自力更生。至於人類，不論在政治、宗教、知性或感情上，男人專擅與其他男人結黨聯盟。結盟一舉數得，讓我們在人生舞台上興高采烈地走這一回，有人風風光光，有人多采多姿，有人身敗名裂，但最重要的理由是，擴展並完善了雄性黑猩猩以粗糙手法得到的東西，即控制繁衍的方式，這必然會導致對女人的控制。我們認為，男人主導是男人體型和力氣上優勢的必然結果，可是大部分的雄猴都比雌猴強壯，卻嚇不倒雌猴。女人同盟讓女人得以自由。當男人知道與其他男人和平共存的價值，當他們看到彼此的利益重疊多於衝突時，唰啦！

女人的自由就不見了。

父系社會的演化及其在史前和歷史上對女人的影響，是一段冗長而引人入勝的故事，勒納和其他人業已精采無比地敘述過。這是一則永遠不可能被完全理解的故事。在文字紀錄首次出現之前，許多支撐父系社會的社會、經濟、政治和感情梁柱早已各就各位，而女人也早已接受了自己屈居人下的地位。例如在三千年前，美索不達米亞的公主祈求的不是她的救贖，而是她的良人長命百歲，如此一來，她才能在他的保護下安居樂業。

女人需要男人保護，因為男人間的同盟通常是軍事協議，整合武力以劫掠他人財產。而戰利品最早也最被看重的一種，就是年輕女性。兩族開戰時，勝利的一方殺掉男戰俘，把女戰俘帶回當奴隸和妾。擄獲女戰俘能增加凱旋男人傳宗接代的可能性，也提高他們的社會地位。不論是何地的文字紀載，其中總會描述戰後強姦和擄掠女人。在荷馬（Homer）所著的史詩《伊里亞德》（*Iliad*）中，反映了西元前一二〇〇年希臘社會的情況：戰士為女戰俘的分配問題討價還價，有時還引起袍澤之間鬧脾氣。史詩開始時，國王亞嘉曼儂心不甘情不願地答應釋放他的愛妾克麗賽絲（一名出身高貴的女戰俘），因為她任職祭司的父親揚言，要在諸神面前告他一狀。亞嘉曼儂要求拿別的女人作為補償，但他手下指出所有女戰俘都已名花有主。貴為一國之君，亞嘉曼儂轉身要求將阿基里斯的妾兼女戰俘布麗賽絲據為己有。此舉差點導致希臘人全軍覆沒，因為阿基里斯在特洛伊戰爭的大部分時間裡，都為了這個侮辱而坐在軍營裡賭氣，並向他另一名妾身上尋求性滿足——他從里斯波斯搶來的弗爾巴斯的女兒，白皙如玉的黛歐迷蒂。阿基里斯和另一名戰士佩特拉克洛斯同一營帳，與他共枕的是阿基里斯送的禮物，伊菲絲。這名柳腰纖細的美女，是他征服艾紐斯城時擄獲的。女人，女人，女人！當然我們不曾聽到這些女戰俘的心聲，或得知她們一如棒球卡般在男人手上傳來傳去做何感想。有可能她們並不大驚小怪，能活著就謝天謝地了。畢竟史詩中不曾提到男人當階下囚的事，艾紐斯、里斯波斯、特洛伊和其他兵臨城下的男人，都在城池被攻陷時遭到屠殺盡淨。最後，男人學會如何像役使女人般役使其他男人，並且像利用驢子和牛般利用男人的氣力；但正如許多歷史學家所指出的，證據顯示人類的第一批奴隸是女性，而奴隸制背後的動力是擁有適婚年齡的女性。

女奴因被擄而人盡可夫，寡廉鮮恥，她們的人性被一層層剝去。一如賣身為奴者所遭遇的，女奴幾乎無一例外地成為征服者的妾，這事實令人厭惡地鞏固了人們對肉欲的女性和低賤的女性間的聯想（直到今天依然如此）。女奴是性玩物，她沒有選擇，而通常她也會打扮得花枝招展。為了和奴隸撇清關係，女人最好的方法便是守身如玉，並以刻意誇張的矜持對外招搖。女人的貞操在男人結盟的世界裡成為一種迷戀的原因很多。國與國間的聯盟通常透過聯姻而確立，而一國之君自然不希望他的王后在她的柳腰之下生出其他男人的野種。即使下層社會的家庭，女兒的貞操也是奇貨可居。在階級嚴明的社會如封建歐洲，唯一能讓寒門躋身貴族的方式，就是把女兒嫁給貴族。因此，一如美國人類學家歐特納（Sherry Ortner）所指出，女人必須守身如玉變成了一樁家務事，而由男人在旁監督（必要時可訴諸暴力），並且被女人視為天經地義。女人不再一致對外，共同抵禦騷擾或趕走弒嬰的男人；相反地，女性之間的惺惺相惜——母女之愛、姐妹之情——肩負起捍衛女人貞操的任務，而貞操正是女人在後漁獵社會中的最大資產。

擄走女人當成戰利品，必然造成女人被帶離原生家庭，遠離親人所能給予的任何保護。但以宏觀角度來看，父系社會結構的日益繁複造成入贅招婿和母系社會的消失，而娶媳婦進門和父系社會因此確立。女人在入贅體系下過得比較好，這點幾乎一無例外，因為她們會留在原生家庭，身旁有親朋好友，而男方必須搬到她娘家來住，這要比她們被娶走、住在男方家裡的情況要好得多。例如，易洛魁人（Iroquois）是個入贅之風盛行的部族，也是人類學家所知男女最平等的文化。女人越被視為是可交易的財貨，男人就越沒道理要遷就她們而被「娶」到她們娘家的帳篷裡。有些聖經學者在創世紀中看到希伯來人以娶妻進門取代招親納婿的掙扎，這是讓希伯來部落由逐水草而居轉變為築城定居、確立父系統治的重要關鍵。在創世紀二章二十四節：「因此，人要離開父母，與妻子連合」，這段經文說的可能是招親納婿的婚姻制度。但稍後，雅各（以撒之子）拒絕入贅。他向以撒承諾一定會重返家園，而在追求並娶了拉班的女兒拉結和利亞之後，他履行了承諾。他帶著太太、兒子、駱駝、羊群、家當和一切帶得走的東西，回到以撒的家。為了強調離家的深刻意義，拉結甚至偷了她父親家中的神像，這神像代表拉班財產的所有權狀。她同意母權體制被顛覆，她把命運交在她男人和長子繼承傳統上，並且在她偷神像的行為中搬演出雅各可以占有她財產的權利。

布麗賽絲的命運、對處女膜的推崇備至、女人失去她與生具來的基本配備——這一切都是女性自主運動不小的障礙。但是當我們從萬神廟裡挪走貞操女神海曼（Hymen）的龕位，女人甚至喪失了她們含蓄地搔首弄姿、展現胴體的權利，這是女人身體救贖的繁殖力量。幾乎所有人類文化都有某種宗教，有些是前後一致的開天闢地神話，以鞏固、平衡人類的恐懼、欲望、限制和傾向。一般說來，這些宗教都充滿動物和神性化的神祇，有男有女，也有雌雄同體。然而，正如勒納所指出的，與父系社會確立並行不悖的是神祇之間權力平衡的消長轉移。「王權強大和古老國家的發展，帶來宗教信仰和象徵上的改變，」她在《父系社會的創建》（*The Creation of Patriarchy*）一書中寫道：「觀察得到的型態是：母神形象的降格，她丈夫或兒子的得勢，並在後來地位崛起。接下來，丈夫或兒子便和暴風神祇結合，形成一位陽性的造物主，他君臨統御萬神殿的眾男神與女神。不論這樣的改變在何處發生，創造萬有、化育萬物的能力，便從女神手上轉移到男神身上。」

隨著一神論的到來，即使是在隱喻上卵巢遭切除的女神，都從神廟中被逐出家門，因為她是威脅，她臃腫的大腿、詭異的乳房、金光閃閃的色澤，受到眾生膜拜，曾經占據主導地位的信仰，都隨之一去不返。在創世紀中，我們看到耶和華和亞當立的約，徵收了女人的生殖力。亞當同意恪守將女神摒除在外的一神論觀點，而贏得為夏娃命名的權利，也就是他有權象徵性地生下她，而她正是人類的母親。藉此，亞當擁有將她子宮所產的一切據為己有的權利。夏娃將受她丈夫統治，也被迫受他尊崇，她不可被諂媚和幻想所迷惑。夏娃必須看清蛇就是蛇，她的仇敵，罪的具現——這條吃穢物的蟲、這根拔下來的陰莖、這條永遠的臍帶、這個亡命之徒和為所欲為者。「在寫作創世紀的時代背景中，蛇很明顯地和生育女神相提並論，並且象徵性地代表了她。」勒納寫道。「我們不需強解，把這讀成是耶和華對女人自主、自由，甚至褻瀆神聖的性行為的譴責。」

在一神論下，父系制度光芒萬丈。對女人而言，這世界已經官僚化。舊有的力量來源不復存在：身旁血親的支持、自己身體的所有權，以及女性在更廣大的舞台上的反映——城邦裡世俗的舞台，以及諸神的永恆舞台。為了獲得她們生存和餵養小孩之所需，女人必須透過她們的中介者——男人才能得到。男人不再是配偶，男人是空氣；你總得呼吸吧。在漁獵社會轉型到父系社會之間漸進而複雜的劃時代改變中，女人彼此之間的價值也跟著改變，變得越來越不值錢。女人策略性的結盟一掃而空。假如沒有塊莖可以挖，沒有森林可以覓食，假如大量的資源掌握在男人手中，女人還能為妳做什麼？

在新人類（neohuman）的腦中，一個非我親屬的女人是靈長類動物所能見到最可怕的威脅。這個女人可能是妳的姻親，和妳先生因基因或長期相處培養出的感情而有手足之情。或者她可能是個陌路人，是潛在的競爭者（我們必須理解這個詞彙具有極端、可怕又新穎的意義）。別的女人可能會搶妳老公，而假如妳的男人是妳的空氣的話，那個女人就是個妖精，一個如假包換的禍水，對妳、對妳的一切——總的說來——對妳的食物、妳的家、妳的小孩來說，都是禍水。在男人居中媒介的農牧業土地上，一個女人能給其他女人帶來什麼好處？不多，真的不多。她能造成的傷害卻無法估算。她可以挖出妳的眼珠，將妳剝得分文不剩。夏娃的女兒並非被摒除在伊甸園外，而是被深鎖其中。心手相連的代價看起來所費不貲，而被出賣的風險也居高不下。

女人不是，也從來不是懵懂無知的。但在被矮化的過程中，許多人變得無知無識。她們只求溫飽度日，因而加速了自主權的喪失。她們默默承受控制女人性欲的陋俗，如縫合陰部、蒙上面紗以及閉不見人的規矩。她們還堅持自己的女兒也得逆來順受。她們甚至主動成為這種陋俗的幫凶。

她們、我們都不是傻瓜。我們要的是溫暖的家。我們希望給孩子最好的，而數千年來，我們需要男人的幫助和愛來讓孩子安全無虞。我們許多人仍需要這些，仍因家裡少個男人而含辛茹苦。在美國，大部分活得捉襟見肘的人都是單親媽媽和她們的孩子。當有子女的夫妻離異時，女人通常要比丈夫來得窮苦，而離婚的男人會更有錢。我們這個地球就是一個男人大聯盟，任何會危及男人利益和有損男人包容度的行為都要付出昂貴的代價。因此有時候，我們會在自己身上做出一些相當於陰蒂切除術的事情。我們排斥情同姐妹的關係，我們排斥女人的團結一致。我們取笑手帕交，鄙夷「女性主義」這個字彙，提到它便瞪眼。我們說用不著它，我們都過得很好，女性主義所能解決的一切問題，我們都可迎刃而解，而這些問題從一開始就算不上是問題。我們組織反女性主義的團體，給它們取些冠冕堂皇的名字，名字裡總有些「獨立」、「自由」的字眼。我們裡頭有這麼多的侵略性，我們生氣勃勃，野性未失，身強體壯，我們掏出手槍彼此對射，或朝地上一射，一槍打在穿著玻璃鞋的腳上。

我們到底相信了什麼胡言亂語？我們到底吞下了什麼荒謬可笑的胡說八道？想想電影《征服情海》，若不是因為其中一個毫無意義而令人費解的貶抑女性片段，這部電影本應無害。我猜這個片段是為了觀眾中的女性而加入的，或是為了那些陪男性觀看這部以男性為中心、以體育為主題的電影的女性而增加的。電影製作人為湯姆克魯斯（Tom Cruise）飾演的傑瑞插入了一個「愛情情節」，女主角是蕾妮齊薇格（Renee Zellweger）飾演的桃樂絲。桃樂絲有個姐姐，一位銀髮的離婚女士，這位姐姐是女性支持團體的一員，這個由一群被遺棄女性所組成的陰謀集團，定期聚會哀嘆男人的背叛。這已夠惱人的了，因為這些女性看起來都十分憔悴、堅強而不快樂，她們從不笑，對比普通情況下，女性聚在一起討論男人時總是笑個不停。在其中一個片段，桃樂絲無預警地突然站起來打斷了她們的聚會。「也許你們都是對的，」她說。「男人就是敵人。但我還是愛敵人！」此話一出，立刻引來一片譁然和姐妹們的喋喋不休，彷彿她們知道自己已被擊敗，而桃樂絲的話是有道理的。這些女性試圖互相支持，鼓勵彼此，但桃樂絲不讓她們這麼做。她想要傑瑞回來。她需要他，不僅是情感上，還有經濟上。她是個單親媽媽，有一個年幼的兒子。因為需要，桃樂絲覺得她必須否定這些女性，她必須與她們和她們所代表的悲慘未來劃清界線。她們的存在汙染了她。她想要第二春。然而，對部分女性，舉例來說，在電影《末路狂花》中因誤殺強暴犯而逃亡的姐妹淘塞爾瑪和路易絲，對她們來說，是沒有第二春的。

或許我們不應對無聊的娛樂賦予太多意義。但如果你認為它是甜蜜無害的，並且一直享用它，有一天你會醒來，發現所有的牙齒都被蛀光了。

我們都是有許多過去的女人，是年代久遠的靈長類動物，又是新人類。我們被其他女人吸引，感到有必要向她們解釋自己並讓她們印象深刻；同時我們對女人避之唯恐不及，想與她們撇清關係，或是當真正的事情發生時才讓她們留在身邊。我們會彼此陷害、傷害，但也能共生共榮。在我們靈活隨機的策略中，兩種選項任我們挑選。黑猩猩和倭黑猩猩與我們之間的血緣關係一樣近。牠們的基因有九九%和我們一樣。在分類上與我們相近的，同為哺乳類的老鼠，與我們只有五〇%的基因相似。由此可知黑猩猩和倭黑猩猩與我們有多親密，牠們是我們的姐妹。牠們的奶水可以把我們的嬰孩養得白白胖胖。雌黑猩猩是關係薄弱的盟友，而雌倭黑猩猩是有組織的母系社會。我們兩者兼得，兩者都可供我們借鏡。我們女人做不到的就是漠視彼此的存在。這是個男人的世界，但我們的侵略性卻是針對女人，心狠手辣且心照不宣。

第十六章

價廉物美的肉

秀出妳的肌肉來

多年來，我在健身房裡健身、舉重並向其他女孩大肆鼓吹——我承認這樣做頗討人嫌——鍛鍊力氣可是好處多多。我聽到最普遍也最惱人的反應如下：「我可不想魁梧起來或看起來肌肉結實，我只要身材苗條有致，曲線玲瓏。」這種說法讓我火冒三丈，理由有二。首先，我真希望很容易就魁梧起來，並且鍛鍊出一身肌肉。事實上，想要看起來肌肉結實，對多數女性而言都難如登天。看過我健身的人，無一例外都對我所能舉起的重量大感驚訝，因為我看起來不特別有肌肉，也不符合某種傳說中肌肉女怪獸終結者的形象。但是我的三角肌一直都讓我失望；它們很強壯，但當我手臂彎曲時，它們卻不像印象中我要爸爸秀出肌肉那樣凸起。

另一個理由是，讓我們假設有個女人的確比我更凹凸有致，曲線玲瓏——有些女人的確如此。那麼看起來肌肉結實有何不妥？肌肉是美的，力是美的，肌肉組織是美的。那是新陳代謝上、醫學上、哲學上的美。肌肉不用時便會消退，但假如你勤於鍛鍊，它們便會重現。不論你多年長，你的肌肉永遠不會絕望。它們是前瞻的。它們對刺激有反應，身體上很少有細胞能像肌肉細胞一樣會改變、改善，有所成並超越自己。你可以每天躺在心理治療師的躺椅上，醒來時依舊沮喪消沉；但假如你每天健身，肌肉一定會日益壯大。

我得承認，運動的好處可能被過度吹捧。人們把巨大的魔力歸功於運動，聲稱它會讓你快樂、樂觀和專注。不要相信他們。如果你是一個習慣性不快樂的人，運動不會讓你變快樂。在開始新的運動計畫時，你可能會感到暫時性的情緒紓解，因為血液循環的改善會讓更多氧氣輸入你的身體組織中，而你也會因為勇敢嘗試而自我褒揚。然而，一旦你的身體適應了更積極的步伐，新手期的熱情便會消散，你將回到你生化和心理的基準線，回到英國作家勞倫斯（D. H. Lawrence）所說的「做自己」的問題。我們都聽說運動有助於治療憂鬱症，但大多數臨床研究並未證實這種療效。

人們還聲稱，運動是我們最接近青春靈丹妙藥的東西，如果能把它製成藥丸，我們都會服用。對於身體的許多部分來說，他們說的沒錯，但對於作為你向世界展示歲月痕跡的臉部來說，運動卻無能為力。你的臉部肌肉不像其他肌肉那樣與骨骼相連，有很多連接點。臉部肌肉被解放出來，不受骨骼限制，這讓我們更便於說話、皺眉、微笑、假裝驚訝或做出感興趣的表情。但這種表達自由也有不利之處，就在於我們無法透過力量訓練提升面部肌肉；它們沒有可以提升的地方。真是太可惜了。無論我們如何努力和堅持，運動的美學效益僅止於下顎。

如果我們不要求以力氣解決所有疑難雜症，我們便能予以善加利用。女人至少跟男人一樣需要肌肉；而我們應當覺得自己有權利擁有肌肉。的確，男人天生肌肉發達，這是因為他們的睪固酮濃度較高。這種荷爾蒙具有合成代謝作用——它會產生肌肉——所以睪固酮越多，就越能產生較大的肉塊。然而，睪固酮並非如一般人所認為的能有效增強力量，女人也不需因為這種荷爾蒙濃度低而自慚形穢，更不需認為這意味女人就是弱者。長期以來，運動員無視於官方禁令，注射合成的雄激素，深信類固醇會使他們更健壯，肌肉更發達。直到一九九六年，研究人員才透過臨床實驗，證實更衣室內的口耳相傳，顯示超高量的睪固酮的確能增加健康的年輕男性身上的肌肉大小和力量。但睪固酮能帶來的結果並不那麼讓人眼前為之一亮。就算血液裡睪固酮濃度高於正常值五倍的男人，也不比持續十週努力運動而不服藥的控制組男人來得更強壯。

這結果原是意料中事。畢竟，男人與生俱來的睪固酮濃度高出女人十倍。但男人並沒有比女人壯十倍。事實上，男女間體型的差異——也就是所謂的兩性異形，要比其他動物雄雌之間的差異小。男人平均只比女人高一〇％，重二〇％，而在猩猩和大猩猩身上，雄性至少是雌性的兩倍大。一般說來，一種動物的兩性異形性，是因為雄性動物身上有演化的壓力，需要身強體壯，才能和其他雄性爭奪配偶。原則上，動物的兩性異形性差異越大，雄性越是後宮三千，理論是他越有機會霸占三妻四妾；而雄性間的競爭越形激烈，隨時備戰的壓力就越大。至於偏向一夫一妻的動物中，雄性和雌性動物在體型和配備上就大同小異，因為假如一隻雄性動物很容易找到伴侶，安頓下來，並就此從一而終，牠又何必要全副武裝或好勇鬥狠？因此，許多科學家把人類的低兩性異形性視為一種證據，證明我們是性別上的騎牆派，半三妻四妾，半一夫一妻，既傾向執子之手，與子偕老，又傾向尋花問柳，處處留情。這些說法有些正確，有些錯誤；實情是，一旦智人開始製造武器，身強體壯就沒有聰明才智重要。身體上的拳腳相向，被工程技術上的武器競賽取而代之。一把銳不可擋的長槍每次都能擊穿厚實壯碩的胸膛。

男女體型的差異或許比其他大型猿類小，但與我們的討論更有關的，並不是因為男人免於必須讓體型加大的天擇壓力，而是女人承受某種要能自立自強的壓力而變大了。假設女人被選作長壽的動物——

停經後的長壽——有個較大的身軀有助於在數十年間保持身體硬朗。大型動物一般都比小型動物活得更久。除了壽命之外，許多因素也影響到女人體型的演化，包括居住環境、運動方法、飲食、懷孕和哺乳的需求，有些因素會限制體型，有些則會助長發育。但有可能在適應性改變的過程中，女人的生理緩緩地走向更大的塊頭，但仍然維持在繁殖需求的發育限制內。畢竟，女人是地球上第二大的靈長類動物，只比大猩猩稍微遜色，大猩猩平均重達八十四公斤，女性的標準體重則在五十六到五十九公斤之間。女人比不到四十六公斤的雌猩猩壯，也比雌黑猩猩和倭黑猩猩壯得多。相形之下，男性平均體重七十二公斤，比起雄大猩猩來說是小巫見大巫，也比平均重九十公斤的雄紅毛猩猩小。

我拉拉雜雜說了一堆，不是在玩數字遊戲（儘管我喜歡玩數字遊戲，而且作為一名嬌小玲瓏的女人，想到自己是一頭體格頗為壯碩的靈長類動物，精神便為之一振），而是在支持女人比男人更需要肌肉的論點——既然造化使我們在壽命上比男性更得天獨厚，我們就必須領會這個暗示，善加利用我們長壽的身體。我們需要肌肉，自有實用的理由。我們也許沒有大量睪固酮，鍛鍊肌肉和力氣也不像男人那樣容易，但我們的潛力驚人，一如世界各地史不絕書的女性所展現的。若想到我們低濃度的睪固酮，這便更加不可思議。在大部分開發中國家，女人做牛做馬，可以頭上頂著或肩負數十公斤的重物走上數公里的路。假如世上的女人來個大罷工，這個世界肯定會停擺；但男人大罷工，是否會有同樣結果可就說不定了。對大多數女人而言，要她身強體壯聽起來有點可笑。出於必要的話，她們會以汗水和硬繭讓自己強壯起來。而假如她們的吃苦耐勞，能加上較好的飲食、乾淨的水，以及良好的醫療照顧，她們也許會成為卡爾門（Jeanne Calment）的傳人——她是有史以來最長壽的女人。

然而，在西方，女人卻反其道而行，壽命雖有增加，對體力的需求卻降低了。我們活得較長，於此同時，我們的肌凝蛋白卻日益減少，肌肉對我們的誘惑空前的少，而肌肉組織是需要人苦苦追求才能獲得的。我們活得越久，就越需要肌肉。但我們自然而然得到肌肉的機會寥寥無幾，所以必須透過後天學習、訓練和諄諄教誨來取得。我們必須給自己一些變壯的理由，而且我們想出越多理由越好。妳不想看起來肌肉發達嗎？妳只想看起來緊實？但妳不是經得起時間考驗的葛利果聖歌*，而是個只能活一世紀的人。向狩獵女神阿提米絲祈禱吧！祈求能擁有她的獵人四頭肌和射箭時的強壯手臂吧！當重力，無情的重力，開始作弄妳的臭皮囊並玩弄妳的心臟時，妳會很高興擁有它們。

要理解女性對肌肉的深刻需求，參考一對不存在但具實際效用的夫婦或許會有幫助，他們是「標準女性」和「標準男性」。這對夫婦是個醫學和政治上的建構，出現在二戰之後。一九五〇年代，在原子能委員會的支持下，科學家開始研究核輻射對人體的潛在影響。他們想知道人體可以容忍多少α、β和γ輻射，由於不同的組織對輻射的反應皆不同，他們必須估計平均男性和平均女性的身體是由哪些物質所組成。在描繪出的圖像中，標準人類為二十五歲。這被認為是身體各個器官處於最佳大小和性能的狀態，也是新陳代謝設定點†達到穩定的年齡。二十五歲時的體重，是你的身體感到最自在的體重。這是你的新陳代謝努力達到的體重，如果你增加或減少幾公斤，它便會自我調整，這就是為什麼節食者在維持體重方面如此困難。身體不是騷亂者。它喜歡現狀。

但是，標準人並不節食。我們的「標準女性」體重六十公斤，體脂率二七％，淨體重占六三％；「標

---

* 譯注：起源於中世紀的天主教聖歌。

† 譯注：維持體重恆定的基準值，與環境、遺傳及荷爾蒙等因素有關。

準男性」為七十公斤，體脂率一六％，淨體重占八四％。當我們想到精瘦時，我們會想到肌肉，但精瘦還包括所有不是脂肪的東西——肌肉、骨骼、器官、水分。在「標準女性」中，大約一半的淨體重，或者她體重的三四％被認為是肌肉組織，這意味著她幾乎和她的肌肉一樣胖。脂肪本身並不是壞東西（脂肪組織提供一種很好的儲能方法，可應對人類偶爾經歷的饑荒）。一克脂肪所含的熱量是一公克肌肉組織的兩倍以上。普通人，無論男性還是女性，都有足夠的體脂肪可以在四十天不進食的情況下生存；耶穌基督在沙漠中禁食四十天的事實，表明了聖經作者是仔細的禁欲者，充分理解身體的生理極限。

然而，脂肪在日常生活中能提供的幫助有限。它不是那種野心勃勃的組織，而且它會使你變得沉重。肌肉組織才是與肝臟合作產生和代謝蛋白質的組織，而這些蛋白質能使身體保持活力、維持直立、運作正常，並修復生活和呼吸氧氣（會產生自由基、不穩定又無法避免的氧氣）帶來的持續性損傷。失去一半或更多體脂肪的女性可能停經，但她會活下去。失去超過四〇％以上淨體重的女性，就如納粹集中營的人一樣，則會死亡。

我們很難誇大肌肉的用處。我們身上有六百多條肌肉——有些在意志控制下，有些則是不受意志支配的平滑肌。當然，肌肉讓人得以活動自如，使我們免於衰退和冷漠，當我們臥病在床時，肌肉組織也會助我們一臂之力。生病時，身體失去它獲取儲存在脂肪中熱量的能力。假如你在禁食卻還健康，不論是有意還是無意，此時你的胰島素濃度都會大幅降低，讓你的身體利用脂肪存量當作能量；然而當你生病，不論是急性感染還是慢性疾病，你的胰島素濃度都會上升。由於胰島素濃度也會在你吃東西時上升，因此身體會感到混淆，它以為你在進食，所以不會取用儲存的脂肪當作熱量。你的身體需要能量，但你卻因病重而無法進食，身體便會開始分解肌肉當作燃料。肌肉提供的熱量較少，女人的肌肉組織平均儲存了約二萬卡路里的熱量，而她的脂肪則儲存了十八萬卡路里的熱量。一名因重病不能進食的人，不消等四十天，只要十天就會餓死。所以肌肉越多，戰勝病魔的機率就越大。壯年人比老人更容易戰勝疾病，部分原因在於他們擁有更多肌肉。

女人的肌肉比男人少，這是其一。其次，我們的骨架較輕。同樣身高的男女，骨架重量卻不同，男人的骨質密度較女人多出一〇%。如果說肌肉對抗慣性，那麼骨頭對抗的是沼澤——身為四足動物能爬離這種古老的無脊椎狀態真是感激。女人上年紀後，比男人更容易喪失骨骼。而肌肉成為骨骼的緩衝，一如塑膠保險桿降低了擋泥板的衝擊那樣，骨骼上披掛的肌肉越多，骨骼受到的保護就越嚴密，即使它們變得日益脆弱多孔。

身體老化時特別需要肌肉。但現實和理想往往南轅北轍。老當益壯的人很少，老化的身體肌肉減少，脂肪卻增加。女性也許能在成年後體重始終如一，但假如她大半時間是坐著的，體重的成分還是會有所改變。標準女性二十五歲時重六十四公斤，其中二七%是脂肪，在她五十五歲之前，體重雖未增加，但其中的四〇%是脂肪。她依然會有六百多條肌肉，但其中很多會萎縮，會因為脂肪過剩而成為五花肉，周圍環抱著一圈厚厚的脂肪。因為她的肌肉量比年輕時少，因此會變得較為虛弱。毋庸置疑，她會因為提不動行李而不得已去購買那種奇醜無比，卻莫名其妙大受歡迎、有伸縮手把的帶輪行李箱。她爬樓梯時會上氣不接下氣，因為肌肉加速體內氧氣的輸送，並減少心臟承受的壓力。男人上了年紀後也會將肌肉化成脂肪，但由於他們生來肌肉較多，所以這種轉變比較不劇烈。

女人需要足夠的肌肉供她們使喚。她們需要肌肉來屏障本身輕巧的骨架，需要肌肉來緩和病情。若是先天肌肉不足，就必須勤以補拙。年輕女性必須常常運動，以練出一身力氣，在二十五歲前運動得越多——此時她的骨架還在發育——她的骨架在達到巔峰期時會越健壯，而她在年老時，淪為一把老骨頭的時間也會推遲。激烈、負重的運動，像是跑步、體操和舉重可以加大年輕女性的骨架。儘管有些權威人士擔心，少女時期過度的運動會破壞經期，阻斷雌激素製造，增加骨質疏鬆症的危險，事實上，大量研究顯示，好動女孩的骨質要比文靜的同伴來得密實。年輕時打下肌肉基礎的女人，終生都比較容易自脂肪球中要回肌肉。她們也許長期疏於體力勞動，但一旦大夢初醒，就會在驚人的短時間內重獲力量和肌肉。

然而肌肉出手很大方，它不會斤斤計較。即使是從未在年輕力壯時做過側手翻或加入健身俱樂部的老婦，也可以讓她在垂垂老矣的年紀變成一名壯婦。她的肌肉會在那裡等她。生理學家尼爾森（Miriam Nelson）找來一批七十幾歲到九十幾歲足不出戶，或終日坐在輪椅上的養老院老婦，一週當中以像健身房舉重者用的重物訓練她們兩次。短短四個月下來，這些長坐不起、通常患有關節炎、有老太后的駝背和蜂鳥骨頭的老媼，變得出人意外的強壯，彷彿有一名為肌肉作見證的傳道人治癒了她們，她們從此可以丟開拐杖、助行器，可以跪下來蒔花種菜、划獨木舟和剷雪。她們外觀看不出變壯了些，但她們的肌肉大約增加了一〇％。成績不錯，卻不是有目共睹。更重要的是，她們的力氣增加了兩、三倍，比壯年時期更加強壯了。她們的肌肉沒有被時間消磨掉，相反地，這些肌肉以剛毅不屈的姿態表現出寶刀未老，再次展現出力量。肌肉和神經之間的聯繫增強了；肌肉裡飽脹著神經纖維，以及帶著血和氧的毛細管。

女性對肌肉的需求非常實際。她很長壽，是地球上最長壽的物種之一。時間會試圖偷走肌肉和骨頭，但在此，時間並非無敵的。肌肉可以被重建恢復，當肌肉膨脹時，骨頭感到欣慰。三十歲之後要增加骨質密度非常困難，但擁有肌肉可以防止骨骼流失，因為肌肉會拉扯骨頭，而機械作用會刺激骨骼更新，得到補充，而不是停滯並逐漸溶解。肌肉和骨骼是我們野生的四足支架，可支撐起美好而長久的生活。只要身體結構堅固，即使是一點點脂肪也是能被容納的。身體脂肪的危險被過度誇大。脂肪本身不是壞事。對於大多數過重的人來說，多餘的脂肪使得運動變得困難和不愉快，因此他們不大願意運動，但肌肉必須動才能保持活力。一個豐滿的女性若能保持活動，她仍會顯示出驚人的力量。過重的人不僅比纖瘦的人有更多脂肪，通常也有相對更多的肌肉。當你因為暴飲暴食而增加體重時，你四分之三的體重會增加為脂肪，四分之一則成為肌肉。肥胖的人被嚇得自我厭惡，他們沒意識到自己具有的潛力。如果他們選擇定期鍛鍊潛藏的肌肉，他們將能打敗那些稱他們為豬的瘦子。

作為一位年齡不小、女兒還很年幼的母親，我感到一種新的責任，那就是保持強健——保持強健以便維持生命和活力，強迫她和她年邁的父母一起去露營和遠足，保持健康和獨立，藉此推遲她擔心我入住護理之家的時間。換句話說，我對肌力抱著實用主義的態度。當我拜訪健康和營養專家尼爾森（Miriam Nelson）時，她明確告訴我們像我們這樣的女性——相對瘦小的女性——永遠不應停止追求力氣。我們並不是天選之人。我們沒有足夠的質量，足夠的動物性質量，讓我們可以安於現狀。所以現在的我很實際。過去，我對肌肉的具體細節和運動要訣不太在意，更在意的是它在心靈層面上的意義。儘管如此，我並沒有放棄我那廉價而留戀的肌肉哲學。女性需要收集一切理由讓自己去鍛鍊肌力。還有另一個該鍛鍊肌力的理由：身體的力量是明確的，它粗魯、清晰而且是可能的。女性不需變得如她想像的那麼強壯，才能成為運動的業餘愛好者。成為一個引人注目、值得尊敬的人並不需要做太多。一個女性只要能做一組十五到二十五個伏地挺身，或者做幾個引體向上，或是舉起一個夠重的啞鈴，將它放在啞鈴架上而不是像玩具一樣丟在地板上，人們就會說，哦，妳好強壯，他們會讚美她，認為她很勇敢。以一種直率粗獷的方式變得健壯，比成為一個技術嫻熟的運動員容易太多。這是一個民主的選擇，適用於笨拙的人和太晚開始的人，女性應該抓住這個機會。用最簡單的方式讓自己變強壯，因為這個機會確實存在，一般來說，我們能夠擁有的機會不多。變強壯不會讓你快樂或滿足，但比起悶悶不樂又虛弱來得好。

女人孔武有力是離經叛道，顛覆傳統的。那會使男人大感不安。他們可能因為女人太過強壯，或者比他們更強壯而惱羞成怒。我瞭解這種反應（當看到有女人舉得比我重時，我也會不悅並嫉妒。她怎麼敢！我會找碴挑剔，找證據證明她體態醜陋，她作弊。但是一開始的不悅一旦消失，我看得出來她的確有那麼兩把刷子。她是顛覆女神母姐會中的一員）。男人似乎感到唯我獨尊的必要性，死命嚴守男女防線。在我們的文化裡，有無力氣無關痛癢，許多男人很懶惰，他們不必然在乎其他男人是否比他們強壯。然而，必然有亙古不變的真理，其中一條是在角力的舞台上，男人現在和永遠都是贏家。除此之外，你如何解釋我在講述下面這個故事時所碰上的反應？

一九九二年，加州大學洛杉磯分校的惠普（Brian Whipp）和渥德（Susan Ward）提出一份對過去七十年男女賽跑成績的比較分析。根據他們的看法，女性跑者成績的進步神速，照目前的趨勢持續下去，她們在未來五十年內不但能和男性跑者並駕齊驅，還有可能略勝一籌。研究人員指出，自一九二〇年以來男性跑者屢創佳績，絲毫沒有鬆懈，而女性跑者進步的速度更是男性跑者的二到三倍，同樣沒有任何絲毫鬆懈的跡象。把男女跑者進步的曲線投射到未來，男人的領先地位顯然岌岌可危。

「在我看到這些資料前，我會認為女人迎頭趕上的可能介於不太可能到根本不可能之間，」惠普告訴我說，「但後來我看到資料，我是科學家，這是我的工作。我看到假如目前的進步持續下去的話，結果會是下個世紀男女跑得一樣快。」他的聲音變得懇切起來。「這不是我的個人意見，這是數據說的。」

以一英里賽事為例。一九五四年，班尼斯特（Roger Bannister）打破傳說中的四分鐘大關時，萊瑟（Diane Leather）是首位打破五分鐘大關的女性。如果他們參加同一場比賽，她只會落後班尼斯特三百二十公尺。一九九三年，當惠普和渥德寫下他們的論文時，世界冠軍女子選手只比頂尖男子選手落後一百八十公尺，而這個數字後來下降到一百七十八公尺。數據無法緘默。

在我寫這篇報導時，我讓來自各行各業的男性——男性心理學家、男跑者、男編輯——瀏覽我的草稿，他們惱羞成怒的速度舉世無雙。我問樂伯（Fred Lebow），他是當時馬拉松的紀錄保持人，也是紐約路跑俱樂部的主席，對這種發現有何高見？「絕不可能！」他大叫。「這在白紙黑字上也許看得過去，但女人絕不可能跑得比男人快！絕絕對對不可能！」可憐的樂伯「後來死於腦瘤，他誦經般的再三重複言猶在耳，絕絕對對不可能……。一九六〇年代三度贏得奧運徑賽金牌的運動心理學家史內爾（Perer Snell）將這份報告一手撥開，彷彿撥掉領口上的頭皮屑一般。「我不知道他們為何要小題大作。」他說，「真是浪費時間。這甚至不值得多費唇舌。說女人可以迎頭趕上男人，真是可笑，荒唐！」

一名編輯將我的報告看過一遍，說：「我們把存疑的部分往前挪。」

「我在第二段裡已有存疑的部分了，」我答道，「就在導言之後，我從批評者的看法說起。」

「沒錯，但報告後段仍有其他疑點；它們也應該往前挪。」他說。

「為什麼？」我說，「為什麼我要一開始就完全否定這則報導的可信度？」

「因為這是癡人說夢，」男編輯說，「它絕不可能會發生。」

「這是你信口開河，」我答道，「這不是數據。」

確實，史內爾的嘲笑有一定的道理。菁英女子運動員在所有項目中仍遠落後於男性。女性馬拉松運動員的最佳成績比世界紀錄慢十五分鐘，按冠軍標準來看，這是一個巨大的差距。除了更大的肌肉外，許多生理因素都使男性運動員占優勢。女性運動員，無論與大多數凡人相比有多精瘦，仍比世界級男性運動員有更多脂肪，而脂肪沉重無比。男性血液中的紅細胞和血漿的比例更高，因此可將比例更多的氧氣運送到肌肉中。他們更高的睪固酮水平也有助於肌肉修復，這意味著他們可以更瘋狂地做訓練。儘管女子運動表現的改善速度十分驚人，像是朝大氣層中的電離層直衝上天，但這並不代表它會長時間持續保持直線進步。畢竟，如果那條線無限延伸，你會達到女性運動員跑得比光速還快的程度，這是比女子七項全能世界紀錄保持人克希（Jackie Joyner-Kersee）的魔幻大腿還要厲害的成就。顯然，這個趨勢必須趨於平緩。奧運會上的男女分項競賽不會很快消失，甚至永遠不會。那麼，為什麼要對單純提出可能性如此憤怒、憤慨或予以嘲笑呢？到底是在怕什麼？

我們不需理解它。但我們可以利用它。身體力量是一種粗糙的力量形式，它無法解決生活的許多煩惱，但它可以拿來炫耀。大多數女性比她們意識到的要更強壯，而且只需最少投資，她們還可以訓練得更強壯。我不是在談論在洛杉磯、紐約和邁阿密海灘等地方，流行的凹凸有致六塊肌和結實的股四頭肌的肌肉身材理念，這種理念帶來的壓迫感不亞於身材纖瘦或明星容貌。我談的是強大而真實的力量，一種如馴鹿般的力量，一種能聳聳肩而不受閒話干擾的力量。我注意到幾乎每一個我去過的健身房，女性在使用健身器材時都將強度設太低，特別是鍛鍊上半身時，她們總認為自己很弱。她們會堅持使用十到十五公斤的重量，然後輕鬆做出多次重複動作，我看得出來她們承受得了比她們推舉多一倍的重量，但她們沒這樣做，也沒人告訴她們應該這樣做。我想走過去懇求她們加重重量，告訴她們：「看吧！你正在錯失機會，這是你可以成為漫畫英雄並大大炫耀、便宜又容易的機會！所以，請增加重量！發力，為自己、你的女兒、你的母親，為國際鋼鐵少女組織而做。」不過，我什麼也沒說。這不關我的事。我不是私人教練，如果有人來給我未經請求的健身建議，我可能會想直接將我正在推舉的東西放到她的大腳趾上，以此測試我的努力是否真的不足。然後她會哀嚎並跳來跳去，說：「你在幹什麼？那是個讚美！」然後，下次我在健身房看到她時，她腳上會有個石膏，而我會邀請她加入我的訓練，看看我和她是否還有更多的潛力。

男人從小便深信他們總是比某個人強。就算是那些童年時選不上壘球隊，或是看起來像立體音響緩衝包材般的男人，也深信自己比女人強。他們被教導絕不可以打女人，絕絕對對不可以，這麼教自有道理，因為動粗永遠是件壞事；但如果這個教導背後的邏輯是，女人一成不變地是男人發洩怒氣的受氣包，而她們必須依賴男人彬彬有禮的行為和法律體系的時時保護，才能免受皮肉之苦，那麼這想法不完全對女性有利，甚至還會收到反效果。假如男人相信他們總是比女人強，並且至少在這方面（在權利上、在睪固酮上、在骨骼上、在血紅蛋白上）占上風。假如我們高估兩性之間的異形性，而低估女人的重要性，那麼一個男人，一個怒火中燒、愚蠢、心胸褊狹的男人，便會認為打女人的代價微乎其微，而女人也會認為男人能保護自己的想法荒唐可笑，因為她絕絕對對不可能贏。一點也沒錯，預言將會實現，男人將會打女人而自己毫髮無傷，因為我們都知道女人打不過男人，我們都知道女人應該看起來苗條有致，而非魁梧壯碩。我絕不是責備那些挨打的女人不予抵抗，我是在質疑那種津津樂道男女體型和氣力有別的兩性異形性，並加以誇大其辭的心態；這讓男人，即使是邋裡邋遢、沒精打采、埋首書堆的男人，卻自以為高女人一等，而這讓女人，即使是高大粗壯的女人也心生畏懼。想想猴子顛覆的思考。在赤猴、黑長尾猴、斷尾獮猴以及其他種類的猴子中，儘管雄猴在體型上大於雌猴，就如同男人體型大於女人一樣，雌猴在和雄猴單打獨鬥時卻戰無不勝。你覺得奇怪嗎？一隻來勢洶洶的雌猴可以把你丟到綠野仙蹤再丟回來。假如一隻雌獮猴衝著你飛奔而來，她嬌小玲瓏的身軀，七公斤的體重——會讓你覺得眼前颳起一場生平僅見的風暴。

女性不必像男性一樣強壯，就可以像酒神的女祭司（maenads）*那樣狂野地跺腳。這是一個男人在大學時告訴我的。他是一個高大的寬肩男人，是名參加奧運會資格賽的競技游泳運動員。他是我迄今約會過最高大、最有運動天賦的男人，他的魁梧給我一種壓迫感。

我對他說：「你快可以把我像根枯枝一樣折斷。」

他說：「哦，不，我做不到。你很強壯，你這裡有很多肌肉。」他說著，戳了戳我的腹部，「要把你折斷非常困難。」

某方面來說，我想屈服於他的力量，承認他的權威，感受到他的保護。但他知道他的力量，也瞭解我，他有力地說服我說我低估了自己。那些怒斥女性在運動比賽中足以和男性平等想法的男人，彷彿在說他們對長子繼承權有一絲微弱的懷疑那般沒自信。他們帶著性別不平等的絕對主義，自滿又頤指氣使地說：「這不會有害，甚至可能有幫助——這裡做一個伏地挺身，那裡做一個引體向上，可以的話，增加一點肱二頭肌的大小。笨蛋！」

當然，身手矯捷、身強體壯，不一定能讓女人從此高枕無憂，免於受到強暴或是被騷擾。反女性主義者認為事情剛好相反，女人在不讓鬚眉和女性當自強的錯覺下，特別容易做出錯事，像是到不該去的地方，因此付出慘重代價。一九八九年，一名在中央公園晨跑的女性，差點喪命在一群無法無天的男孩手中，人們怪罪這名女性慢跑者（一名有成就的運動員）不該那麼大意，夜裡在公園裡慢跑。但女人大白天在她們住家附近，從辦公室走到停車場，也可能遭到攻擊。顯然沒人能保證白天就不會出事。值得一提的是，儘管中央公園慢跑者身受重傷，她並沒有死掉。她拒絕死去，她的迅速康復讓醫生大吃一驚。也許支持她活下去的正是她的力量，是她身體的蠻力以及心裡的頑強不屈，讓她活了下來。

男人視力量為理所當然，而女人則要千辛萬苦才能獲得。她們得自欺欺人以為自己有力量，很多的力量。體力只是力量的一個表現形式。還有其他許多力量：自信、目標明確，以及在你所在的環境中感到舒服。我不知道力氣是否可以增強其他不可捉摸的力量，但是健康強壯的身體可以給人一顆樂觀進取的心。它是個寶貝，是個好的開始，在叫天天不應叫地地不靈時，力量是你可以回頭的原點。身體會在那裡再為生活努力一次，並且驅使你向前衝，手提公事包，而不是坐輪椅。身體力量的陷阱是如此引人入勝，你幾乎可以聽到斑點鬣狗在黑暗中咯咯地笑。

---

* 譯注：希臘神話中事奉酒神的狂熱信徒，以極度暴力和狂野聞名。

第十七章 無怨無悔的愛

人性枷鎖的化學成分

大腦是個具侵略性的器官，條條大路通羅馬，大腦的侵略性也有許多呈現方式。精神病症通常會導致我們的侵略動力紊亂，無論具體病症為何，都使我們失序。思覺失調症患者可能會站在街角對路人大喊；憂鬱症患者則是躺在床上對自己默默尖叫。一般而言，我們擁有的是溫和的侵略性，這也是我們存在所需的動力，就如驅使我們從床上起來，驅使人與人彼此靠近。而在這過程中，我們找到了我們侵略性大腦所渴望的東西：愛。

正如我們天生具侵略性，我們也生來就能愛。我們是會愛得昏天暗地、非常多愁善感的物種。我們不辭勞苦地尋找新的愛情目標。我們愛子女愛得那麼長久，以致他們反而心生鄙夷。我們愛朋友、愛書本、愛旗子、愛民族國家、愛運動隊伍，我們愛答案，我們愛昨天和明年，我們愛上帝，因為其他一切都不靈時唯有上帝垂憐，而上帝讓一切愛的管道暢通——性愛、母愛、父愛、神魂顛倒的愛，以及兩小無猜的愛。

我們是積重難返的浪漫主義者，不願服藥而癒。有一陣子，史學家之間盛行一種說法，浪漫愛情是一種起源頗近的時髦玩意兒，肇始於中古晚期法國傭兵與吟遊詩人的傳統。史學家認為，在前現代和非西方社會中，男女結婚並非因為「郎有情妹有意」，他們的婚姻通常是媒妁之言、父母之命，或根本是一樁交易；在大多數文化裡，人們也無法對自己的夢中情人說出個所以然來。近來學者推翻歷史公案，發現了跨越文化、貫穿時間的情歌、熱情澎湃的情詩，以及令人心蕩神移的情書。在對一百六十六個當代社會做的人種誌資料研究中，羅格斯大學的美國人類學家費雪發現了西元一四七年的浪漫愛情證據；至於其他部分，由於只是斷簡殘篇，無法證實也無法排除這種可能性。歷史上，古巴比倫人、蘇美人、阿卡德人、埃及人、希臘人、羅馬人、中國人、日本人、印度人和中美洲人，都留下許多頌讚浪漫愛情的詩歌。在寫於西元前九世紀的《雅歌》中，戀人永浴愛河，至死不渝，她的貝齒有如一群剛剪過毛的羊，朱唇有如大紅絨線，酥胸有如兩隻小鹿；她的雙眼一如鴿眼，兩頰一如沒藥花床，而兩腿就像大理石柱，站在純金的柱角上：「他以他的嘴親吻我，因為你的愛勝於酒。」埃及國王圖坦卡門（Tutankhamen）在他二十歲之前英年早逝，但在他有生之年常寫情詩贈與妻子。假如捷克詩人里爾克（Rilke）說得沒錯，歌德式教堂是凝結的音樂，那麼泰姬馬哈陵——沙賈汗（Shah Jahan）為他一往情深、香消玉殞的嬌妻所蓋的——就是凝結的哀歌。「沒用的，親愛的母親，我無法完成我的女紅，」古希臘抒情詩人莎孚在二千六百年前寫道，「妳也許要責怪愛神／溫柔如她／卻讓我因愛上那男孩而生不如死。」

愛普世皆同，我們忍不住要將它據為己有。我們不想聽解釋，當然也不想分析尋找它的生理學根據。它似乎太偉大又太隱私，太刻骨銘心又太稍縱即逝，科學的膜片鉗和吸量管在此都無用武之地。放心！戀愛中的大腦依然是神聖又令人窒息的沼澤。科學並未揭開愛的神祕面紗，我們對愛的化學成分和神經基質依然一無所知。愛是極其困難的問題。你怎麼定義它？你能用什麼動物做實驗？假如科學家想在愛的深層生理學上做實驗的話，他們需要動物，也需要可靠的化驗。但動物在實驗室裡談情說愛又有什麼可靠的跡象可尋？兩隻動物相依相偎取暖，和兩隻動物耳鬢廝磨地示愛，這兩者有何不同？或者，兩者之間有不同嗎？

當問題變得如此難解時，「愛的生物學」對許多科學家來說似乎不夠嚴肅。「你研究什麼？」「愛。」「哦？他們付錢給你做這個？」「有時候。如果我卑躬屈膝、混淆視聽，並使用轉移注意力的策略。如果我巧妙地撰寫我的研究計畫，並談論社交孤立的健康風險，或是自閉症等等。但我從不談論愛。」

然而，透過生物學，我們可以探索愛，看到我們墜入愛河時可能看不到的部分。愛有它的主題。愛是憤怒的孩子，容易在危機中被喚醒。我們在極度痛苦中失去的東西，身體和大腦努力通過愛來彌補，成熟的愛感覺像是增胖一樣，從字面上講，它確實會增胖，因為它旨在保存我們的熱量和理智。愛情似乎感覺是不可能的，但實際上它是可笑地容易，一旦開始，就會被每一種感官、每一根神經纖維、每一個細胞以及我們的大腦，我們那驕傲的理性的寶座所滋養。有了大腦，人類成為了這個世界上最好、最長情的戀人。

愛和依戀的電路板在我們裡面隨處可見。其數量之多，正如我們交友或戀愛的理由一樣多。我們為何要勞神費事去愛？從分類學的角度看：我們愛，是因為內心深處有這樣的渴望，因為我們是有性生殖的動物。至於一開始何以演化出有性生殖，至今仍是一個謎。理論上，無性生殖——變形蟲似的細胞分裂——要比有性生殖，精卵的結合，來得有效率得多。性起源的研究是門極其嚴謹的學問，有太多解釋言之成理，但沒有任何一個找得到證據。這麼說吧，有性生殖造成染色體的混合與重組，可以大幅提高下一代存活的機率，這也是為何地球上絕大多數的生物採行有性生殖而非無性的自我複製。一旦性的需求應運而生，基本的愛亦隨之而起。男男女女都需要具備這種行為能力，才能化解人與人之間可能產生的敵意，進而化敵為友，共生共榮。為了能交換配子，這樣的情況至少得維持一段夠久的時日。

我們愛，因為我們是哺育下一代的動物。男歡女愛也許只是例行公事，對結合產生的結晶也可以抱持敷衍了事的態度。許多有性生殖的物種下蛋之後便棄之不顧，任由機會、環境和恣意的大量生產，來決定下一代的死活。但父母照顧下一代自有好處。父母可以保護子女，餵他們力不能及的食物，在一個處處講究領域所有權的世界，為他們預備一方土地，並且教導下一代謀生技能，包括什麼事不該做，因為小動物是藉由父母的身教，也看著父母摸索而學會如何立身處世。父母以身作則的好處如此之多，以致在種系發生的光譜上，隨處可見父母身教的例子，包括魚和昆蟲，以及較為人知有父母養育行為的鳥類和哺乳動物。「父母行為的演化為繁殖帶來革命性的改變，」北卡羅萊納大學的派德生（Cort Pederson）教授說：「父母長期保護、哺育下一代，直到他們能自立更生為止，使下一代有較高的存活率，並讓他們的腦部有較長的時間發育，這是演化出高智商的先決條件。照顧下一代的物種，在他們據以為生的每個生態角落中，都能稱雄做王。」照顧下一代，意味著留在下一代身邊，意味認得你的下一代，並且一再回到他們身邊。父母一定會回到子女身邊，而子女也一定會來到父母身邊，哺育下一代的動物之身體和腦一定知道怎麼愛和被愛。

以上是個人因素，此外我們還有政治層面的因素。團結力量大，不僅僅是你和你的親近的人，還有一群人。作為社會性物種，把部落視為自我的延伸並參與公民行為是有力量的。例如，螞蟻和蜜蜂等社會性昆蟲，花費了大量時間在團結的行為上，彼此交換化學、觸覺和視覺信號。牠們告訴彼此，這樣走，那樣跳舞，我可以向你推薦紅花，來和我一起努力，來奮鬥！來拚鬥！透過對群體的持續肯定，社會性昆蟲已成為超級有機體，在其路徑上踐踏任何孤立的昆蟲物種。美國昆蟲學家威爾森（Edward O. Wilson）曾寫道：「無論你走到世界的哪個角落，從雨林到沙漠，社會性昆蟲都佔據中心——環境中穩定、資源豐富的部分。」孤獨的昆蟲如甲蟲和蛾，被迫退居邊緣，到未被社會性昆蟲佔據的暫時棲地。由於競爭優勢，社會性昆蟲以龐大的數量繁殖，牠們僅占地球上數百萬昆蟲物種的二%，卻占昆蟲生物量的八〇%。

在哺乳動物中，群居動物也占主導地位。大多數貓科物種為獨居，只有兩個例外：獅子（生活在高度社會化的群體中），以及馴化的貓（牠們將社交努力集中在人類飼主身上）。獅子和家貓繁榮昌盛，而其他貓科動物正面臨滅絕的風險。大象具有複雜的社會行為，而其他厚皮動物如犀牛和河馬沒有。最近，大象不再受到人類掠奪和對象牙的渴望之威脅，並在非洲的一些地區數量正急速增加。而犀牛角被認為是國際黑市上最令人垂涎的部位，導致犀牛很可能無法在下一個世紀存活下去。

單有社會性並不能保證生態上的優勢。非洲野狗、黑猩猩、倭黑猩猩和大猩猩都是社會性動物，但作為野生物種，牠們都表現不佳。有趣的是，這些社會性哺乳動物面臨的最大威脅，來自其他的社會性哺乳動物。例如，野狗在草原上很難與獅子和斑點鬣狗競爭，這些動物本身就是以族群為導向的食肉動物。黑猩猩和紅毛猩猩面臨得與我們這些貪婪的表親競爭的問題，即使是受過語言訓練的猩猩尼姆，也無法像我們一樣說出關於永恆的愛和人類的神聖權利的論述。

我們人類會愛，是因為我們想太多。我們的思想需要不時地重新排列組合，一如染色體，或是對抗疾病的免疫分子。靈長類學家喬麗（Allison Jolly）把擁有智商的好處和有性生殖的好處相提並論。兩者都是個體傳遞訊息的體系，兩者都讓來源不同的資訊得以整合，並得以為個體所用。「假如有性生殖的演化使你的子女不一定非像你不可，」她說，「那麼，智力的意思就是，你不是非得像你現在這樣子不可。」

我們對於溝通和兩者間傳遞智力配子的需求越大，就越需要交際方面的姿態、行為和感覺。你可以用拳頭或刀劍強迫他人給你性或食物，但有價物資越是與智力和思想有關，我們就越要和顏悅色，並且主動示好才能有所斬獲。

我們愛，是為了日益壯大和自我保護，一方面保存自我，一方面又能陶然忘我。我們愛，是為了排遣百無聊賴，以及心智上的遲鈍退化。我們有理由去愛，但是手段呢？愛的藝術之生理媒介究竟是什麼？結果發現——要瞭解愛，我們得重新思考侵略性，因為愛和侵略性的路徑是相通的，不論在神經、荷爾蒙或經驗上都是如此。有時這樣的相通明白可徵，因為愛可以讓人愛到殺人如麻，血流成河。我們以愛之名犯下最駭人聽聞的暴行，對上帝的愛激發了十字軍東征和聖戰，民粹之愛引發了滅族戰爭。當愛到最高點，我們瘋狂了。我們輾轉反側難以成眠，心力交瘁，風聲鶴唳。一想到心上人，我們的心在痛，兩腿發軟。一旦見著心上人，我們瞳孔放大，手掌盜汗，心如刀割，胸口小鹿亂撞，彷彿我們將對著數千名聽眾演講。浪漫激情的演出如此教人神魂顛倒，以致我們一次只能迷戀一個人。

究竟發生什麼事？兩件事。千件事。在一段纏綿悱惻的愛情中，身體的壓力反應，也就是戰或逃反應被喚醒，以增加活力與可能性。腎上腺收縮，分泌大量的腎上腺素和皮質醇到血液裡，這兩者讓心跳加速、絕目裂眥、胃絞痛、汗涔涔。但還不止於心急如焚，坐立難安。纏綿悱惻之愛也令人如癡如醉，廢寢忘食。在這個類比基礎上，費雪和其他人提出，浪漫之愛在腦中流動的快樂電路，正是如古柯鹼和安非他命等興奮劑教人陶然忘我的線路。你如果吸食古柯鹼，腦部刺激性的神經傳遞素如多巴胺和正腎上腺素的濃度便會大增，讓你覺得狂亂，過度敏感，無法成眠，茶不思飯不想，興奮異常。這些也是激情的徵狀。在陷入情網的煎熬裡，我們想遠走高飛——遠離愛人，又或者投向愛人懷抱；我們因愛人付出不夠而大吵大鬧，又因自己越陷越深而天人交戰。我們想擁抱這個大千世界，只因為它五彩繽紛，美不勝收，因為它賜給我們唇如紅絲線、頸項如大衛高塔的夢中情人。

人們使用腦中的多巴胺和正腎上腺素電路，早於對古柯鹼的使用，這點不證自明，而它們當然不是為了讓我們愛上精神藥物而演化出來的。相反地，快樂電路一旦啟動，便會增強對個人可能有用的行為或動作。假設我們思無邪地被某人深深吸引——我們本能地察覺這人有值得傾心的地方，有託付終生、以身相許的理由——那麼為了不讓我們虎頭蛇尾，以此強化一見鍾情的神經系統設計，這時便派上用場，因為人性本是好逸惡勞，有時需要有東西在背後推我們一把。所以浪漫的愛情也許只是一開始的甜頭，而多巴胺、正腎上腺素和相關的兒茶酚胺則是神經階段；在這個階段，每個女人都扮演茱麗葉，或是欣喜若狂、情竇初開般地熱愛著上帝的聖赫德嘉（Hildegarde von Bingen）。

我們喜愛令人陶醉的浪漫愛情。我們也喜愛侵略性的滋味，程度通常比我們願意承認的還多。然而，到此為止。正如佛陀所說，生命是苦，這種苦是由欲望引起——欲望像你捕捉和吞噬食物一樣，也想捕捉和吞噬所愛之人。所以在愛情中，我們尋求的不僅僅是激情，還有激情的安撫，療癒我們大腦的侵略性以及隨之附帶的焦慮和恐懼。我們尋求安撫、安全和幸福。我們想要在愛情中找到我們的母親，理想化的母親，我們深情的另一半，我們的孩子，我們的庇護所。我們追求的是一種親密的愛，或伴侶關係，或者，相對於迷戀、玩弄和擾人的愛來說，許多人可能稱之為真愛。我們甚至期望這樣的愛。走向激情的浪漫愛情之極端，必須透過真愛得到解決和消融，否則我們會感到不協調、被欺騙和憤怒。誰沒看過羅密歐和茱麗葉的演出，暗自內疚地希望茱麗葉能夠及時醒來，阻止她的愛人喝下毒藥呢？可憐的狄更斯（Charles Dickens）在大眾的抗議下被迫為《遠大前程》（*Great Expectations*）寫了第二個結局。他原本的結局是皮普和艾絲黛拉在長時間分離後再次相遇，然後各自走上自己的路，皮普很高興從艾絲黛拉的臉上和舉止中看到「她走過的經歷……使她懂得了我曾經的心」。改寫後的結局是他們在一起，手牽手，傍晚的「安詳暮光」在他們面前映照出「再無別離的影子」。《大西洋月刊》（*Atlantic Monthly*）的編輯豪威爾斯（William Dean Howells）試圖在詹姆斯（Henry James）的連載小說《美國人》（*The American*）中妥協於公眾情感。豪威爾斯敦促詹姆斯允許美國英雄和法國女主角在最後一章團聚。詹姆斯拒絕了，女主角留在她的修道院裡。「我是一個現實主義者，」他回答豪爾斯說，「他們將成為一對不可能的情侶。」詹姆斯寫了二十部小說，二十部無與倫比的傑作，但沒有一部有幸福無缺陷的結局。對他來說，所有情侶都是不可能的，而他自己一直獨居。如果你花太多時間閱讀詹姆斯的作品，你會變得陰鬱易怒，這種文學焦慮的狀態，最好通過重讀珍奧斯汀的作品來緩解，她是完美結局的女主人。

我們知道，我們期望在一個經歷艱難和動盪的故事後有個幸福結局，我們渴望圓滿，渴望愛的回報。有趣的是，興奮、壓力和焦慮可能不僅僅是愛情和依戀的先兆，而是其中的關鍵因素。壓力的生理學似乎為新的提示設定了舞台，為開放、接納和愛準備好線路。它使大腦變得敏感。許多成對或形成快速友誼的哺乳動物，都具有極強的壓力反應軸。牠們的腎上腺容易釋放壓力激素，如皮質醇和皮質酮。這些動物經常坐立難安，並陷入愛河。新世界猴如絨頂檉柳猴和狨猴，擁有豐富的壓力荷爾蒙和豐富的社會情感。對依戀研究來說，草原田鼠是個受到青睞的物種，草原田鼠之間的依戀關係荒謬地緊密。如果牠們是人類，你不會想邀請牠們參加你的派對，因為牠們黏得分不開，會讓你感到厭煩。草原田鼠（雖然牠們不是老鼠，但常被誤稱為田鼠）的壓力荷爾蒙水平，是同樣體型的山地田鼠的五到十倍；而後者不是一夫一妻制，沒有愛戀，喜歡獨居。當豚鼠處於壓力下，會釋放大量的腎上腺素，牠們也會彼此建立密切的依附關係。在人類中，壓力可以滋生牢不可破的神祕聯繫，比如在戰壕中的士兵之間；在綁匪和被綁架者之間，正如我們在所謂的斯德哥爾摩症候群中所看到的；在家暴男人和始終不離不棄的妻子之間，都可看到這種聯繫。

侵略性和壓力可以為愛戀鋪好神經生理學的道路，自有其道理。侵略性會驅使動物向外發展並呼朋引伴，而在促成個體間建立關係的行為之中充滿了壓力。對於交配以哺育下一代的動物，如田鼠、斑胸草雀或麗魚科的魚而言，建立起兩性關係的行為是性交，而不論性交時多麼兩情相悅，實則是具侵略性、焦慮、莽撞和勇敢的行為。

對於即將要哺乳和照顧幼崽的母親來說，新生兒來到世界的先決條件是分娩，而這幾乎是會帶來災難性壓力的壯舉。這對於哺乳動物來說普遍成立（想一想那些可憐的鬣狗，通過陰蒂分娩！），然而，因分娩壓力而產生的羈絆，在我們身上得到最好的體現。我們把分娩的極端激動情緒延伸到時間之前。在第一次宮縮之前，接近分娩的女性就會被不祥的預感、恐慌和脆弱感所折服。她渴望他人的支持和陪伴。獨自分娩的想法使她感到恐懼。從這層意義上說，女人在她的分類學類別中無與倫比。當其他雌性哺乳動物即將分娩，牠們會尋求孤獨。牠們會找一個遠離群體或群居的黑暗安靜處，獨自用力呻吟。

只有在人類當中，分娩幾乎普遍成為一個共同事業，是一個女人、她的親屬（通常是女性）和一兩個助產士共同努力的結果。根據新墨西哥州立大學的人類學家特雷維森（Wenda Trevathan）的紀錄，在每一個有紀錄的文化中，正在分娩的女性通常會尋求幫助或陪伴，而不是讓自己孤立。我們在記憶中依稀存著農村婦女在田地中蹲下、生下嬰兒、將其綁在乳房上並繼續工作的形象，但這個形象是虛構的，或者說，是種罕見現象，被謠言和重複誇大成原始主義的常態。在田地中直接生下嬰兒，就像在計程車或地鐵上分娩一樣。這種情況確實發生過，但是很少見，而且完全是無意的。女性在分娩時的意圖是得到關懷和照顧。

特雷維森提出，助產是最古老的醫學專業，可追溯至大約三到四百萬年前，也就是我們開始直立行走之時。我們的直立姿勢改變了分娩的機制，也改變嬰兒在無限長的十五公分產道中的旅程。由於我們的骨盆必須重新塑造以適應雙足行走，而且嬰兒的頭部相對於身體來說特別大，肩膀也特別寬，所以分娩相對而言是痛苦漫長的過程；當新生兒的頭開始從陰道中露出時，他面朝母親的背部，而不是像其他靈長類新生兒那樣面朝母親前方。黑猩猩母親可以幫忙她的嬰兒從下方向上拉出來。如果臍帶纏繞在嬰兒的脖子上（這種情況經常發生），黑猩猩母親可以自己解開。她可以擦拭嬰兒嘴巴的黏液，防止嬰兒吸入子宮中的液體，即其羊水中的殘留物。

然而，人類的母親不同。嬰兒出生時面朝後方，如果母親試著用自己雙手把嬰兒拉出來，會有損及其脊椎和頸部的風險。如果臍帶纏繞嬰兒頸上，她也無法解開。她無法清潔嬰兒的臉部並讓其呼吸第一口空氣。她需要幫助。她非常需要幫助，以至於在分娩前不久她就開始恐慌。她開始預期疼痛和困難，感到迷失脆弱，但這種焦慮並非病理性的，也不是一些人所說的懷孕晚期的荷爾蒙風暴產物。這是理性的焦慮，就像我們可對立的拇指、脫毛的乳房和拉梅茲生產法*，都是人類所特有的。這種焦慮導致女性在分娩時尋求觀眾，而非孤立。就像浪漫愛情的深刻焦慮一樣，分娩時女性的焦慮也帶有恐懼，這推動了自主性的逃避衝動，朝向他人而不是遠離。這些衝動是不可阻擋且具侵略性的，這意味著它們是喧鬧的。就像戀愛中人可能會對所愛之人發脾氣一樣，分娩的女性是著名的巢穴中的惡毒女巫，她們會口沫橫飛，撲咬受困的支援人員。

當我在分娩時，我被一個充滿愛心和鼓勵的合唱團所包圍：我的丈夫、我的母親、兩個助產士和一位護理師。他們鼓勵我，告訴我何時用力。每次用力他們都會發誓我做得很好，是如此堅強和接近成功，真的，不會太久了，非常接近。當我用力推送時，整整一小時五十分鐘，每一分鐘都如一年那樣漫長。我看著我的合唱團，感覺像是蘿絲瑪麗被撒旦崇拜者包圍，我想，你們都是騙子，你們荒謬可笑，你們都胡說八道，能不能閉嘴，離開我；但如果他們離開我，我會陷入震驚，無法用力推擠或呼吸，內心完全進入爬蟲類的狀態。分娩後，我愛上所有折磨我的人——我的女兒和丈夫，是的，沒錯，還有那些在那裡吟唱真相、吸收我的絕望，並解開纏繞在嬰兒頸上臍帶的女性。哦，多麼奇妙的女性！「我已將你比擬為法老戰車中的馬匹！」

因此，在人類分娩的非凡機制中，我們看到人類必須有其他人陪伴在身邊的另一個原因，也看到了人類是靈長類中最社會性的動物的另一個證據。我們還可以看到另一條證據，即女性統治，即女性在需要時形成的統一戰線，這對人類來說並不陌生，而是植根於我們遙遠的過去，植根於我們兩隻腳站立的孤獨之中。

---

* 譯注：拉梅茲生產法是一種以自然方式減輕分娩疼痛的方法，通過深呼吸和放鬆技巧，來幫助婦女應對分娩過程。它強調了呼吸控制和伴隨的身體運動，以減少疼痛感和提高分娩效果。拉梅茲生產法也提供了情感支持和教育，幫助婦女在分娩期間保持冷靜和自信。

壓力的化學成分本身便含有能紓解壓力的因子。當妳激情過後或是大夢初醒，或是呼天搶地的生產過後，就會達到一種好似戀愛的狀態，這是一種神經化學解毒劑，沖淡了如火山噴發、一發不可收拾的侵略性與欲望。焦慮是種分解代謝，會耗損能量；愛戀則是合成代謝，會保存能量。我們生來就具有侵略性，生來是雙宿雙棲的。對於前者我們略知一二，對於後者，我們所知極其有限，我們懷疑（而懷疑一詞是我們非用不可的字眼）愛戀狀態和催產素及其分子上的近親——血管加壓素——有關。

催產素一向被稱為愛情荷爾蒙。這是一個含糊籠統、一廂情願的辭彙，它是這麼明目張膽地化繁為簡，就像是**同性戀基因**和**聰明基因**這種說法一樣，甚至不值得費神去駁斥。然而，催產素在愛的感覺中或許真的有其作用。催產素具備感情乳化劑的明顯特徵。在需要溫情行為的場合中，催產素便會出現。在分娩過程中，它從腦部排放到血液裡。它的工作是實用而機械的，它刺激子宮收縮。助產藥 Pitocin 便是一種合成的催產素。催產素也可以刺激泌乳反射作用，將乳細胞的乳汁打到乳腺管而自乳頭分泌出來。催產素刺激腰部以上和以下的助產肌肉收縮，讓嬰兒得以呱呱墜地，也餵飽嗷嗷待哺的嬰兒。它可以讓嬰兒受人疼愛，因為沒有愛，母親也許會看著眼前這個號啕大哭的小生命，問：「我怎麼會走到這步田地？我要怎樣才能脫困？」

血管加壓素也是形成羈絆的荷爾蒙的候選人之一。它在分子結構上類似催產素，並且具有實用的功能，是泌乳不可或缺的。它幫助身體保持水分，假如妳無法保持水分，妳不可能製造奶水。血管加壓素可增強記憶。催產素和血管加壓素手腳俐落，能在短時間一百八十度改變行為的激素正需要這種特質。上一刻妳還大腹便便，時而如熱鍋上螞蟻，時而如出籠小鳥；下一刻妳成了哺乳的母親——照顧、付出、愛並照顧小孩。

「大自然是能省則省的，」美國催產素研究首屈一指的馬里蘭大學的卡特（Carol Sue Carter）說，「大自然很少會產生只能用一次的東西。催產素的功能自某種原始而基本的東西，演化成複雜得多的東西。」

催產素和血管加壓素聽起來很好聽，但是它們對於人的影響的相關資料卻十分有限。因為你無法拿荷爾蒙做實驗。催產素是一種肽激素，與油膩膩的類固醇激素如雌激素、睪固酮大不相同。類固醇的油膩可以讓它在周圍血液和腦之間滑進滑出。然而對肽激素而言，這是一條單行道，只能從腦走到血液。下視丘因應身體需求製造催產素，也為局部行為或大腦的用途保留一些。但不論有多少催產素被排放到血液中，它都無法越過血腦之間的重重障礙回家。當孕婦接受一滴 Pitocin 的靜脈注射時，它不會上達腦部，而會來到子宮，僅止於此。所以，妳無法給一個人一錠催產素來做實驗，並問，妳現在覺得充滿母愛了嗎？妳想不想盡棄前嫌摟一摟壓榨妳的人，或是和他們靈肉合一呢？作為外來因素的催產素，不可能抵達妳希望能左右妳行為的地方——假如它有能力左右妳的行為的話。

我們對催產素和血管加壓素的大部分瞭解，來自對草原田鼠、倉鼠和老鼠等動物的實驗，牠們的大腦被認為是進行實際操作的好對象。當催產素直接注入老鼠的中樞神經系統時，老鼠會開始靠近另一隻老鼠，尋求身體接觸，找個柔軟的地方放置牠的鼻子。雌性草原田鼠在交配後會形成配偶關係，並釋放催產素。對雌性草原田鼠一次性地注射催產素或血管加壓素，然後讓牠與雄性接觸，牠會表現得好像剛與那隻雄性交配過一樣，想待在牠的身邊，永遠不離開牠。對雄性田鼠來說也是一樣：一次性地注射催產素或血管加壓素到牠的中樞神經系統中，牠將忠實地與下一隻遇到的雌性田鼠結合。相反地，用催產素拮抗劑（這種藥物會阻斷肽的活性）治療的雌性田鼠，將難以安定下來與伴侶待在一起，或是特別關愛某隻小麥色的同伴而非另一隻。

催產素可使處女雌性具有母性。當通過腦脊液給予雌性田鼠催產素後，三十分鐘內牠們就會對被放在面前的幼崽進行嗅探。牠們走失了，雌鼠會把牠們撿起並帶回來。母羊通常是個好母親，但若出於某種原因在出生後不久與羔羊分開，母羊的狀況就會變得不好，很可能會拒絕羔羊，拒絕餵養牠。不過羊飼主有個方法可以說服牠。他們用一種類似羊的假陽具去刺激牠的陰道，讓牠的大腦釋放出催產素，然後牠就會哺餵羊羔。牠脊髓中的催產素幫浦也會產生相同的母性影響。

血管加壓素比催產素稍微優雅些。它可以在雌性囓齒動物中引發母性行為，但比催產素需要更長的時間，大約要一個小時。根據主流理論，相對而言，血管加壓素在誘導雄性的愛和親職行為上比對雌性更重要。對於草原田鼠這種會形成令人動容的親密結合的動物來說，交配後雄性的血管加壓素水平會飆升，雌性的血管加壓素水平則沒有；這表示在交配之後，只有雄性會對伴侶保持忠誠。在實驗室中，根據老鼠品系的不同，雄性表現出不同程度的父職參與。其中最不擅長當父親的品種是布拉特爾鼠；牠是一種卑鄙的老鼠。牠的血管加壓素明顯不足。

對於囓齒動物而言的甜蜜，在靈長類動物中則較為隱晦。在靈長類動物中進行的少數幾個催產素實驗中，處女雌性恆河猴的中樞神經系統接受了催產素注射。幾分鐘後，一隻幼猴被放入圈舍。雌猴會走到牠身邊，凝視著牠，輕輕戳戳牠，並用一種類似親吻的姿態對牠的嘴唇發出聲音。猴子對人類觀察者也變得更友好，不再張嘴威嚇、扮鬼臉，也不再表現出常見的恆河猴懷恨徵兆。相比之下，接受生理鹽水控制注射的處女雌性沒有母性傾向，對幼猴不會發出嘴唇聲，並且會不滿地張大嘴威嚇捕捉者。

人體實驗的資料雖然寥寥無幾，但依然符合催產素和血管加壓素作為情感韌帶的模型。瑞典卡洛琳斯卡學院的烏芙娜斯—莫伯格（Kerstin Uvnas-Möberg）在人體實驗上卓然有成。她研究哺乳中的母親，發現她們身上催產素的濃度格外高。催產素刺激乳水分泌——這點眾所周知，但知道這點是只知其一不知其二：催產素配合其他的肽，同時也增加了進入胸部的血液流量，而充血使得胸部感到前所未有的溫暖。哺乳中的母親全身上下像是發燒般地散發出熱量，彷彿她是驕陽烤炙下的一塊石板。她餵嬰兒喝奶，讓他沐浴在溫暖中。

「體熱的傳導極其重要，不是嗎？」烏芙娜斯—莫柏格說，「這難道不就是愛的基質？傳播溫暖？當我們談到一個充滿愛心的人，我們說她是個溫暖的人，一個拒絕去愛的人叫作冷若冰霜。在這個例子中，心理學向生理學最深刻的一面借用了字彙。」烏芙娜斯—莫伯格語調溫暖地說。她的聲音低沉而親暱，彷彿我們共處一室同在哺乳，而不是在看不見嬰孩的卡洛琳斯卡學院辦公室裡衣冠楚楚地正襟危坐。她穿著一套蚱蜢綠的套裝，兩頰豐滿，臉色通紅且閃閃發光，像一顆汁液飽滿的水果。

「對母親而言，照顧小孩就是散放溫暖和精力，這兩者都需要熱量，」她說，「這件事極其危險，所費不貲。這意味著催產素有它救亡圖存的另一面。因為假如要算出一個平衡的等式的話，妳失去的溫暖和乳汁必得從其他地方攝取補足。」

催產素是種不吝付出的激素，也是一種錙銖必較的激素，她說。它在腸胃上作用，以減緩消化作用，並讓每單位已消化的熱量被身體吸收。它增加胰島素的濃度，如此一來，細胞可以盡可能地吸收血液中的糖分，而不是隨尿液排掉。哺乳中的母親也應該在動靜之間節省能量。她應該保持心平氣和，最好能長時間坐著不動。坐立不安會浪費熱量，焦慮不安會浪費熱量。心平氣和能節省熱量，有助於平衡等式，付出溫暖就散放熱，卻獲得合成代謝的力量，因為妳付出得越多，就產生越多的催產素，而腸胃消化吸收的能力就越強，也就越感到心平氣和。這就好像百貨公司的大拍賣一般，花得越多，省得越多。

烏芙娜斯－莫伯格和她的同事觀察將嬰孩摟在懷裡授乳的母親的一舉一動，並讓她們做性向測驗。他們問這些母親，每次餵奶的時間通常有多久。科學家測量血液中催產素和其他荷爾蒙的濃度，在十分鐘的哺乳時間中每三十秒就採一次血液樣本。他們發現，每個女人的催產素分泌型態各有不同。有些女人會出現高峰和谷底；催產素大量湧現。有些女人的分泌型態相當平穩，或在底部或在範圍內起伏而沒有大起大落。「結果是妳擁有的高峰越多，妳的催產素濃度就越高，而哺乳的時間也越長，」她說，「它和人格差異也有關。高峰最多的女性聲稱她們感到最大的寧靜，比過去更能掌握自己的情緒。她們感到自己深愛子女。這再合理不過的了。催產素濃度越高，哺乳時間就越長。哺乳時間越長，她們和子女相處的時間就越多，在生理上、情緒上，再加上在神經化學上，親子關係就越親密。」

母親不僅止於授乳和溫暖嬰兒。當她們抱著嬰孩時還會觸摸他，輕拍他並哄他。「妳懂得愛撫人的正確方式，」烏芙娜斯－莫伯格說，「妳知道什麼行得通，什麼行不通。如果妳做得太快，只會惹得他哭。」她的手在手臂上上下快速地摩擦示範。「如果妳做得太慢，那也行不通。」她在手臂上重重緩緩拍了一下。「但現在，妳這麼做，妳平靜地持續拍打，妳知道，這就對了，這樣就很好，很有效。」她有節奏地拍打她的手臂，而我在一旁觀看，感覺有人在輕拍我，哄我。「這樣的速度大約是每分鐘四十下，」她說，「這就是我們愛撫寵物的速度。」這時催產素又現身了。當科學家在母親輕拍嬰兒時取下血液樣本，他們看到和哺乳時相同的催產素升高型態。母親摟抱嬰兒時會分泌催產素，因為她的手拍打嬰孩時會感到通體舒暢，正如她的嬰孩感到被愛撫的甜蜜滋味。這名母親描述這種平靜祥和的感覺：就算你掐她一把，她也渾然不覺。「我們知道掐他的時候，他身上的任何部位都可能產生痛的反射動作，」烏芙娜斯－莫柏格說，「但我們也可以藉由撫摸和輕拍任何部位，達到紓緩和止痛的效果。我們知道，不是嗎？這是與生具來的知識，儘管有時我們遺忘了，或覺得知道這件事很丟人。」

撫摸會傳遞暖意，輕拍則強調我們在撫摸，在付出。也許是因為我們動不動就為了激發愛情而撫摸，造成我們今日身上無毛。我們輕拍嬰孩，並且來回搖晃。逛街購買搖籃是將為人母者的喜悅，而單是想到來回搖動嬰孩，就足以讓妳滿心暖烘烘喜孜孜。中國女人在分娩時洗熱水澡，而她們幾乎從不需要Pirocin，因為波動的溫水將她們與生具來的催產素存量釋放出來。西方女性也起而仿效，因此有些自然生產中心現在也提供「極可適意」（Jacuzzis）浴缸。其他哺乳動物在分娩時舔舐自己，舔、舔、舔。分娩後牠們舔舐新生小獸，而獸仔則依偎一旁；好一幅天倫之樂的景象。持續的摟抱誘發催產素的分泌。輕柔有節奏的輕拍則一如乳腺的脈動，一如嬰兒反射動作，有節奏地吸吮乳頭的速率。這正是愛的節奏，一分鐘四十下。

愛的節奏。高潮是另一種有節奏感的感覺，它每分鐘也有約四十到五十次的跳動，子宮在高潮期間會像分娩時一樣收縮。催產素的頻率；催產素的工作。在一項研究中，女性被要求自慰達到高潮，並在高潮前後測量她們血液中催產素的濃度。催產素的濃度在高潮時稍微增加，並且增加得越多，女性報告說她們的高潮就越愉悅。一些哺乳的女性說，當她們哺乳時，她們感覺到的不是鎮靜，而是振奮，幾乎像是達到高潮一樣，她們的子宮和乳腺管一起跳動，與嬰兒吮吸的嘴一起。振奮實際上和平靜沒有太大區別。這兩種狀態都表現為交感神經系統的抑制，血壓降低，壓力減少。涅槃被定義為休息、和諧、穩定和快樂的理想狀態。通過有節奏的呼吸可達冥想狀態。愛和喜悅既充滿活力又有恢復力。它們建立在和諧的基礎上，是一種生動的波形，可以透過最小的能量投入在起點維持下去——這是我們接近不可能的夢想，一個永動機。

「模式開始浮現，」烏芙娜斯—莫柏格說，「我想我們會發現有高濃度催產素、低程度焦慮和低血壓的次級團體。那麼，我們要感到訝異嗎？假如我告訴你具有高皮質醇和腎上腺濃度的人，是生活在較大壓力下的人，你不會感到奇怪。但可能反之亦然。我們只是尚未有系統地找證據。但光憑口耳相傳依然言之成理。焦慮指數高的女性也會有低濃度的催產素。經常跑醫院、經常腹痛的兒童，通常他們的催產素濃度極低。經常性的腹痛是兒童焦慮的典型徵兆。」

腸胃的認知能力超過我們的理解範圍，它不斷告知大腦它知情的事，並以荷爾蒙的語言說話，包括膽囊收縮素，這是一種已知會促成滿足感的代謝激素。「羔羊藉由吸奶的行為依偎在母羊身邊，」烏芙娜斯—莫柏格說，「這種吸吮的動作可謂一舉數得。它會在羔羊腦中釋放催產素，而在羔羊的腸胃中釋放膽囊收縮素。假如阻斷催產素的分泌，就可以讓羔羊不再依戀母羊。膽囊收縮素亦然。阻絕它的分泌，便會干擾羔羊依偎母羊身邊的傾向。」

「腦和腸是相連的，」她說，「心理學家知道腸胃對於學習的重要性。嬰孩把東西放到嘴裡認識它，瞭解它。我們說我心知『肚』明。我們說若要擄獲某人的心，得先贏得他的胃。酒足飯飽之餘，我們便和藹可親、慷慨大方。我們饑腸轆轆時恐怕很難如此。」現在我們明白對於推辭飯局的人要防他三分的理由了。這種人不想被人安撫情緒，他想一直提高警覺，緊張兮兮。這種人是個威脅，難怪我們不想在不吃不喝的人面前大塊朵頤。我們無法片面地滿足口腹之欲。拜託，先不要分泌膽囊收縮素。今晚不會有催產素的聚會，身體以它所能運用的每種感官和物質來訓練我們。泰山壓頂的壓力正是鞠躬盡瘁的接生婆。女人生產時叫得呼天搶地，只求小傢伙能破「甬」而出！如果有必要，也不妨使用灌腸劑。對嬰兒而言，這條降臨人世的甬道崎嶇難行，生產過程中他的壓力激素分泌量會驟升到不可思議的高點，是正常人身上的一百倍。而不久之後，母子（女）相依相偎，形影不離，備覺溫暖而容光煥發。

味覺也是一種下意識的功能，它向我們傳講言語無法形容、理智也無法理解的親子關係。新生兒孤立無援，情緒上混沌未開，但假如你把出生後的嬰兒放到母親腹部，他會一吋一吋地往上爬到胸部，一路上全靠嗅覺提供的線索；而假如一隻乳房洗過而另一隻乳房未洗，嬰兒會尋找未洗過的乳頭。嬰兒頭蓋骨尚未密合的囟門富含汗腺，會散發味道，而母親會聞到囟門的氣味，低下頭來，不假思索地聞它一聞。親子也許早在生育之前便已藉由氣味和像氣味的分子而水乳交融、難分難捨了。胎兒將他特有的味道排放到構成子宮羊水的尿液中，這尿液又回過頭來排泄到母親的尿液裡，因此她在生產前便熟悉她嬰孩的氣味；而父親由於和母親朝夕相處，也因此熟悉孕育中嬰兒的味道。父親也和母親一樣深愛著他們的新生兒，儘管他們沒有女人懷孕時生理和荷爾蒙上的改變。環境中胎兒的氣味類型，可能有助於向神經迴路施加接受和順從的狀態。曼尼（John Money），一名執性學研究牛耳的科學家表示，一個患嗅覺缺失的人會感到春心蕩漾，卻不會有戀愛的感覺。人們不喜歡配偶的體味時，婚姻注定要觸礁。「別娶德拉德西塔（Desiderata，倫巴底公主），」教宗史蒂芬三世修書給查理曼大帝（Charlemagne）。「她像所有的倫巴底人一樣，奇臭無比。」查理曼還是娶了她，但最後以休妻收場。

觸、嚐、嗅：在求歡示好的過程中，沒有一種感官不派上用場，由於我們畢竟是視覺動物，所以嬰孩讓人看得舒服而惹人憐愛——他們可愛得過火，讓人愛不釋手。懷孕的最後幾週，嬰兒會脫去一層皮下脂肪。一個稍微早產與一個發育完全嬰兒之間的不同，主要在於那九百公克的脂肪組織，而多了這一層脂肪，母親的生產便極端辛苦。小猩猩生出時，身上幾乎沒有脂肪，反倒是在呱呱墜地後脂肪和體重才開始增加。為何人類嬰兒在誕生前先有一身肥肉，目前仍不清楚；我們找不到能解釋這團脂肪球的生理學上理由。有些人認為脂肪的存在是為了腦，但假如產後嬰兒快速發育的腦需要大量脂質來加油添醋，我們理當在人奶中找到大量脂肪。但事實恰好相反，人奶中的脂肪含量頗低。演化生物學家赫迪（Sarah Blaffer Hrdy）表示，嬰兒胖嘟嘟的，是為了讓他們惹人憐愛。脂肪是一種美觀的樹脂塗料。我們會被一個圓滾滾、胖嘟嘟、軟綿綿和有圓圓的雙頰、圓圓的屁股、多肉的手臂與大腿的嬰兒吸引。嬰兒在視覺上的魅惑，他的可愛商數，也許會大大增強他贏得母親溫暖、撫摸、提供低脂聖水的能力。凡事能「圓」則圓。

珠圓玉潤也是愛的聲音，它是我們向嬰孩呢喃，向戀人低語時使用的抑揚頓挫、錯落有致的聲音。嬰孩對抑揚頓挫明顯的聲音最有反應。他們必須牙牙學語，必須全神貫注於語言，而透過清晰明確的高低音起伏，以及每個向他們傾吐、字正腔圓、咬字清晰的單字來學習。假如童言童語聽來暖烘烘的，那正是另一種暖意的傳遞，因為父母透過兒語給嬰兒精神食糧、語言的基本單位，它們是人類力量最牢靠的源頭。長大後的我們使用童言童語的溫暖來觸動情人的心。我們越活越回去，以嘟嘟囔囔、嘰哩咕嚕、語無倫次，以及我們自創想入非非的暱稱，來傳情達意。

我們知道，一旦我們上了軌道，這種感覺很好，你會覺得可以就此終老一生。當我們被惹毛時，心上人使我們靜下心來，而當我們如一汪死水時，心上人激發我們再次充電。一對白頭偕老的老夫妻是步調一致的對錶。他們的臉長成了夫妻臉，因為他們面部肌肉已下意識地習慣模仿對方的臉部表情。他們的語言節奏也相仿，談話的步調一致。當未亡人在他或她的另一半撒手人寰後幾天或幾週內相繼去世，我們理所當然地以為未亡人死於悲慟或驚嚇過度。但通常我們在他身上找不到驚嚇或絕望的跡象，因為畢竟這對夫妻是壽終正寢，並且自知大限將至。兩人先後走上黃泉路並非巧合。長年廝守下來，配偶的細胞早已節奏相同，一旦其中一人獨留世間獨自憔悴，他的細胞很快就會接著耗盡其分子時間。

有些愛戀的刺激為人所知，有些則不為人知。在女人生了小孩後數年間，她仍在體內帶著小孩殘留的蛛絲馬跡。我指的是觸摸得到的殘留，而非不可捉摸的記憶。發育中的胚胎，其脫逸的細胞在懷孕期間周遊母體，這也許是和母體免疫系統溝通的一種方式，以免提前被當作異物入侵而被排出體外。過去一般認為這種胚胎和母體細胞之間的對話為期不長，只維持懷孕期的這段時間。然而，近年來科學家發現在母體生產後數十年之久，胚胎細胞依然殘留在母體血液中。細胞不死；不會被沖走。它們硬挺下去，期間曾數度分裂。它們是胚胎細胞，這意味著它們裡頭有大量生命。因此母親永遠是個四不像的細胞，結合了她與生具來和她創造的生命的細胞。這也許不代表什麼，或者這意味著永遠會有個東西提醒她，一支歌曲、幾節生化音符，便足以在她愛戀的神經系統上奏樂高歌，特別是假如滋養這些愛戀的是多重刺激——即感官的輸入——是懷孕期荷爾蒙的洋洋大觀，是胎兒尿液的氣味，是分娩時的天崩地裂以及新生兒的模樣和膚觸。

雖然反對者說得頭頭是道，我依然堅決不移地支持墮胎權，不管怎麼說，不論節育多麼不可靠，人心多麼反覆無常，我還是認為女人擁有百分之百的性自主權。另外一個理由是，強迫女人帶著一個她不想要的嬰孩是多麼居心不良，報復心切地鞭策她嘗盡懷胎十月的百般折磨，並強迫她忍受演化所能要的種種生理手段，在她身上烙印一個她留不住的嬰孩印記，這嬰孩將永遠留在她血液裡，成為愛戀反應的抗原，不論她如何努力想要甩掉不偷快的過去都徒勞無功。年輕女性選擇墮胎並且能心安理得的話，倒也不失為一種選擇。但一定要有這種選擇存在，因為身體是種慣性的動物，它暴露在愛戀的化學成分下越久，情緒上就越容易產生回想，越容易做揮之不去的神經內分泌噩夢，在這種夢魘中你不時回到童年故居，不確定是什麼緣故，只知道你不再屬於那個地方，然而你還是回去，走到舊家門前，按門鈴。沒人應門，走錯房子。你的舊家早已杳然無蹤。

戀愛中一切都是美好的，這一點，愛自己也知道，而愛以她細爪所能觸及地征服一切，速率是每分鐘四十下。主角是多重、交錯的愛戀神經系統，另外腸胃插上一腳，心臟也軋上一角，而壓力也推波助瀾。但愛不僅是心知肚明或是赤裸裸的感情，它也有知性的一面。我們太常忽略愛的深思熟慮。當然我們談到愛時，也許會揶揄理智，指責某人對愛太「用腦」或「分析能力太強」，彷彿知性只是感情的反命題而已。實則不然。思想可以強化愛，程度不下於思想可以讓那些半推半就、故作姿態的理性主義者，狡猾地逃避愛的網羅。光是思想本身便足以觸動一整片愛的感官儀表板。當泌乳中的母親不在嬰孩身邊，只是想像她在餵奶，她的胸部便會暖和起來，也許就分泌起乳汁來。蘇珊喜歡以她當外科醫生的同事為例，她說只要她在動手術時想到她的嬰孩，片刻間乳汁便會滲透她的衣服，滴到她昏迷不醒的病人身上。

派德生（Cort Pedersen）教授指出，人類可以用心靈之眼保持在愛戀的神經狀態中，其他動物則要靠肉體的眼睛、鼻子、耳朵才能存活。他說，我們不太可能切割一種親密關係的種種成分。我們保留相片；我們的朋友不時會提到心上人；我們走過的街道、吃飯的餐廳，也是曾經邂逅共同進餐，並和心上人一起分泌膽囊收縮素的街道和餐廳。你一定記得，我們起鬨要山姆彈唱那首歌。我們有太多感官和系統忙不迭地要重溫舊夢，再現往日情懷，而我們有太多的回憶，一而再、再而三，舊愛的灰燼死灰復燃。我們分析性的心靈，餵養並保護愛戀的電路板。人類思考和記憶的能力在我們的較低階的大腦——大鼠之腦——逐出愛之後，仍然長期供奉著愛。綿綿無絕期的愛是一種迷思，但創造迷思的是我們自己，而我們愛這些迷思，至死方休。

第十八章
論男婚女嫁
剖析演化心理學

我們能愛，也愛得理直氣壯，理所當然，但我們會愛什麼人？為何我們對他們情有獨鍾？我們明白骨肉之愛背後遺傳學上的邏輯，雖然這些愛有其限制，但親子間的衝突仍是生命中不變的事實。這種衝突早已根深柢固。子女的要求遠比父母願意給的還要多，而且子女會暗中操縱，確保自己得到應得的那一份。但父母也許計畫要多生幾個子女，所以不願在一個孩子身上付出太多，讓全身力氣和資源被吸乾。為人子女的我們私下幻想有個完美的母親，一個有求必應、無微不至愛我們的母親。母親明白自己力有未逮，她們不能也不會把所有的愛都給一個小孩。母親必須留一點愛給她自己，給別人，給她們未孵化出世的卵。

早在子女出生之前，胚胎和母體便已開始暗中較勁，胚胎企圖建造一個碩大無比的胎盤以盡可能多吸取熱量，而母體的反應是抑制胎盤過度膨脹，並且保護母體，使她的能量不被蠶食鯨吞。這樣的衝突持續到童年期。嬰兒號啕大哭，學步兒沒事亂發脾氣，稍大的小孩則懂得花言巧語，連哄帶騙。接著，當小孩到青春期時，親子衝突的性質突然大變。子女獨來獨往，有自己的生活空間，甚至希望父母一朝猝死，留給他們一筆遺產。在父母的立場，他們也許會試著把小孩留在身邊久一點，幫忙照顧弟妹，以增加父母傳宗接代的成功率。哦，生活就這樣下去。子女需要愛和營養才能茁壯，父母願意付出，他們滿心願意，無怨無悔。但接著原本的溫情和父慈子孝的關係變得緊張且針鋒相對，一戳即破，於是我們又看到這位張牙舞爪的老友——侵略性。愛和侵略性就像是暹羅連體嬰張（Chang）和英（Eng）這對表演史上最有名的串場秀活寶一樣分不開。

但是親子衝突與我們熟知的愛的戰爭相比，不免遜色——兩性戰爭。一旦講到愛的諸多面貌和愛的演化演變，就會碰到這個問題，我們要愛給我們什麼，尋求愛情時我們找的是什麼？我們無法選擇自己的子女或父母，所以我們的骨肉親情中總帶有那麼一點宿命的色彩，只有稀奇古怪的新人類才有膽量責備父母選另一半選得太糟。但對於擇偶，以及對於配偶的期望，我們多少要負點責任。所以我們希望另一半給我們什麼？另一半對大多數的女人來說就是男人，而男人希望我們給他們什麼？浪漫愛情的根源是什麼？我們為何要大費周章地結婚？這是人性使然還是習慣成自然？我們適合結婚嗎？「我們」指的是全人類，或者範圍再縮小到單指女性。沒錯，我們身邊天天有人結婚。今天在大部分的歷史文化裡，人們透過某種儀式化的儀式結婚，並且昭告世人，從今以後某先生某小姐在戶籍上是一家人了。但在同一屋簷下過日子不見得就表示兩情相悅，我們（每一個演化論意義上的細胞）結婚，並不能證明我們真的想結婚。婚姻可以像是書寫文字，由於非常管用所以變得通行天下。但捫心自問，每個人都喜歡寫字嗎？沒有人會強辭奪理說寫字和說話一樣，是與生具來的能力。

我得坦承，我不知道婚姻制度是在何時、何地、如何發明的。我不知道我們是否生來就要結婚，還是婚姻就好像是媽媽的婚紗——妳得找個手藝一流的裁縫幫妳修改過。田鼠屬於結婚型，或說是成雙成對型的動物，牠們生來就雙宿雙棲，而且照著挪亞一夫一妻的方式。許多鳥類亦然，牠們彼此配對，把小鳥扶養長大，就如同一個小家庭。非人類的靈長類動物則不是結婚型的，黑猩猩、倭黑猩猩、紅毛猩猩和猴子——牠們幾乎沒有一種是男婚女嫁從一而終的。雄猴和許多雌猴雜交，雌猴也和許多雄猴野合。

你覺得自己像田鼠嗎？獼猴？也許像金絲雀？你是否天生就是從一而終型；你知道嗎？我不知道。有時候我覺得婚姻對我們來說比其他選擇更適合，孩子們認識到有一個爸爸和一個媽媽在身旁照顧，是多麼地正確無誤。有時候英國文學家詹森（Samuel Johnson）的話聽起來就像牛頓的《自然哲學的數學原理》（*Principia*）一樣。「先生，」他對共進晚餐的保利將軍（General Paoli）說道，「男人和女人生活在婚姻狀態下並不是天然的，我們發現他們保持這種關聯的動機，以及文明社會為防止分離所加諸的約束，幾乎不足以讓他們在一起。」

我不明白我們結婚欲望的深層原因，不明白我們當初怎麼會挑上他，也不知道女人究竟要男人給她什麼，或男人究竟要女人給他什麼。我唯一知道的是，別人也都莫名其妙。我所知道的是，人類愛情和人性枷鎖的深層心理學仍是一團迷霧。儘管偶爾會有一些閃爍的亮點散落各處，引誘著一些人認為，哦是的，我們看到了光明。

愛和婚姻被視為是女性的藝術，擺明了是女人的專利。大家都說女人渴望愛情和婚姻，男人千方百計要逃避婚姻，但最後無條件投降，像一匹駿馬被押到馬廄裡一般哀聲歎氣，而咱們女人可不需要任何人催促，我們是要結婚的那一性。

這當然是普遍的共識，行之有年。美國心理學家詹姆斯（William James）甚至為此做了一首小曲。蕭特（R. V. Short）在出版的書《性別之間的差異》（*The Differences Between the Sexes*）中，結尾處特意引用這首曲子：

吼嘎姆斯，唏嘎姆斯
男人是一夫多妻制
唏嘎姆斯，吼嘎姆斯
女性是一夫一妻制。

近來由於演化心理學當紅，這種想法引起許多迴響。演化心理學聲稱它們發現人性的基本模式，其中最值得注意的就是男女的本性。現在我們有理由要詢問人類行為的演化根基。運用達爾文的邏輯來看這問題，以明瞭我們的欲望和行為合情合理。我們畢竟是動物，對於天擇的刺激和玩弄無法置身事外。但在主流文化中傳播的演化心理學，是個詭異又專斷的獨眼巨人，它目光如炬的獨眼透過一只大男人主義的鏡片炯炯發光。我說「大男人主義的」而不說「男人的」，是因為死硬派演化心理學家散布的男人行為觀，和他們的女性觀一樣褊狹又沒有彈性。

演化心理學喜歡以新潮又震撼人心為自居，但它實際上是個只有三十年歷史的社會生理學旁支。社會生理學大師威爾森為這個領域請命，說它是對於「所有社會行為生理學基礎的系統研究」，儘管他所謂的生理學事實上指的是演化論，因為他有興趣的是事情的結果——行為背後的「如何」，而非最終原因的「為何」。許多社會生理學家長期以來便應用他們的邏輯來研究人類行為；演化心理學家不過是藉著使用「心理學」這個術語，將他的應用理論化。演化心理學家在推廣他們的觀點方面獲得了巨大的成功，我對此給予他們認可。一九九七年，《紐約客》雜誌的電影評論家丹比（David Denby）述及演化心理學有多時尚，以及它如何取代了佛洛伊德學派，成為餐會上探討情人可惡行為的首選方法。在我看來，演化心理學對於人性的詮釋獲得了遠超過它應得的尊敬，或許因為它很大程度上支持了我們的舊有偏見，並符合我們的心靈十進制系統。我不喜歡無止盡地談論男女間的差異，也不喜歡討論誰在心智上更擅長三維空間中旋轉幾何圖，或者為什麼當男人和女人思考相同事情時，磁核共振掃描會亮起大腦不同區位的燈號。正如我一開始說的，我選擇寫一篇關於女性身心的幻想，而不是對X和Y之間我們所知和不知的爭論。我不打算告訴男人他們真正想要什麼或者他們該如何行事。如果一個人告訴我，他對辦公室裡那個年輕實習生的渴望，以及對他年老妻子家務缺失的不滿，這完全符合達爾文的邏輯，那我有什麼理由和他爭論呢？在這裡，我只是以幽默和誠實的態度提出建議，即那些堅定的演化心理學家對我們這些女子的理解完全錯誤，我們想要更多，也比大眾消費的卡通角色奧莉薇更好。

演化心理學和我們討論的宏旨相關的有下面幾個大前提：

1. 男人比女人好色淫亂。
2. 女人生性比男人喜歡維持穩定的關係。
3. 女人生性喜歡多金公子。
4. 男人生性喜好年輕貌美女子。
5. 我們根深柢固的偏好癖性老早以前就已定型，早在十萬年前，在傳說中演化適應的環境裡，我們也稱它做原始環境或石器時代，從那時起，就一成不變地賡續下來，未來也不太可能生變。

強硬的心理學派人士竭盡所能地宣揚他們的論點，並為女性和男性的內在欲望之間的巨大差距辯護。即使面對薄弱的數據，他們也堅持他們的理論。他們的數據內部存在令人笑話的矛盾。他們從A欄選一個，從B欄選一個，好食物，好肉，聖達爾文，我們來享用吧！

舉例來說，演化心理學的大原則是男人比女人好色淫亂，男人比女人更能接受隨便和陌生人上床。這是男人本色，自古皆然，男人如是說。他們天性喜好雜交，被自己的老二牽著鼻子走，這檔事女人不會懂的，男人如是說。當我一個女性朋友質問賴特（Robert Wright）——他是《道德動物》（*The Moral Animal*）一書的作者，也是宣揚這種論調不遺餘力的人士——有關他牢不可破男女有別的信念時，他瞪大眼睛望著她，並以大男人的口吻說：「妳不懂這是啥玩意。」她回答：「你也不懂對我們而言這是怎麼回事。」演化心理學家、密西根大學的巴斯（David Buss）則說，要男人不去垂涎秀色可餐的女人，無異是要一頭肉食性動物不去碰肉。

同時，生物行為學家認為絕大多數的男性和女性會結婚，他們對男性和女性之間的先天配偶偏好差異有很多看法。男性尋找青春的標誌，如光滑的皮膚、豐滿的嘴唇和胸部；他們希望找一個未來還有長期生育能力的伴侶，還希望找到處女並且看起來忠誠、不會讓他們戴綠帽的人。性感的誘惑型女性適合週末的歡愉，但在選擇婚姻伴侶時，男性希望看到謙遜忠誠的品格。他們想要一個忠誠的牧羊犬小賴西。

女性想要的是供應者。她們希望找一個看起來富有、穩定、有野心的男人。她們想知道自己和孩子會受到照顧。她們想要一個能夠掌控情勢的男人，也許稍微支配她們一點，足以讓她們確信這個男人在基因裡、表現上和永恆上都是個王者。演化心理學家堅稱，即使是那些經濟獨立、事業成功、不需要男人成為供應者的女性，對於富有男人的先天偏好也依然存在。他們說，過去尋找最有資源的男人是適應性的行為，而適應性不會在一兩代的文化變革中就消失不見。

至於男女有別的真理，他們提出什麼證據沒有？就以男人性喜雜交這點來說，死硬派人士總喜歡提出男同性戀和女同性戀的不同。同性戀被視為能「誠實做人」的族群，因為他們可以依本「性」衝動行事為人，而不需像異性戀一般，處處受異性的要求和期望的掣肘。我們在這個流露本性理想的族群中看到了什麼？就看看男同志的「性」趣吧，他們樂得擁有成千上百名性伴侶，在澡堂、浴室、中央公園隨性地做愛。相形之下，女同志則「性」趣缺缺。她們不會在性俱樂部裡獵艷，一旦找到對象便此情不渝，喜歡摟摟抱抱更甚於翻雲覆雨地做愛。有一種叫做「女同志床上死」的現象，這種現象是指女同志在一開始的激情過後，便展開幾乎無性的關係，她們以月而非以天或週來計算行房的頻率。這裡說個演化心理學家喜歡的笑話。問：女同志赴第二次約會時帶什麼？答：一輛搬家拖車。問：男同志赴第二次約會時帶什麼，答：有第二次約會嗎？

在死硬派人士對男女在濫交一事上天生有別的詮釋中，男同志被當作是本色男人、道地男人、深度男人、無羈無絆的男人、可以自主做個男人的男人，女同志則被認為是真正女人、超級女人、不需巫山雲雨的大驚小怪和齷齪骯髒，便能實現女人對愛和託付終身的夢想。有趣的是，依其他理論來解釋，男同志和女同志不被當成真正的男人或女人，而是剛好相反：男同志是娘娘腔的男人、不男不女的怪物，女同志則被當成男人婆。因此，在一心要找出性傾向根源的大腦研究中，研究人員指出男同志的下視丘核要比正常男人小，大小較接近女人，所以他們反而對男人有性趣。他們的腦被當成是雄性化發育不全，因此相對地不擅於數學，他的天賦是屬於女孩而非男孩的。女同志被認為具備相當不錯的視覺空間能力，天分近於男性而不像女性。一九九八年一份報告指出，女同志根源於內耳的性傾向，被發現有部分已男性化。研究人員表示，這可能是因為出生前暴露於雄激素下的關係。小男孩如果愛玩洋娃娃、扮家家酒，將來長大也可能變成男同志；小女生如果把男人婆的脾性發揮到極致，則變成女同志的機率比平均值高。照這種說法，在某些情況下，男同志是個娘娘腔，而在別的情況下又是石器時代的猛男壯男；而女同志一下子是攻城大槌，一下子又是柔情似水卻毫無「性」趣的女生。

至於擇偶條件的問題，演化心理學家依賴的主要是由巴斯編輯的問卷調查。有人稱頌他的問卷調查，有人嗤之以鼻，無論如何，他們的確頗具野心——他說他在三十七個國家、各大洲以及合理選取的文化及次文化中進行調查。他的調查和向他看齊的其他調查都一致發現，男人將年輕貌美當成擇偶要件，女人則認為雄心壯志和多金最重要。在紐西蘭、中國、法國、孟加拉——人種不同，但人同此心，心同此理。男人要娶年輕的美嬌娘，女人要嫁成熟多金的金龜婿。當男人考慮值不值得在這個女人身上投注時間的時候，這份問卷調查又派上用場，它說得很清楚，沒錯，男人要他們的女人堅守婦道如聖母馬利亞一樣，請把裙子拉下來一點。如果男人要在濃妝艷抹的妖姬和驚聲尖叫的金髮啦啦隊長做選擇，男人會選前者來逢場作戲，選後者當成可能的伴侶。問卷調查顯示問卷調查不撒謊。為了不讓你以為女人的擇偶條件會因她們經濟能力的改變而改變，調查再次向我們保證不會。雪城大學的陶恩桑德（John Marshall Townsend）所做的一份問卷調查顯示，她們希望嫁的男人的賺錢能力、社會地位能與她們旗鼓相當，能凌駕她們更好。這顯然是女人從古到今的夢想。男秘書還是總裁？灰姑娘要的當然是實業家洛克菲勒。

但是，若回到我們最喜歡討論的特定族群，同性戀者，並問他們「當選擇所愛的人時，會看什麼條件？」儘管開玩笑說沒有第二次約會，但男同性戀者確實以大量不同的方式結合在一起，即使他們的伴侶關係不一定是一夫一妻制。所以男同性戀者和女同性戀者都在尋找伴侶，但他們選擇伴侶的標準是否存在性別一致或性別不一致呢？兩種都有。男同性戀者喜歡年輕、有吸引力的男同性戀者，而女同性戀者對伴侶的外貌相對較不重視——是的，符合刻板印象。但男同性戀者是否像真正的男人一樣，對於不忠行為特別敏感呢？因為真正的男人不想成為被欺騙的對象，真正的男人擁有適應性防騙模式。不好意思，沒有證據支持這個前提。男同性戀者並不需要他們的伴侶忠誠。對他們來說，這其實是一件幸事，因為他們是天生的男人，對忠誠無能為力，所以如果男同性戀者對伴侶提出這樣的要求，他們將永遠保持單身。至於女性根深蒂固的渴望，即她的伴侶成為供應者、一個有支配力量和資源的追求者，女同性戀者完全無法遵循適應性的女性準則。她們並不需要對方保證提供照顧。相反地，她們展現出可疑地平等。她們不認為女性的收入或權力特別具吸引力，就像季辛吉（Henry Kissinger）宣稱男性的權力一樣。在對美國三種不同配對情侶（異性戀情侶、男同性戀情侶和女同性戀情侶）的研究中，施瓦茨（Pepper Schwartz）和布隆斯坦（Philip Blumstein）發現，只有女同性戀者能避免金錢爭吵，這是許多關係破裂的特點。只有在女同性戀者間，權力平衡和每個伴侶的收入脫鉤。

如果調查顯示女性希望找個有收入的男人，這意味著男性比女性更能賺到足夠的收入，即使在現在也是如此。男性仍擁有和控制大部分的資源。他們約占世界人口的一半，卻擁有世界財富的七五%到九五%——包括貨幣、礦產、木材、黃金、股票和大片的農田。在亨特學院的心理學教授瓦利安（Virginia Valian）的優秀著作《為什麼進展如此緩慢？》（*Why So Slow?*）中，詳述了美國男女經濟差距的程度。一九七八年，千大公司企業中有兩位女性擔任領導職位；一九九四年，仍然只有兩位；一九九六年，這數字一下子增加到四位。一九八五年，千大企業的高級主管中只有二％是女性；一九九二年，這個數字幾乎沒有變化，只有三％。一項對七百九十九家大型公司進行的一九九〇年薪資和補償調查顯示，在最高薪酬的高層職位中，不到一％是女性。問就有，求則得。在美國，獲得學士學位可使男性的薪資增加二萬八千美元；而女性只增加九千美元。來自知名學校的學位可使男性的收入增加一萬一千五百美元；女性的收入則減少二千四百美元——是的，減少，儘管沒人知道為什麼。對於海外經驗也是如此。在國外度過一段時間的男性可望增加九千二百美元的薪資；而在國外生活的女性可能會面臨薪資減少七千七百美元的情況。世界上最成功的女性比男性處境更不穩定。在好萊塢，女演員和女導演的職涯和報酬價值，很容易因為偶爾的失敗而被擾亂，即使這些女性是像莎朗史東（Sharon Stone）和芭芭拉史翠珊（Barbra Streisand）這樣的超級巨星。而像凱文科斯納（Kevin Costner）和席維斯史特龍（Sylvester Stallone）這樣的男演員，可以出演一部又一部爛電影，卻仍獲得富豪般的薪酬。如果女性繼續擔心她們需要男人的錢以維持生計，因為後天的競爭環境仍像火星或金星表面一樣不平坦，那麼我們對先天偏好就無法得出任何結論。如果女性繼續患有袋子夫人症候群（bag-lady syndrome）*，即使她們變得富裕，仍會將她們的財富視為短暫、易受風險的，並且仍會希望找到一個有可靠收入的男人來補貼她們的收入，那麼我們可以歸功於女性的智慧和才智，因為不平等在各個領域都存在，即使在經濟最發達的國家和擁有最高專業的女性人口中，也會發現令人震驚的新變化和排列組合。

精明幹練的職業婦女之所以在問卷調查回答說，她們的對象在社經條件上都要高人一等，其實另有原因。精明能幹的職場女性深知男人的自我脆弱得很，男人錢賺得比老婆少，會傷及他的自尊，而忿懣之情是婚姻的毒藥，必須避之唯恐不及。「老婆成就高過自己的男人，在男人的階級中不免岌岌可危。」

猶他州立大學的卡什登（Elizabeth Cashdan）寫道，假如我們能讓女人相信，男人不在乎女人功成名就、出人頭地，同時樂於與她們交往並以此為傲，我們便能預期女人不再在意她們另一半收入的多寡。如果女性能被說服男人並不在乎她們成就斐然，甚至會很高興並自豪與她們之間有關連，我們可能會預測，女性將不再在意她們伴侶收入的具體情況。赫迪（Sarah Blaffer Hrdy）寫道：「當女性的地位和取得資源的管道不再仰賴另一半時，女性在擇偶時可能會使用不同的標準，成就和財富不是主要也不見得是標準。」她描述一九九六年刊在《紐約時報》上一則洛奇（Donarella Lorch）所寫的故事，篇名叫作〈新娘著白紗，新郎望鐵窗〉。這故事寫的是來自各行各業的女性——有銀行家、有教師、有記者——她們嫁的卻是階下囚。這些男人散發的魅力不是他們的收入，而是在於他們的知恩圖報。他們因擁有這些精明、荷包不虞匱乏的女人的愛而感到心滿意足，他們的思緒、精神和力氣都放在老婆身上。這些女人也因為老公的此情不渝而樂在其中；刑期越久，這些男人就越有魅力。「雖說是奇人奇事，」赫迪寫道，「這幅男女倒置的監禁速寫卻有如醍醐灌頂，讓我們明瞭在男性利益不再至上、父親不再訂定遊戲規則的體系裡，我們對女性的抉擇可說是一無所知。」

女性喜歡年長的男人嗎？女性是否認為男人的白髮和皺紋具吸引力——就像有一頭豐盈、有光澤的頭髮，以及精力充沛、肌膚緊緻一樣有吸引力？演化心理學家認為是的。他們相信女性在男性身上尋找成熟的標誌，因為一個成熟男人往往是一個相對富有且有資源的男人。當然，這觀點不能太過片面。動物學家莫里斯（Desmond Morris）曾表示，禿頭並不被認為是種特別有吸引力的狀態，這讓他感到驚訝。

---

* 譯注：形容一種對於財富和金錢安全的強烈擔憂或焦慮，特別是對於女性。

他說，人們可能會預測，由於禿頭會隨年齡而增長，而男性的地位通常隨年齡上升，禿頭在日光下閃耀或在螢光燈下閃爍，應該會吸引每個正在尋找她的領袖伴侶的女性的注意力。但是，他承認沒有證據表明禿頭是一種適應性特徵，也沒有證據表明女性欣賞而不僅僅是接受頭髮稀疏。儘管如此，性感老男人的傳說仍然存在，特別是在年長男性之間。好萊塢的老一輩大亨不斷將年長男演員安排在大螢幕上，就像大象一樣活躍，而男演員和女演員間的年齡差距越來越大，讓女性對男主角的想像空間一片空白，除了那些我們不願想像的事情。傑克尼克遜（Jack Nicholson）、克林伊斯威特（Clint Eastwood）、勞勃狄尼洛（Robert DeNiro）、艾爾帕西諾（Al Pacino）、伍迪艾倫（Woody Allen）等，無論他們的臉部多像巴塞特獵犬，無論他們的軟骨老化得多嚴重，對於年輕他們二十五、三十歲的女性，以及對於那些自認比三十歲還「成熟」的女性來說，這些男性都被描繪成性感、迷人、活躍、令人嚮往的對象。

女性是否本能上就覺得年長男性有吸引力？是男人的領袖地位嗎？還是可能是一些對男性較不恭維的原因，比如下面這些原因——年長男性之所以吸引人並不是因為他們很有權力，而是因為在成熟中他們失去了一些權力，變得不那麼有市場價值、有吸引力，但發自內心地更懂得感激也更優雅，更可能讓年輕女性感覺到在關係中權力的平衡。這個粗鄙的小計算很簡單：他是男性，我是女性——男性占優勢。他年長，我年輕——女性占優勢。同樣地，女性可能不太重視男性外貌，因為她更看重其他東西：自由呼吸的空間。在一個英俊年輕男人的存在下，誰能自由呼吸？他的自尊心若以蒸汽來比喻，足足能填滿生物圈二號*。這樣看來，即使是一個美麗的年輕女性，恐怕也無法自由呼吸。

最終，年長男性能夠吸引年輕女性的原因並不重要。只要他們能夠做到，其中一些人就會參與其中。如果他們需要使用威而剛來幫忙，他們會立即向泌尿科醫生提出申請。女性對於男女中年的選擇不平等感到不滿。重要的是，要質疑並以替代性的解釋，來檢驗這種差異的不變性和適應邏輯，是否根植於我們的基因組，而不是根基於基因組在生態環境中的表現。演化心理學家堅持認為，男性和女性性欲的強度存在本能上的不協調。他們承認，在野外觀察許多非人類的雌性靈長類動物的行為，會發現牠們比我們預測的更會四處遊蕩——遠超過繁殖所需。儘管如此，羞澀女性的信念仍然存在；就算他們承認這是對於女性交配策略的不完美描述，但隨後，又再次重申這個信條在求偶禮節上有點份量。

「在『猿猴』物種的社會結構中有著各種各樣的差異，但其基調……至少在最基本的形式上，顯而易見：雄性似乎對性行為非常渴望並努力尋找，而雌性較不努力，」賴特在《道德動物》中說道。「這並不是說雌性不喜歡性行為。牠們喜歡，並可能主動發起。有趣的是，與人類最密切相關的物種——雌黑猩猩和雌倭黑猩猩，似乎特別適應狂野的性生活，包括與多個伴侶間的性行為。然而，雌性猿猴不像雄性猿猴那樣四處冒著生命危險尋找性行為，盡可能尋找更多性伴侶，而是性伴侶會主動尋找牠們。」實際上，雌黑猩猩的確實四處尋找性伴侶，冒著生命危險，尋找親密伴侶之外的性伴侶。正如我們所見，對岡貝的黑猩猩進行的DNA研究顯示，在一組受到密切關注的黑猩猩中，有一半的後代竟不是當地雄性的後代。這些雌性不依賴性行為「自然而然」到來，她們主動離開當地環境，甚至在保密的情況下，即使是牠們警醒的人類觀察者也不知道牠們離開，與外面的雄性交配受孕。牠們甚至冒著生命危險——自己的生命，以及牠們的後代的生命——行動。雄黑猩猩試圖控制有生育能力的雌猩猩的行動，如果牠

＊譯注：生物圈二號是一個美國的生物生態實驗計畫，旨在探索人類能否生存於封閉的生態圈中。其占地約有一．二七公頃。

們認為雌性沒有聽從，就會對牠大聲喊叫並毆打牠。牠們甚至可能殺死牠們認為不是自己後代的猩猩幼兒。我們不知道為什麼雌性要冒這種風險去搞外遇，但牠們確實這樣做了，說雌性黑猩猩「較不努力」尋找性行為，這一說法在數據上並不被支持。

演化心理學家前後拉扯我們。他們一方面說女人的性欲不及男人。另一方面，他們又說聖母—神女的二元對立，是一種放諸四海皆準的刻板印象。在每個文化裡，男性和女性都存在一種傾向，不是把女人判為三貞九烈，就是人盡可夫。三貞九烈的女人可以豎起貞節牌坊，大肆表揚。人盡可夫者則被貶到地獄，社會地位還不如老色鬼。「有人可以發現有哪個文化不把性胃口奇大的女人，看為比尋花問柳的男人更加變態的嗎？」賴特的問題不言自明。女人據說性欲不及男人，然而假如她們露出性趣盎然的徵兆，假如她們膽敢不遵循壓抑性欲的「天性」的話，在任何文化都會遭到懲罰。對「花癡」的診斷從來不會用在一個男人身上。女人照理說性欲小於男人，但也小不到哪裡去。的確，女人殘存的紅杏出牆衝動，還是足以讓世界各地的文化都必須謹防不守婦道的情事發生。他們三令五申明訂不苟的二分法，對於那些被判為出軌一方的女人，講明後果不堪設想。女人身上仍存留的紅杏出牆衝動，足以讓人們光明正大地使用貞操帶、面紗、幽禁來限制女人行動。男人生性性欲旺盛，但所有的法律、風俗、懲罰、恥辱、束縛、神話和反神話，都怒髮衝冠地針對死氣沉沉、瞌睡兮兮、有氣無力的女人性欲。我們怎麼可能知道什麼叫做正常，當我們想要性欲、自由、享魚水之歡的同時，卻被當作是不正常？

「當我們面對層出不窮的案例，證明女人一旦不守婦道或輕解羅衫，就會無一例外地遭到痛打，我們要把女人的性趣缺缺單單歸因於生理構造，似乎是言之過早。」斯穆慈寫道，「假如女人的性欲和男人相形之下瘖啞無聲，那麼何以全世界的男人要無所不用其極地控制並約束女人的性欲？」

問得好。我們必須打破沙鍋問到底，為什麼，為什麼，為什麼，並且問死硬派人士提出的解答何以聽起來這麼薄弱、偏頗又文過飾非？讓我們瞧瞧麻省理工學院認知心理學家平克（Steven Pinker）在《紐約客》上發表的一篇為柯林頓醜聞洗刷臭名的文章吧。「大部分人類的驅動力都有古老的達爾文式邏輯做基礎，」平克寫道，「史前人類如果和五十個女人上床，便可以生下五十個小孩，他比較可能延續香火，傳宗接代。一個和五十個男人上床的女人，她的子嗣不會比從一而終的女人多。因此，男人在找性伴侶時以量取勝，女人則以質取勝。」他說這難道不是四海皆然，自古而然的真理嗎？「在我們的社會裡，大部分的年輕小伙子告訴研究人員說，未來兩年希望有八名性伴侶，大部分的少女則說她們只要一個。在幾所大學校園裡，研究人員雇用人見人愛的助理來接近異性學生，並且沒頭沒腦地向他們求歡示愛。有多少人會同意呢？女同學中掛零，男同學中有七成五（其餘的二五％中有許多人說下次再看看）。」

讓我們姑且把這些言論當作是茶餘飯後的八卦來談吧，先從最後一則說起。女人不想和無厘頭求歡的男子約會。想想看。女人不想把一名素昧平生又很明顯具侵略性的男人帶回宿舍或寓所來個速戰速決。這究竟是因為她們擔心性命安全，還是對帥哥的求歡性趣缺缺？或可能是因為女人外表上不會嚇跑男人，而男人一露臉就可能嚇跑女生？假如女人不是心懷畏懼、瞻前顧後的話，必然有些女生會像「妓女」一般點頭答應。另外，我納悶有多少說「算我一份」的男人會一路當真，到最後來個實地操練。當他們開始和這個主動、淫蕩、放浪形骸的女人拉拉扯扯玩真的時候，有幾個人不會有點忐忑不安，心想自己是不是掉入了「致命的吸引力」？換句話說，男人是當真的，還只是虛張聲勢、逢場作戲？男人真的想和主動的女人上床嗎？萬一他力有未逮不舉或早洩怎麼辦？萬一主動向他求歡的女子，不像一般女人在這種尷尬場合會鼓勵他，為他打氣說沒關係，她不在乎，他有這種表現就算不錯的了，卻大相逕庭地表達她的失望和嫌惡，那又該如何是好？他會忙不迭地和另一個陌生女子上床，還是會因此羞於見人？女人深知自卑是性行為最厲害的殺手。

男人說未來兩年希望有八名性伴侶，女人則只要一個。假如施行下面這個規則的話，男人還會覺得享齊人之福是艷福不淺嗎？這規則就是：不論他多麼喜歡一個女人，多麼滿意她的床上功夫，一心想再和她上床，但他對於這檔事沒有決定權，未來的接觸都要視她高興與否，是否大發慈悲而定；再者，就是只要他拈花惹草，他的身價就每天跌停，讓他對其他女人不再有魅力；這個社會不會驚嘆他的精壯多情，反而會恥笑他，認為他病態、齷齪、矮人一截。除非男人跟女人一樣，也受到同樣嚴苛的標準和制裁的威嚇，除非他們一開始在所謂的露水姻緣中就屈居下風，否則我們很難言之鑿鑿地說，你瞧，男人風流成性、拈花惹草，女人卻不然。

再來看看平克筆下處處留情（和五十個女人上床）的山頂洞人。這樣長期漫無目標地舉槍亂射，果真是傳宗接代的好策略嗎？女人每個月只有兩三天能受孕。她的排卵情況是祕而不宣的。男人不知道她何時能受孕。但他和她上床時，她也許剛好在懷孕初期；她也許還在泌乳，因此沒有排卵。此外，就算我們這位唐璜瞎貓碰上死耗子，撞上她排卵的日子，他的精子也只有兩成機率可以讓她的卵受精；人類的繁殖十分複雜，大部分的卵子和精子都沒法符合受精的要求，就算是受精了，形成的胚胎在妊娠階段也有二五%到三〇%的機率會流產。總之，每一次露水姻緣會產生愛的結晶的機率可說是小得可憐。特別是，假設女人不做任何避孕措施（不過考古學上的證據顯示，使用基本的避孕手段，古已有之），成孕機率還不到一%（「在黑猩猩身上，」赫迪說，「也許每一百三十次交合只有一次受精成功，而每次交合要正好在排卵期左右。」）。並且由於男人在外打拚，無法禁止他的一夜情婦不去和別的男人交歡。可憐他得要和幾十個女人交合，他這套四處撒種的策略才能奏效。但上哪兒去找這麼多女人？沒錯，今天高速公路四通八達，各酒吧只有咫尺之遙，世界上有七十億人口，其中一半身上帶有卵子。但在形成人類心靈狀態居功厥偉的「原始環境」中，人口密度相當低，而長途跋涉既危險又困難。

有些理論家強調，處處留種之外仍有其他選擇。譬如，一個男人若是長伴在一個女人左右，而不是氣喘吁吁地轉戰於不同的床笫之間，假如他覺得有必要從事動物行為專家所謂的配偶守護，就繁殖的角度來看，他的下場會比登徒子好些，一方面因為他在女人排卵期間命中的機率提高了，另一方面也因為他可以獨占她的精力，不讓她遭受其他男子的騷擾。一般夫妻要花上四個月或一百二十天的時間努力做人，才能產下愛的結晶。這個天數大概和登徒子必須交媾的女人數目相當，登徒子要交媾這麼多女人，才能把一個女人肚子搞大，生出一個「受精單位」，也就是寶寶。這兩套策略殊途同歸。男人可以和許多女人上床（以量取勝），或者可以經年累月守在一個女人身邊，並且狂戀著她（以質取勝）。這所有因素都在染色體的重重限制下運作，這些限制使得人類受精這條路，走得要比如倉鼠或山羊之類的動物來得崎嶇坎坷。

這兩種策略的問題在於，它們要能事半功倍所需的感情背景和手段是自相矛盾的。以量取勝者要的是女蘿菟絲的長伴左右；以質取勝所需的則是快速陷入情網，要為情所困，要日復一日、經年累月地黏在心上人身旁。這兩種繁殖策略有可能並行不悖，相安無事地分布在男性當中，結果是有些男人天性愛拈花惹草，永遠用情不專，而另一種人生來就是浪漫情懷，愛上愛情；但也可能男人在兩種衝動中來回穿梭，究竟是要長相廝守還是打退堂鼓，在兩個極端間舉棋不定，備受煎熬。結果是大家都若即若離，不敢真情相對，男人的自相矛盾、喜新厭舊、始亂終棄以及冠冕堂皇的需要和欲望，難以為人所瞭解。

這麼說來，對男人而言，隨「性」絕不像它字面上那樣隨便，這倒是對達爾文的演化論有益無弊。

男人會迷戀上他們不打算娶進門的女人嗎？當然會。上妓院的男人通常會固定找同一名風塵女郎。男人之所以幾乎難以倖免於浪漫情懷，可說是以量取勝的策略作祟嗎？也許是，也許不是。對人類行為愚蠢又不當的解釋，經常輕而易舉地銘刻在群體意識裡，甚至沒人會再質疑那刻板印象，或提出另一種解釋，或膽敢暗示可能會改變，或膽敢表示愛情和性愛並非決定兩性的基本要素。社會大眾這樣容易人云亦云，讓人惴惴不安。

我們不懂的事還多著呢。女人排卵為什麼祕而不宣呢？為何她們的臀部不會像獼猴一樣在能受孕時變得一片通紅？標準答案說，女人藉由排卵的祕而不宣，引來男性長期投資，並且誘使他長伴左右：正如我在前文所說，男人不得不這麼做，希望好歹有一天瞎貓能碰上死耗子，一發命中一顆能受精的卵。但假如女人需要男人長期投資，而她只能藉著隱藏目前的受孕狀態來延長男人的投資，女人**懷孕**的昭然若揭豈不令人驚訝？女人懷孕要比任何其他雌性靈長類動物都要一目了然，就算男人在她身邊長相左右到愛情發生，她肚子一旦大起來，豈不是暗示他落跑的時候到了，這也就是說，女人會在最需要男人時失去男人。男人對女人的腰圍似乎具高度警覺心。有些跨文化的研究顯示，男人特別喜歡那種第二圍比第三圍至少小上三〇%的女人。重要的是比例，而非實際尺寸。女人的臀部可以大得和河馬相仿，但假如她腰圍窄上三〇%，她還能算得上美女。柳腰纖細是女人才有的特質。小孩和男人也可能有類似尺寸的腰圍和臀圍。有些雌性靈長類動物亦然，這也就是為什麼她們身懷六甲時不那麼顯而易見。就女人而言，將這腰臀比例破壞無遺的倒不是發胖（因為有許多女人的脂肪沉積在臀部和大腿），而是身懷六甲。如果只是為了吸引男人長期隨侍在側，則一旦女人散發孕味，讓男人一眼看破，給他一個簡單得教人笑掉大牙的暗示說，你大功告成了，你已經把我肚子搞大，可以功成身退了，那麼祕而不宣的排卵用途何在？

也許女人身體的構造不在於吸引伴侶的長期投資。許多理論家表示祕而不宣的排卵助了女人一臂之力，讓她們自行掌握並運用交配策略，因為這要比她卵子準備就緒的那幾天去大肆宣揚，更讓男人不容易將她視為禁臠或是俎上肉。想要把她當禁禽的男人，現在必須長達數週甚至數月寸步不離地守護她，但由於男人的精神會隨著時間流逝，也會不時鬆懈，這時女人便可四處賣弄風情，並從紅杏出牆中獲得好處。她可以和幾個情投意合的男人交配，而混淆肚子裡的種屬於誰，並降低其中一個男人殺嬰的可能，或是增加從男方來的幫助之總和，以撫養下一代。

誰能說得清祕而不宣排卵的道理，或是任何其他人類性生活的主要特徵？我做不到——演化心理學家也做不到，他們只不過是聽起來頭頭是道，而且和他們意見相左，無異是告訴一頭肉食動物要把牠到嘴的肉搶走。男人比女人更想要風流多情，享齊人之福，而女人比男人更想要愛情。我們以為這些真理不辯自明。但假如你把它們從裡到外分析一番，可就不那麼不辯自明了。為何女人生來就是要墜入情網，斷送自己的前程和其他可能的出息，而將終身託付給一個本性始亂終棄的男人？答案是，也許她們並非生來如此。也許她們生來就是見風轉舵，因時制宜。這是大部分智慧群居動物的本性。換句話說，就是人性。

如果現今男性都對於各種性刺激很感興趣，如果他們是色情和賣淫業的主要消費者，如果在調查中，他們表示想要盡可能與更多女性搞曖昧，數量就像在路上拿手寫板靠近他們的人數那樣多。那麼我們女性只能說，這是一個為男性的快樂而設計的男人世界。而當女性友善的性神經偶爾被挑起時，女性會以飢渴和愉悅的叫聲回應。「為什麼女性對男性的圖片很少會引起自慰狂熱呢？」賴特問道。除非她們真的被刺激到。例如，在二十世紀七〇年代中期紐約女性的偶像勞爾・朱利亞（Raul Julia），願他不得安息。當時街道上四處貼著他那張俊俏臉龐的海報，宣傳他百老匯的歌劇《三文錢》，他在劇中飾演匕首傑克。他有著一張黑暗、睿智、眼皮沉重和被蜂螫了般豐滿嘴唇的臉龐，我當時還是個少女，經常停下來凝視這張海報，感受到我內心的欲望，我記得和朋友們談論這張海報，我猜大家一定都在談論那張海報，因為一家另類報紙發表了一篇標題為〈為什麼每個紐約女人都想和勞爾・朱利亞上床？〉的報導。更近些年，演員吉米史密茲（Jimmy Smits）也扮演了類似的性感角色，而《紐約重案組》（*NYPD Blue*）的製作人一定意識到了這一點，因為他們不僅在一集，而是在好幾集中讓他的裸臀出現。

哦，機會來了。柯林頓有外遇，而希拉蕊沒有（或者我們這樣被告知）。有趣的是，看起來柯林頓並不總會為了性而努力，而是性似乎總能找到他（他成了一隻母黑猩猩！）。年輕帥氣的實習生會向第一夫人展開攻勢嗎？還是他們被她的權力威嚇而激不起情欲？前國會女議員施蘿德（Patricia Schroeder）悲歎地觀察到，強大的中年女性對男性來說並不那麼有吸引力。不能否認，通常年輕人比老年人更漂亮，如果一個年長男性能吸引到一名年輕女性，我們能理解他想要放縱自己。但如果年長女性無法做到同樣的事，她內在的渴望和被誘惑的原因就應該與此無關。假設我們的性衝動是為了在我們健康狀態最好的時期（對於女性，是十六至二十八歲間的生育高峰期）最大化我們的適應性，那麼性衝動的這種基本機制將成為我們整個成年生活的禮物或負擔。換句話說，即使一個四十五歲的女性生育能力遠不及一名二十二歲的女性，她仍在她靈魂的某個隱藏角落感覺自己像個貪婪的年輕女人。在老年婦女中，神經退行性疾病和中風最常見的症狀就是性抑制的釋放。這些女性失去她們的「尊嚴」。她們變成黃臉婆。約翰斯頓（Lynn Johnston）在她的漫畫《是好是壞》（*For Better or for Worse*）中給了一位淫穢老婦一個罕見的聲音，她畫出一位健康每況愈下的老婦，被兩個健壯的年輕救護人員從床上抬到担架上時的場景。「哎呀，你們兩個男孩真壯，而且也很帥！」老婦笑著說，她的中年女兒驚呼：「媽！」下一格中，老婦的想法是「我一直想向英俊的年輕男子示愛，現在我終於可以隨心所欲了。」她因為重病的緣故得到自由。該角色不久後便去世了。

我們毋需辯稱男人女人一模一樣，但舉凡是人都是後演化的產物，脫離混沌，隸屬文化，駁斥這個永遠被拿出來冷飯熱炒的模式——男本色、女矜持。男女間永遠有利害衝突，而這些衝突的結果頗有意思，要比超級演化心理學這派所說的有趣得多。喬治亞大學的高瓦提（Patricia Gowaty）認為兩性間的衝突既無可避免又無所不在，她稱之為性的辯證法。「人類交配系統的本質從始至終就是衝突。」她說。馬克斯認為工人和雇主間永遠在爭奪誰能控制生產工具。性的辯證法則提綱挈領地說，男女在爭奪控制生殖的工具。那些工具就是女人的身體，因為目前還沒發現有無性生殖的男人。女人感受到天擇壓力，必須繼續控制生殖權，藉由選擇和誰交配、不和誰交配，來行使女性選擇權。假如她們做錯決定，她們下一代長大成人的機會就會比她們做出明智抉擇時低。男人感受到天擇壓力，必須確保他們能雀屏中選，要是不成，就得罔顧女人的選擇來個霸王硬上弓。「然而，一旦這個基本的辯證法啟動上路，就將永遠是你拉過去我扯回來，」高瓦提說，「那種動力不可能形成男本色女矜持的歪理。而是有些矜持、半推半就的種男和一些花癡，另外加上兩者之間一切的排列組合。」

「所有這些策略、反策略都在真實時空中進行，所以我們能從經驗和回應中不斷學習，而不是僅有一些化成文字或數據的遺傳基數，」高瓦提說，「一個性別製造的生態問題，需要另一個性別來解決。一切都瞬息萬變。除非一併考慮藏在人類交配體系背後的動力和辯證壓力，否則我們永遠無法見到人類行為的真章，也將繼續重複極端又極其無聊的陳腔濫調。」

「我以為女人的選擇可以給她一些存活下去的好處，也就是說，女人會和她相信（有意識或潛意識地）可以給她和她孩子好處的男人交配。假如真是這樣，那麼她的抉擇正確與否就要看她能為這筆交易貢獻些什麼。例如，有些理論家談到擇偶的『好基因』模式。女人尋找的配偶是那種顯露出有絕佳基因型的男人。不過，『好基因』模式會導致一種過度簡化的觀念，認為世上存在一種『最佳男人』，一種人上人的健美男子，一種女人只要有辦法都想弄到手的男人。但在有助存活的模式中，女人會在這個方程式中加上自己的基因成分，結果是對一個女人看起來是龍鳳配的組合，對另一個女人來說也許是芝麻綠豆配。」

高瓦提舉例而言，也許男人的免疫系統和女人自身的並不搭軋。有證據指出，尋求免疫系統的變異是擇偶的一項微妙因素，這也許就是何以我們如此在乎愛人體味的原因；免疫分子可能揮發，並在汗水、毛髮和皮膚上的油脂中釋出。我們每個人都是一套化學系統，每個人都有一套獨一無二的反應素。「我喜歡的別人不見得就喜歡，」高瓦提說，「世上沒有那種只此一家別無分號的蓋世英豪。我們都被設計好去尋找蓋世英豪，卻只願意和小男人或性情溫順的男子交配，因為我們別無選擇，身不由己。有些女人顛倒黑白，以為和小男人在一起很帶勁。他也許是個癡情奇男子。她喜歡他的理由，也許是單靠言語很難交代得清楚的下意識化學活動。但是媒體給我們一幅白馬王子、夢中情人的圖像，這種廣告宣傳的效果是耳濡目染來的，它會與日俱增。凡是不符合這標準的人會想，我是個怪胎，必須修正我的行為。」

教人感到危險不安的是，有人利用演化心理學招搖醒目的「發現」來宣傳。而演化心理學家有時的確會幫人出餿主意。賴特相信，聖女—神女的二元論在男人心靈中已「根深柢固」。不單是他的心靈，或是跟他一個鼻孔出氣的朋友的心靈，而是男性全體的心靈。所以他溫文有禮又慷慨大度地建議想嫁為人婦的女性朋友，要篤信不疑自古流傳的真理，並拒絕追求者的挑逗，免得她們輕易的就範會「扼殺」了男人剛剛萌發的愛苗。他有意或無意地說，男人會試煉女人。他們會想辦法把女人弄上床，而假如女人太隨便就範的話，這就對了，女人真是賤貨，千萬不能相信。「想要有老公小孩的女人，長期以來便如法炮製魏吉伍德（Emma Wedgwood）的伎倆，來釣乘龍快婿，」他寫道。魏吉伍德指的是達爾文夫人。「這個計謀發展到爐火純青的地步，就是下面這個妙方：假如妳希望直到大喜之日仍有人向妳信誓旦旦地說些海枯石爛、地久天長地愛妳的誓言——同時假如妳想確保有朝一日一定能出閣的話，在蜜月前可千萬不要和妳的男人上床。」但是哪裡找得到證據證明「太容易就範」的女人嫁不出去，而守身如玉的女人必能出閣？賴特也不得不承認沒這種證據。然而，他依然堅稱，延遲享魚水之歡的原則是錯不了的。

事實上，那些為了向男人證明自己冰清玉潔，待字閨中，待價而沽，而向守身如玉勇往邁進的女人會發現，要完全符合我們所熟悉的黃花閨女的中規中矩，我們在行為上要做出的讓步不僅是緊閉蓬門而已——譬如說，還不能聰明外露。精明能幹的女孩常被告誡必須要懂得收斂鋒芒，男人不認為聰明過人、直言不諱的女孩有什麼魅力。難道男人懼怕女人太過精明和他內心對被戴綠帽子的疑懼是相關聯的？這反映出他深怕才一轉身，他精明的女人就想到怎麼給他戴綠帽子？我沒有資料可以支持這個說法。但我說得合情合理，難道不是嗎？所以，假如你要告誡女人得三從四德，即使是她心中暗藏春意，何妨更進一步告誡她舉止也要嫻淑，裝出一副懨懨無生氣的樣子？淑女們，假如妳們想拿大家閨秀學位，可得放棄博士文憑。

我也想指出，聽任何男人說關於如何拴住一個男人的建議，完全是浪費時間，因為賴特自己也說了，男人在天擇下變得極其「喜新厭舊」，要比大部分動物更加用情不專，而且不斷跟女人撒謊，其撒謊段數之高，連他們自己也信以為真。所以男人說女人得三從四德才能擄獲男人心時，另外還警告她不該相信那些企圖撕開她的衣服還發誓明天早上會依然愛她的男人，女人憑什麼要信？

高瓦提的見解是，生物學家仍需發展出周延的理論模型，來解釋女人策略的千變萬化。「要讓人們明白他們不能把女人想成是一個模子出來，千篇一律，連欲望也是大同小異的東西，這在行為生態學上是備極艱辛的仰攻，」她說，「關於青鳥，我們也許可以說說代謝率、獵食技巧或是當地昆蟲數量的變化。但是談到人類，變化發生在人類記取哪裡可以找到裹腹塊莖的能力上。演化心理學家喜歡談論造成演化適應的環境。沒錯，我們沒有時光機，也就是說這個原始環境究竟是什麼模樣是一團迷霧。但假如我們看看周遭現代人的表現型，就可以放心地說，不管這個演化適應的環境為何，它一定選擇了大量的變異。我們不全是聖女，也不全是神女。」

然而，儘管女人的策略手段因人而異，我們必須解決的基本生態問題還是那麼簡單直接：謀取生存和繁殖所需的資源。引用高瓦提的話說：「我們內心深處還是漁獵者，雖然今日我們是在現代超市中而非叢林之中，我們關心的還是如何保有擇偶的控制權。社會大幅限制我們的選擇。假如我們同工卻不同酬，這樣的不平等會影響我們在超市漁獵的能力，進而影響到擇偶。假如女性主義談的不是平等和生殖問題，談的又是什麼？這就是過去三十年來彼此熱烈討論的問題。」

這些正是女性主義的核心議題。誰說女性主義和演化生理學就一定要彼此唾棄，勢同水火？死硬派演化心理學家視女性主義為目光如豆，並且注定要一敗塗地，是本烏托邦式的禱告書，他們否認人類古老的驅動力，以及男女機會和限制之間最基本的差異。他們對男女的刻畫雖然刻板僵化，但這是因為本來如此，而且有其原因。戴上達爾文詮釋人性的眼鏡來看，刻板印象不是要小心提防的知識陷阱，而是一種機會。如果刻板印象不能說明普遍真相的表現，也就是說它可以是適應環境的指標，凡具備這種特性者都具有天擇上的優勢，那它又是什麼？只要把問卷調查發給數百名自願受訪的大學生，看他們是否認為刻板印象為真（這一切刻板印象），便可以得到進一步的肯定。

但有許多科學家和學者對把新達爾文主義當做一廂情願的自說自話，深深不以為然。這派意見在輿論的舞台上橫行無阻，一如一票男同學到女生宿舍比賽搶三角褲一般，雖然缺乏證據或例外百出，仍不知虛心求教。許多演化生理學家知道他們企圖瞭解人性的努力，距離有番成果還遠得很。有些女性靈長類動物學家數十年如一日地觀察雌靈長類，她們的性生活好像——好像是刻板印象中的男同志，她們再也無法接受無中生有、憑空捏造的女性矜持守身形象，姑且不論這種印象近年來表面上有什麼修正或加了什麼但書。有些鳥類學家觀察到的鳥類生活不禁讓他們想起人類的家庭生活，有養家活口的父親，身旁還有祖父母、堂兄表弟、伯叔母舅，而他們發現母鳥不願扮演幸福美滿、溫順聽話的家庭主婦，卻吶喊著學那夜不歸巢的野鳥振翅高飛。

變異性和靈活性是演化心理學被忽略的關鍵主題。「這種變異性很巨大，並且根植於生物學中，」斯穆慈對我說。「靈活性本身就是適應。」雌性有所不同，雄性也是如此。斯穆慈研究了橄欖狒狒，她看到雄性採取各種交配策略。「有些雄性的主要策略是支配其他雄性，並且因為牠們的戰鬥能力獲得與更多雌性接觸的機會，」她說。「然後還有一種類型的雄性會避免競爭，並與雌性和牠們的幼兒建立長期關係。這些是友好、合作的傢伙。還有第三種類型，專注於性關係。牠是陪伴者。當雌性懷孕或哺乳時，牠不會在附近，但當雌性發情時，牠知道如何與雌性建立關係，以減少雌性對其他雄性的動機。雄性採取的策略和地位或年齡無關。地位高的雄性可以是個友好的雄性，而一個在階級中地位較低的雄性，可能會把牠的未來寄託在牠的戰鬥力上。相反地，交配策略的差異似乎主要源於氣質的差異，即與個性和生理上的固有差異有關。據我們所知，沒有一種生殖策略比其他策略更有優勢。」

男性至少和狒狒一樣複雜，對吧？他們的氣質不同，生活環境也不同，因此他們的生殖策略也不同。「有些男性擁有很多資源，他們可能傾向於多情，」斯穆慈說。「有些男性可以幫忙照顧孩子。一種策略不一定比另一種策略更有利於生殖適應性。如果一個願意幫女人照顧孩子的男人突然決定嘗試多情策略，他未必會從中受益。通姦所要付出的代價，可能比他透過外遇讓其他女人懷上孩子的機會更大。他的不忠行為不僅會分散對父親職責的注意力，也可能導致他現有後代的結果更差，而且他的妻子可能變得對這段關係不太忠誠，開始胡鬧。」

男人試著藉由建立雙重標準來逃避男人可以金屋藏嬌，但女人紅杏出牆就罪無可赦的問題。雙重標準是男人想兩全其美的最後努力，一方面家裡有個三貞九烈、會為他延續香火的節婦，另一方面外頭有任君玩弄的吃角子老虎。演化心理學家同時也認為，只要男人拿錢回家，女人就願意接受雙重標準。他們宣稱問卷調查顯示，男女對危及婚姻關係的外遇看法不同。他們說，男人一想到另一半紅杏出牆便怒不可遏，而女人對於丈夫逢場作戲打野食不那麼難過，教她們難過的是想到老公心中另有「她」一人。他們對男女看法有別的解釋是，男人如果不知情地和另一個男人共用一妻，繁殖後代，則他傳宗接代的能力會大受損傷。而青樓怨婦如果和別的男人上床，她的生育能力便會岌岌可危。所以，化約成理論就是：適應環境的結果造成男人醋勁十足，而女人害怕男人移情別戀。但我以性命擔保，我看不出女人怎麼能分辨（照他們的說法，在石器時代女人就能分別）什麼是無傷大雅的調情，什麼是危及婚姻的外遇，或是她如何信賴一個打野食的男人會對她此情不渝，而一直夫唱婦隨下去，直到有一天她把自己的傷痕累累都當成是花錢買教訓？我可以想像，女人因為別無選擇，或因為她窮得沒辦法自孽緣中脫身自力更生，才只好逆來順受老公的惡形惡狀。

在妥協和約束的多重外層下，我們很難知道我們真正想要做什麼。讓我們再次轉向橄欖狒狒。當雌性狒狒開始進入發情期，牠們變得極度多情。「我曾見過牠們從一隻公狒狒跳到下一隻，」斯穆慈說。「牠們在一小時內與十隻不同的公狒狒交配。」但隨著雌性狒狒接近排卵日，周圍的公狒狒對牠的多情變得越發不能容忍，並開始限制牠的行動。「你會在發情高峰期看到戲劇性的轉變，從極端多情變成雌性只與一隻公狒狒在一起，」斯穆慈說。牠身邊的公狒狒可能是強壯的戰士型、合作者或潤滑者；關鍵是，有隻公狒狒占有了牠，公狒狒能展現自己的地位，因為牠們的體型比雌性大得多，並有一對邪惡的尖銳犬齒。斯穆慈的學生道漢（Rebecca Dowhan）想知道，如果沒有單一公狒狒的限制，母狒狒在發情高峰期時會如何行為。她在一群被圈養的狒狒中進行實驗，將一隻已與單一公狒狒形成發情伴侶關係的母狒狒，放在與該公狒狒和另兩隻熟悉的公狒狒在一起的區域。公狒狒分別被放在不同的籠裡，所以母狒狒可以與每隻公狒狒互動，但牠們不能限制牠的行動。在這種前所未有的自由下，擁有天生母狒狒所沒有的性自主權，母狒狒會如何回應呢？牠回到了多情模式，先與一隻公狒狒交往，然後跳到下一隻進行快速的梳理。牠對伴侶沒有偏好，也就是說牠沒有選擇牠的公狒狒。牠渴望的是多樣性。

我們不知道為什麼母狒狒對於多情這件事會如此在乎，牠從這些努力中得到了什麼？我們只知道牠一定得到了某些東西，因為除非被強力要求表現良好，否則牠會瘋狂地追逐這種行為。大多數的女性動物都是多情的，牠們不惜一切代價地追求多情，並避免被看守的配偶利用。科學家常對雌性的性驅動力感到困惑，他們無法總是找到良好的達爾文主義理由來解釋這些性能量。雄性的射精在基因上非常豐富，但為什麼雌性動物會如此貪婪，願意冒著被掠食以及感染疾病的風險，花時間來獲取超出牠應有的精子份額？然而，偶爾間科學家找到了無可辯駁的定量證據，證明多情是有益的。例如，對古氏土撥鼠進行的七年研究顯示，一個繁殖季節與三隻或更多雄性交配的雌性，懷孕率達到百分之百，平均生下四・五隻幼崽，而只與一隻雄性交配的雌性懷孕率為九二％，平均每窩生下三・五隻幼崽。我們無法說明為什麼額外的交配會導致更確定和更大的生產量，但確實如此，因此古氏土撥鼠的雌性會竭盡全力抵抗試圖壓制牠們並獨占牠們的雄性。

人類不會一次生下一窩幼崽，然而女性仍會出軌，有時這對她們自己和孩子都帶來了明顯的好處。強硬的演化心理學派堅持認為，男性永遠不會投資有絲毫親子關係疑慮的嬰兒之上。但這個前提是否一直如此，即使是生活在不用擔心財產權和合法繼承人問題的小型採集社會也是如此嗎？證據顯示並非如此。在南美洲低地的一些傳統社會中，人們相信「可分割的親子關係」——即一個孩子可能有多於一個生物父親的概念。他們認為孩子就像是一條由多個男人的精液拼湊而成的被子，而不是只來自一個男人的射精。在這樣的文化中，已婚婦女在懷孕期間常會與情人或多位情人發生關係，而這些情人都被視為孩子的父親，應承擔相應的責任，至少偶爾要帶些獸魚過來。例如，在巴拉圭東部的阿卻（Ache）採集部落中，大多數女性指望她們的情人會提供保護和肉食給她們的後代。人類學家希爾（Kim Hill）和卡普蘭（Hillard Kaplan）對十七位阿卻婦女進行訪談時發現，她們的六十六個孩子，平均有二・一個潛在親生父親。阿卻人甚至將父親角色分為三種不同類別：一是在孩子出生時婦女已婚的男子；二是婦女懷孕期間或剛懷孕時與之發生婚外關係的男人或多個男人；三是婦女相信實際射精的男人。

巴里人（Bari）是委內瑞拉和哥倫比亞的一個族群，他們是採集者和簡單的園藝種植者，種植木薯並用魚類和獵物補充蛋白質。超過三分之二的巴里婦女，在懷孕期間會與他人發生婚外性行為，而這種行為對她們的孩子來說有顯著好處。這一切都不是祕密進行的。當一名婦女分娩時，她會告訴接生婆自己的情人是誰，接生婆之後會出去告訴每一個男人：「恭喜，你有一個孩子。」這些男人被期望在困難時期幫助他們的可分割後代，通常他們也會這麼做。擁有兩個或更多父親的巴里孩子，在十五歲後存活的機會為八〇％，而僅擁有一個主要父親的孩子存活率只有六四％。

那麼對於巴里丈夫來說，這有什麼好處呢？為什麼他們能容忍妻子的過錯？首先，他們自己也會外遇，通常是與其他已婚婦女發生關係。另外，根據慣例，他們的妻子在沒懷孕時不該多情，所以可以推測，他們的妻子生下的孩子，如果不是全部，也幾乎是大部分是他們親生的。

仍有許多人類學的資料等待挖掘。女人據說需要一個男人長期投資（或者不只一個，假如她們找得到的話）。我們以為我們知其所以然。養孩子費事又費神。雌黑猩猩也許能獨力撫養下一代，但女人做不到。石器時代的母親需要老公把野牛帶回家。然而正如我們在祖母假說的討論中所看見的，由來已久的假設，認為男人在下一代身上投資是人類演化的中心，而這目前頗有商榷的餘地。在傳統的漁獵文化中，男人並不見得會在下一代身上投資資源。哈札人狩獵為生，但他們政治性且策略性地廣泛分享獵物，並把獵物直接送到自己小孩的口中。女人要靠年長女性的幫忙才能餵飽小孩。男人總是在外頭捕捉大型獵物，女人則從事採集工作。男女分工。但打獵時，男人不會從事能製造最多熱量的狩獵。在許多情況下，他們採集或混合著打獵和設陷、抓小動物，可能比較會有斬獲，然而大型狩獵是贏得地位和盟友的大好時機。在一個漁獵採集的社會裡，婦孺顯然可以從男人帶回來的肉食中受益。但她們是成群地受益，而非以自成一個小家庭，其中每個成員都從父親獵回的野生獵物中受益。

這真是發人深省、發聾振聵的發現，它把我們先前對婚姻源起以及女人要男人給什麼，男人要女人給什麼的假設給顛覆了，而這種假設正是演化心理學理論的基石，接著我們就可以大開門戶、重新呼吸新鮮空氣並提出新問題，而不是沒完沒了地舊調重彈，在她把襯裙放在總統的碎紙機裡打碎、湮滅證據後，還視她為守身如玉。

舉例來說，洛杉磯加大人類學家瓊斯（Nicholas Blurton Jones）和其他學者提出一種看法，認為婚姻是由男人為了守護另一半所做的努力而衍生發展出來的。正如雄狒狒在動情巔峰期會將另一半視為別人碰不得的禁臠，男人也可能努力要獨占一親芳澤的權利，而將其他男士拒於千里之外。人類演化初期發明致命的戰爭武器，極可能提高了男性爭風吃醋所要付出的代價。當男人拿起武器作戰時，他們比其他雄性動物更能輕而易舉地致對方於死地。假如為了爭著能一親芳澤而要經常付出慘重代價的話，那麼一般原始男人不會急於輕啟戰端。換句話說，想要四處大量撒種的登徒子由於不得安享天年，所以一舉命中的機會也不多。不得安享天年的原因是每追一名準備受孕的女人，他就成為一票追求者當街喊打的對象。尋花問柳的代價慘重得有點可笑。男人最好一次只打一個女人的主意，固定和一個能受孕的女人努力做人，至少比較可能延續香火，性命也比較有保障，特別是假如行房一事能透過公開儀式——婚禮——而加以形式化的話。從這個角度看，我納悶何以原始女人會想要結婚，特別是假如她和其他女眷年復一年負責填飽一家大小的肚皮的話。瓊斯表示，也許是因為要減少她受騷擾的程度。男人長期的騷擾足以讓女人不勝其擾。他說，假如女人還得出外漁獵養活自己和小孩的話，被騷擾而影響工作效率的代價就不是她能承擔的了。與其一天到晚被接二連三的男人死纏活賴，還不如和一個男人共度一生，並且享受婚姻帶來的「死會，勿碰」好處。

因此婚姻也許起源於一種多面的社會契約：男人女人間，男性女性間，也是夫妻和族群之間的契約。人類大腦皮層發達後應運而生出一連串的文化挑戰，而婚姻便是它們合理的解決之道。但它的源起也許並非如我們所想，而當代人的交配行為也許也不是肇因於一般所說的古老環境的壓力，就是女人需要男人幫忙養家糊口。實情反倒是，我們對於婚姻的「深層」感覺，也許要比我們所願意承認的來得更加實事求是，更加因時制宜，或是容我大膽地說，更加男女平等。假如婚姻是一種社會契約，是男女攜手合作，在豺狼虎豹環伺的社會中，建立一個安全無虞、溫暖舒適的小窩，那我們不難瞭解何以——雖然檯面上的說詞正好相反——男人和女人一樣急著完成人生大事。有時候，男人似乎比女人更急。男人不是從婚姻中獲得最多幸福快樂的贏家嗎？許多流行病學者都指出，婚姻為男人增添的陽壽要多於女人，假如男人「天生」就那麼不適合結婚的話，為什麼會有這種現象呢？

心理學家巴斯和其他死硬派人士，拿各國擇偶條件問卷調查來當作他們假設男女有別的基礎。許多評論家指出，這份問卷顯示男女出人意料地大同小異。當被問到理想另一半最重要的特質是什麼時，男女心同此理，不分國籍、文化的都列出愛、可靠、情緒穩定、容易相處為四大要件。只有在我們往下看第五大要件時，才發現男女有別：男人要秀色可餐的女人，女人要腰纏萬貫的男人。假如我們視孕育婚姻的古代搖籃為一項獨立個體間的社會契約，而非無以維生的女人尋找的長期飯票的話，那麼問卷上異口同聲的答案就不難理解了。我們愛什麼人？和什麼人同宿同棲？一個可愛的人，一個好人，一個值得信賴的人，他不會在外面拈花惹草，卻把妳手銬腳鐐地綁死在家裡。一個不會潑婦罵街的人。儘管演化心理學家老愛搬出年輕貌美的模特兒小鳥依人地癱在多金老頭手臂上的畫面，做為某種人欲橫流真面目的證據，但更加普遍存在的真相是，大部分的男男女女都希望找個和自己趣味相投、異少同多的人生伴侶。他們希望自己的另一半在外貌、教育程度、財富、宗教信仰、政治觀、年齡各方面都與自己相仿。他們要共度一生的是他們喜歡、也情投意合的人。婚姻會失敗，當然，當離婚是可行之道時，離婚也很普遍。傳統的漁獵民族如哈札族和布希曼人的離婚率也和西方國家相去不遠。當被問到為什麼離異時，最常見的答案是，我們合不來。

女人要的是什麼？沒有人可以為天下女性代言，或甚至可以為一個以上的女人說話，但我們不妨大膽假設，希望感情付出有所回報的欲望是普遍而根深柢固的。這種欲望不會揮之即去，雖然在重重束縛下它可能會蟄伏，也可能在文化習俗的包袱下扭曲變形。對自由的渴望是卻與生具來的。它是自我意識的終極表現，這也是為什麼我們篤定它會長存不滅的原因。

當錦心繡口的女人創造出她們的夢中情人時，正如震古鑠今的女性小說家所做的，她們筆下的男人讀起來像是許多女人的大眾情人，因為他們愛有力量、有智慧的女人，他們不希望看到女人無論在情感上或知性上被閹割或壓抑。夏綠蒂．勃朗特（Charlotte Brontë）留給世人簡愛和羅契斯特兩人，這兩個聰明不分軒輊，機鋒相對，在男女暗中較勁時誰也不讓誰、誰也不比誰高明的人物。她貌不出眾、瘦小、蒼白。他其貌不揚，「一個鐵匠之神，一個如假包換的鐵匠、黝黑、寬肩」。他有錢，自視甚高，見過世面，但已坐四望五。她沒錢，老土，形單影隻，不過有年輕的本錢。最重要的是，她心靈富裕。當羅契斯特看到她水彩畫作上畫著名聞遐邇的布萊克式山水時，心中便萌生了愛苗。「是誰教妳這種畫風的？」他問道，「妳在哪裡看過拉特模斯的？因為這就是拉特模斯。」每個戀人都是冰雪聰明，並且以對方的深度或敏銳為樂。夏綠蒂希望她的女主角神采奕奕，帶著最純粹的欲望和自我創造來到另一半面前。她甚至在故事寫到四分之三時讓簡愛意外繼承一筆遺產，讓她有自由只要羅契斯特這男人而不要他的錢。哦，他們真是誰也不輸誰，誰也不比誰優越，雖說羅契斯特體型高過簡愛許多，卻一直讓自己陷在傷害的困境中，而不得不仰賴她蜂鳥般嬌小的身軀扶他起來。

簡愛純屬虛構，而大棒子麥克也只是春宮畫報上誇張不實的泡沫。而我們之中有人愛簡愛，有人意淫麥克，這些都不過是有血有肉、紅男綠女的表現型，如此而已。我們和我們的性幻想是人類演化的結果，仍是有待解開的一團謎。這一切的開始都因為那小小一口地偷嚐禁果。保證你會意猶未盡地多要一些。

第十九章

革命尚未成功，同志仍需努力

為心理學的革命請命

當德瓦爾談論愛時，他講述了兩種猴子的故事：恆河猴和短尾猴。這兩個物種屬於同一屬——獼猴屬（*Macaca*），牠們看起來相似，性格上卻截然不同。恆河猴行為凶惡又易怒，喜歡打鬥並難以和解。短尾猴則相對溫和，即使有爭執，也會在十分鐘內通過梳理毛髮和明確無誤的和解姿態來彌補關係，像是緊緊抱住對方的臀部。德瓦爾說：「恆河猴是獨裁專制的物種，短尾猴則是平等主義。」他繼續說：「短尾猴可能對團體生活更重視，因此牠們擅長妥協和道歉。但這是基因決定的嗎？短尾猴只是天生比較友善嗎？我認為不是。我認為和解行為是一種學習而來的社交技巧。」

德瓦爾之所以這樣相信，是因為幾年前他和同事在威斯康辛靈長類研究中心（Wisconsin Primate Research Center.）進行了以下實驗。他們將幾隻年輕的恆河猴與一群短尾猴放在一起養育了五個月，這對一隻恆河猴來說是很長的時間。在親社會的短尾猴的影響下，恆河猴成了外交家。牠們學會和解的行為，成為出色的梳理者並會互相擁抱，在和平主義方面與短尾猴不相上下。牠們在和解的能力上變得如此出色，以致於當牠們被送回到自己的種類——一群獨裁的恆河猴——當中時，牠們繼續運用自己的公民技能調停恆河猴的爭執。德瓦爾說：「令人感到鼓舞的是，如果我們可以使恆河猴成為和平使者，我們肯定也可以培養人類孩子成為和平使者。」

有些習慣比別的習慣容易養成。培養好習慣，比戒掉惡習更容易。說要，比說不要容易。這就是為什麼養成運動的習慣要比減少卡路里攝取的減肥容易成功。你也許還想不時來條巧克力棒，而不屈服於這癮頭會覺得自己太委曲，生活太悲慘；但若能以反放縱來剋制放縱的話，就可以有效地以毒攻毒。我動不動就上火，瞠目齜牙。在古人描述的四種體液中——黃膽汁（火爆居多）、痰液（冷靜居多）、黑膽汁（憂鬱居多）和血液（急躁居多），我自認為有三份黃膽汁、一份黑膽汁。我需要火冒三丈。它是我的巧克力棒，我的興奮劑。我沒辦法完全放棄它。所以我已經學會自我調適，退而求其次。我會發完脾氣後趕快善後，並學會快快妥協。不到十分鐘。

這種事後補救的策略反應了造化的運作方式。它有增無減，也極少一次出清。我們都是具體而微的羅馬城，是諸多生理文明的輻輳點。我們細胞的基本構造仍與酵母菌沒兩樣。有些功能完善的基因在過去六億年間似乎沒什麼演化，與蕈類的基因差不了多少。我們是老式的猴子，未來的人猿。我們既有同情心又十分精明，既粗魯又讓人眼花撩亂，我們內心深處帶有侵略性，但我們對這種侵略性多方控制。我們憑感覺進入愛的殿堂，並用理性一路穿過它的正殿。在這顆自強不息的藍色星球上，不曾出現任何像我們的生物，在未來數個世紀中，我們會變得怎樣，自己也無法逆料。但萬變不離其宗，我們身上還是帶著石器時代的基因。

二十世紀的生物學巨擘邁爾（Ernst Mayr）目前高齡九十，而他的眼睛（套句小說家費滋傑羅〔Peneope Fitzgerald〕筆下描寫一名角色的眼睛的話來說）已變成「視茫茫的淡藍色」；但邁爾依然一日不得閒地工作、寫作與思考。他最近告訴我說，他相信人類的基因已經停止演化。他堅稱我們在原地踏步。我們歷久不變。

「人類完全沒有演化的可能，」他說，「我們占據地球上的每一方寸，每個角落。沒有可以遺世獨立的系統，所以我們永遠無法與世隔絕，自己生活。物競天擇的機制要運作，需要一個與世隔絕的系統。我們找不到一個可以讓基因、身體發生真正變化的基礎。我不否認，有些人如達爾文的堂弟高爾頓（Francis Galton）引進優生學觀念，認為我們可以藉著控制生育來『改良』人種。但優生學不可行的理由很多，而我們也不想貿然嘗試。我們不希望製造另一個恐怖的納粹黨，也不想演化出一個超人種。從現代開始，我們看到的演化，都是文化的演化而非基因的演化。這何其不幸，因為文化容易失傳，從而湮沒無聞。但這就是人類的宿命，我們得認命。」

我在一篇發表在《自然歷史》（*Natural History*）雜誌的文章中，將邁爾的看法公諸於世，引起許多讀者反彈。他們無法相信邁爾認為人類基因已停止演化的論調。他們指責他目光短視，跟不上時代，過於天真。他們談到生化科技、基因治療的進步，以及操控人類基因組的能力。他們談到人類殖民其他星球，和母星球脫離關係，因此可以獨立自主地演化出一個平行發展的生命。

我和邁爾同聲一氣，而且無怨無悔。的確，文化演化比基因演化來得脆弱，而且更容易開倒車和湮沒無聞。但天擇的引擎並沒有給我們較好、較高貴、品行較端正的個人。天擇給我們的是反覆無常和過剩過量。天擇出的主意是：盡可能多子多孫吧！攻城掠地並且就地分贓！多謝了，我們侵占和瓜分的已夠多了。我們目前需要的是一點文化、教育和深思熟慮。文化演化運作得很順利。文化可以形成習慣，習慣可以由外而內回饋身體，改變我們的體質。想想一個簡單的好習慣，如繫上安全帶。你一上車自然而然就會去抓安全帶。假如什麼東西礙著你了，比如說你抱著一個大包裹上車，而沒有一坐下就繫上安全帶的話，你也許會覺得渾身不舒服，彷彿身體試著要告訴你什麼，彷彿你心中的儀表板閃爍起紅燈。綁安全帶的習慣動作現正在潛意識的層次上運作。你已經習慣成自然了。神經生理學家表示，在腦細胞產生結構上的改變時便會生成習慣。文化動作——繫安全帶——就像突變基因一樣，一定會改變你的基因組合。你沒辦法把打蛋的行為被動地加諸在孩子身上。當然，這種行為並沒有在你的基因組裡預先設定好，所以每一代都得從頭學過。但沒關係，假如你從小就教他們繫安全帶，他們一定會習以為常。遺傳的盡頭正是習慣的開始。我們一定是生活在陳陳相因不絕如縷的狀態中。

女人便是證據，證明了增益其所不能，要比改頭換面、脫胎換骨簡單。近數十年來，女人增添了一些新角色，卻幾乎沒有放棄舊有的角色。我們成了養家活口的人，而照顧小孩仍大半是我們的工作。我們學會喜歡成就的滋味，不論是暢飲功成名就的甜頭，還是領一張平常得出奇的支票，同時我們也還未放棄對於古老和社會上許可的毒藥之喜好——天倫之樂的鴉片酒。權力和家庭溫暖，它們嚐起來一樣美妙。儘管人們會預先警告說，魚與熊掌不可能兼得，女人不可能同時是功成名就的女強人，又是慈母巧婦。女人會說，少來了！我們就是能，也正在這麼做。經濟和教育機會的大門為女人敞開，這功勞女性主義不能獨占。過去三、四十年來，女人因經濟萎縮和生活所需，大量湧入職場。父親獨挑家計的大梁這種模式是社會經濟的偏差，是一個被戰後經濟擴張壓扁的稻草人。這樣的擴張無以為繼，所以理所當然女人得工作。女性主義和這現象八竿子打不著。她們過去就在工作，現在也是，女人一直都在工作。了無新意。

一點沒錯，但有一點小問題，在可見的未來新世界中有些新特徵，女人不單是做原來的事。她們在財富取得上漸漸打下自己的一片疆土，儘管速度不快。在後工業國家，女人擁有半數以上的新興中小企業。在美國，女人麾下的員工超過《財星》雜誌五百大企業雇用的員工總數。過去二十年來，購屋置產的美國婦女人數成長了四倍，而擁有房地產仍是人類權力的來源。同樣重要的是，女人受教育的情況是前所未有的好。六〇年代初期，法學院中只有四%、醫學院中只有三%的學生是女性；而今日，法、醫兩學院中女生的比例都超過五成。美國高中的女生比男生更容易申請進入四年制的大學。高等教育正形成一種習慣，而受過教育的人是出了名的野心勃勃，積極爭取，追求男女平等。女人不論在何時何地都受教育，她們重新發現女人內心深處的渴望——直接獲得資源，並控制個人的生殖工具。一般說來，受過教育的女性養育的子女比未受教育的女人少，不單是因為受教育需要花時間，也因為受過教育的女性希望子女也能接受良好的教育，她們知道自己無法栽培一大群子女。受過教育的女性在家庭計畫方面，與人猿有著令人驚訝的相似度，因為雌人猿一般只有簡單的小家庭；紀錄上最為多產和成功的黑猩猩大祖母叫作菲菲，終其一生也只生了七個小孩，是達爾文老婆產量的三分之二。蘇丹人類學家阿布夏拉夫（Rogaia Mustafa Abusharaf）說：「受過教育的非洲女性，要比未受教育的女性更容易拒絕褻瀆外生殖器的行為。」她們希望她們的陰蒂完好無缺，希望盡一己的聰明才智不斷學習。

我們對幫助來者不拒，而風水輪流轉，總有轉到我們的時候，而這趨勢和女性主義或追求兩性平等八竿子打不著關係。世界市場是我們的觸媒，因為它需要所有人手都上場幫忙，也需要受過教育（至少是有一技之長）的勞動人口。此外，地球上資訊產品的流通也讓女人占了點便宜，因為身穿窄裙、腳蹬輕便鞋的西方獨立女性，揹著筆記型電腦到機場的形象，姑且不論有多麼無中生有，欺騙世人，但它就是有其市場吸引力，說出了女人爭取自由的渴望。它可以是，也可能是顛覆的來源，在在提醒我們，我們是兩足的漁獵者，是勇往直前、不畏艱險的遊牧民族。

然而，文化演化需要不斷地除舊創新，也就是說永不放棄，永不因循苟且，永不說「沒問題」。我們不要逼人太甚，不要得罪人，不要怒目相向。心理學教授瓦利安（Virginia Valian）引用了網球選手莎莉絲（Monica Seles）的例子，她在一九九一年主張男女應該在比賽中爭取平等的獎金。瓦利安寫道：「另兩位女選手公開回應，葛拉夫（Steffi Graf）說：『我們賺得夠多，我們不需要更多』；而據說費南德茲（Mary Joe Fernandez）說：『我對我們擁有的感到滿意，我認為我們不該貪婪。』換言之，缺乏權利意識者將平等解釋為貪婪。」女性必須不斷提出要求，這一點十分明確。我們必須保持警戒，因為如果我們的注意力鬆懈，砰！當地的塔利班就會把我們踢倒在地，把黑色長袍蒙在我們頭上。冰島歌手比約克（Björk）最近抱怨女權主義者，她說她真的很討厭她們。她們抱怨事情不平等，男人得到所有好處。她可以理解她母親那一代人或她祖母那一代人的感受，但現在不行了。她堅持說，監獄的大門是敞開的。你只需走出去。

儘管如此，聽到她這樣說，我內心有一部分感到高興，知道她把大門視為敞開的，把自己視為一個自由而熱情的靈長類動物。但我更認為，女士，你應該去看眼科醫師，因為你蒼白的眼睛已被煮瞎了。當然，大門可能是敞開的——暫時的——但它是由許多女性起了水泡的手腳以及一、兩個圓潤的女性臀部撐開的。比約克是一位成功的前衛搖滾歌手，在她個人因素上毋需對這個男性主導的壯麗系統有什麼懷疑；然而，無可否認的是，搖滾樂界仍以男性為主，女性音樂家仍被貼上標籤。哈特菲爾德（Juliana Hatfield）這位懶散的流行歌手，就曾公開表示：「女吉他手很糟糕。」

女人因努力爭取，牢騷埋怨，習於自主而有了一番成績，但我們還沒有抵達終點。我們仍被自我懷疑、恐女症，以及精神自閉所困擾。我們彼此苛待，我們斥責女人對工作不夠積極認真。偽裝者合唱團的海特（Chrissie Hynde）以她嘶啞、巧妙和抒情的風格，在女性搖滾歌手中享有傳奇地位。但是現年四十多歲的海特不想成為咆哮的女孩團體偶像。「我從沒說過我是女權主義者，我也沒有任何答案，」她告訴評論家加西亞（Guy Garcia），「只要我們能得到報酬並且能夠投票，問題在哪裡？」她自己更喜歡和男孩混在一起。「我和男人一起工作，」她說。「他們目標明確，直截了當，而且他們可以搖滾。大多數女性無法做到。」

我們並沒有全力以赴，還沒能勝任愉快。然而有小孩卻仍希望在職場上發光發熱的女性，會遭受到另一種譴責——良心的譴責。她被警告，假如在小孩腦部發育的最初關鍵三年中不親自哺乳，會對小孩造成傷害。她被一再告知，就激發兒童最大潛力而言，非父母的照顧莫屬。所有的生理醫學都一面倒向全職母親以及有助於兒童腦部發育所需的一切。人們向來就認定，無論是出於天性或個人偏好，母親都是守護小孩腦部的衛士。雖說女性主義已發展了數十年，職業婦女依舊感受到揮之不去的罪惡感，甚至到了就算是職業婦女不因工作而感到罪惡，也會因為沒罪惡感而感到罪惡的地步。我們知道有些父親會有罪惡感，但為數不多，也不覺得那麼罪孽深重。即使在今天，帶孩子也不是他們的事。他們的感情領域裡並沒有加上罪惡感這一項。他們為什麼要有罪惡感？他們不需有罪惡感。在一九九七年審判一名英國保母殺害她看護的九個月大男嬰的案例中，男嬰的母親收到如雪片般飛來的憤怒信函，大部分是女人寫的，把男嬰的死怪罪在她身上，怪她不應返回她作為醫師的工作崗位（一週只有三天），而沒有全天候留在家裡照顧小孩。不用說，男嬰的父親也是一名醫生，卻並未因他投入工作引起公憤。

這說來令人傷心，女人因其他女人的生活選擇、繁衍後代和情感策略而彼此控訴。假如我們考慮到女人之間的競爭（在近代人類史上）所扮演的角色，這也許可以理解，但我認為女人如果繼續互相抹黑的話，那就是適應不良。此時我們需要相互扶持。永無止息的演化，其下個階段需要舊世界母姐會的投入。我們不該再談女權，因為這麼做無異是「故扮受害者」的可憐相，無異是做個哭哭啼啼的弱者，是神經衰弱、穿緊身褲的維多利亞淑女。

女人關心子女，自不待言。但一如擇偶條件端視妳能為這筆交易貢獻什麼一樣——妳的需求、家教、性情、免疫系統、新陳代謝等等，女人在子女身上的投資也因人而異。母職策略和交配策略同樣五花八門，而沒有一項策略是絕無僅有的面面俱到的選擇。有些母親也許會覺得給子女的最好禮物是關愛、撫摸、必要時的安慰，而她們會盡一切可能陪在孩子身邊，雖然錢少、兼職、按件計酬、左支右絀，過日子也能甘之如飴。有些母親可能覺得孩子需要的是母親展現能力，證明女人可以理直氣壯地工作，有收入，能獨立自主，而妳，我的女兒，假以時日，同樣可以理直氣壯地要求該給妳的一切（就算她們有錢不必工作）。這些媽媽不會停止工作，她們想要工作，而這種胃口正是她們人生計畫的一部分，是她們在子女身上依需要所做的投資。但假如小孩在安親班出了可怕的意外，導致小孩身亡或傷殘，只責怪母親一人撇下小孩去工作是多麼教人作嘔，多麼大錯特錯。自己帶小孩而死亡的案例層出不窮。他們在澡盆裡溺斃、跌下樓梯、喝下受汙染的蘋果汁。每位母親都能體會，生活中必有百密一疏之處，而她也無能為力。她沒辦法將小孩層層圍住，不受任何傷害。

不管母親是自願、湊巧，還是出於需要，母親都需要幫助。我們需要情感上的支持，我們也需要實質的幫助，一向都需要。養大一個孩子大約需要一千三百萬卡路里，而近年來，也將近需要同樣數目的錢。企業界對母親的幫助一向像患了風濕性關節炎般遲緩。為了兒童保險，我們要挺胸頓足，我一再牢騷抱怨，換來的只是人家扔給我們幾片動物餅乾。在歷經數十年的女性主義運動改變後，企業界的口頭禪依舊是：「妳的孩子？妳家的事。」全民兒童保險一定要是一個持續進行的目標，一個像是公立學校的系統，全民免費享有。我們負擔不起？哪個選區的？女人的性和婚姻策略因人而異，而正如高瓦提（Patricia Gowaty）一針見血指出的，一九七〇年代女性主義者的錯誤在於，她們假設所有女人都有志一同；但假如有任何事說得上能夠造福天下女性，那就是免費的托兒安親照顧。即使沒小孩的婦女也能從中獲益良多，因為任何可以讓女人在社會上占一席之地的東西，既可見又不鬆懈的，任何可以中和母親罪惡感的酸性，以及可以推翻由此而來認為女人就是不適合在職場打拚的想法，都會激勵女人，維繫我們這隻如脫韁野馬的獨木舟不致滅頂。

接著還有男人，父親。每次我閱讀談到職業婦女的罪惡感和相形之下沒有罪惡感的工作父親的文章時，我就想知道，他們為什麼不會感到罪惡感？他們為什麼不像我們一樣絮絮叨叨地談感覺和責任？為什麼帶薪的父親育嬰假和全職的家庭主夫仍舊是難登大雅之堂的串場秀？的確在一些後工業青商會的某些角落裡，現在的父親比以往更投入，但是男人照顧小孩還沒有像女人領薪水一樣地習以為常。

在解釋新增加的勞役不均以及男人的懶散和置身事外時，我們偷懶地拿生理學做擋箭牌。女人據說天生適任母職，天生善於帶小孩，有耐心又不吝付出。但為人母的都知道，母職並非反射動作，而是一種後天學習的本領。「我們通常透過痛苦的自我要求和含辛茹苦，來學習那些被認為是『與生俱來』的特質，例如耐性、犧牲小我、願意十年如一日地重複做家事，撫養孩子長大成人，」美國散文作家瑞奇（Adrienne Rich）寫道。我們透過哺乳、撫摸、照料的意願、愛撫和一顆逆來順受的心，訓練自己勝任母職。我們讓身體有機會得以裹住嬰孩，以我們所有的感官吞沒他，並以免疫細胞彼此呈現自我抗原記號的方式，將我們的身體呈現給嬰孩，同時宣稱，我就是你，你就是我，你我為一。而我們的身體回饋給自己的，是全身上下的通體舒暢。「我們自己都嚇一跳，浸淫在愛和暴力的感覺中，這種感覺是前所未有的強烈與椎心刺骨。」瑞奇寫道。

愛和育嬰的習慣不限於女人。女人是因習慣而成自然，因為她們比男人花更多時間守候在嬰兒身邊。但其實，身體一針一線織滿了溫情的細線，男女皆同（如果我們給他們機會的話）。這些溫情的細線可以隨時取用，適應環境並學習如何步調一致地打拍子。看看雄鼠。雌鼠通常不會照顧新生小鼠，標準合約中並沒有父愛這一項，但牠具備溫情的元素。假如你把一隻年輕雄鼠和一窩新生小鼠關在一起，並給牠機會去習慣牠們的味道並傾聽牠們的吱吱尖叫，最後牠會開始以鼻子觸碰牠們。牠會躺在牠們身上呵護牠們，舔拭牠們。假如其中一隻小鼠翹家，牠會把牠找回來。牠會愛上一堆蠕動的粉紅色橡皮擦。而在這個實驗中有一項不可或缺的要素是，雌鼠必須不在場，因為假如牠在場的話，牠會在雄鼠碰牠小孩一根寒毛之前殺了牠。

男人可以瘋狂愛上他的嬰孩。他們越常照料、親吻、摟抱小孩，父愛就越色香味俱全。但一般說來，父親照料並將嬰孩抱在胸前搖擺的次數有多少呢？不夠頻繁，不像母親一般頻繁。母親傾向將嬰孩據為己有。她們有必要抱著小孩餵奶，所以抱成了習慣，而不願意放手。有太多時候，父親和嬰孩的接觸局限於母親累了想休息一下的時候，所以對父親而言，抱孩子變成一種家事和職責，而非一種儀式。他沒有脫掉襯衫，反而正襟危坐。他皮膚的神經末梢只能依稀感測到嬰兒的頻率。而母親盯著孩子的父親看，怕他手忙腳亂。畢竟，她是嬰兒專家，而他永遠是個少不更事的小孩。女人老愛取笑男人抱孩子時笨手笨腳、手忙腳亂。育嬰房裡仍是女人當家。在裡頭她是皇太后。但假如我們希望男人也能分勞並成為老手，我們卻懷疑他們而使他們有所顧忌，並表現出有所保留的歧視，這就對他們不公平。假如女人期待男人縱身潛入身體之愛溫暖豐沛的水域裡，感受嬰兒依偎在胸前的悸動，我們就必須一再地交出嬰孩。在不餵奶時，在兩人玩胸對胸觸身式橄欖球時，不妨把嬰孩當橄欖球——把球傳出去。

並非所有男人都希望一頭栽進全天候的父職裡，或者晚上睡覺時把鼻子貼近嬰兒的囟門，或者請育嬰假。但我敢打賭，一旦這種做法可行、被人接受，甚至蔚為風潮的話，會有更多男人願意一試。而當家庭開銷踢正步向前邁進時，女人必須比以前更努力工作才能勉強週轉，夫妻倆就得商量怎麼做才能公平互惠。現在男人需要女人和小孩，一如從古到今女人和小孩需要男人一樣。

人類的感情深刻，而且和靈貓一樣野蠻，矛盾的是，正因其野蠻我們倒要好好謝謝或臭罵一頓自己的腦。我們愛得天長地久，也愛得刻骨銘心，正是因為我們知道太多。我們知道人生自古誰無死，而這種認知深深地影響著我們。它帶來了人世間的宗教，帶走了我們古老的饑餓——對權力、尊嚴、愛情和親情的饑渴——並把它們擦得像純鉻一樣閃閃發亮，再反射回到我們身上。請暫停片刻，與我交談吧。然後用盡全力邁開步伐。不過，請記住時間和空間是巧妙循環的，你將會回來再度與我交談，就把我當成你的朋友、你的女兒、你的母親、你的摯愛一般吧。

我生來是個樂天派，一個信奉機械論、經常突發奇想的人。我相信心靈與意志會永不停息地演化。記得一九八七年我和祖母共進晚餐，她當時將屆八旬，同桌的還有我母親、十八歲的表妹茱麗。我們說到假如能夠選擇，是否會選擇男兒身。會！我們異口同聲地說。讓我驚訝的是，甚至我祖母都這麼說。

「當男人比較自由，」她說。

最近我在母親面前提到這段往事。我們都不再想做男人。倒不是因為年事稍長或更能接受自己。我祖母在表態時比我們兩人的年紀都還大。不是因為我認為女人的處境在過去十年來已有大幅改善，或是監獄的門已被銷融，而快樂的階下囚喧賓奪主。相反地，對我而言，我想對母親亦然，我們之所以回心轉意，是因為我們看見、明瞭到自己的力量和不屈不撓的精神，大部分來自於我們女人的身分——以及我們思索此時、此地、在這個文化、在我們的憧憬裡，作為一個女人的意義為何。我們的國度是女人國。女人只能由女人來定義。我們仍在思索女人的定義，並且永遠不會放棄努力。我們活在無止無休、永不停息的巨大變遷中。每思及此便讓我感動莫名，我們永遠不會出走女人國或放下武器，舉手投降。我們不會將女人國定義為三不管地帶或安慰獎。想當男人無異是作繭自縛，向套在我們身上的種種限制和束縛低頭。說穿了是偷懶，而偷懶不是我們的本性。

我現在有個女兒。她年紀還太小，無從知道她有什麼限制，她並非銀河系的女王，並且有一天她也會死。她知道自己是女生，但是毫不在乎，也不懂身為女人的意義。也許這根本也沒有什麼意義。也許我就是希望她這樣，不要以任何一分為二的方式思索自己是女生或女人的問題。她對這問題不感興趣，因為五花八門的興趣讓她心無旁鶩：計算彗星的軌道、彈奏古鋼琴，或是不能免俗地玩這個世代的時髦玩意兒，像是復古的紫色戀童癖恐龍和網路。也許每回我提到這個名叫女性主義的政治化石時，她會向我扮鬼臉，眼珠滴溜地轉，做出以手拍口打呵欠的模樣。

也或許她會划著她母親老朽的獨木舟，展開一次充滿笑聲的黃金之旅——隨行的還有一隊頭髮蓬鬆散亂、好勇鬥狠的女天兵天將，隨波起舞的美人魚和逐波弄潮的水仙子。我女兒一路上意志堅定地向前划，划過大風大浪與風平浪靜，和她人生伴侶時而琴瑟合鳴，時而河東獅吼。她還沒發現傳說中的自由海岸，但這不打緊。在茫茫大海中，她一直都待在家裡。

致謝

在寫作本書的過程中，我和數百位深思熟慮、擁有一流思路和口才、並且樂於分享的人進行交談。他們其中許多人是權威科學家和醫師，另一些則是關於自己身體的權威。我無法將所有該感謝的人的名字列出，但我在此想對所有願意花時間與我交談，並與我一起竭力猜測為何女性身體是如此的人表達感謝。

對於以下研究人員，我想表達謝意：Sarah Blaffer Hrdy, Patricia Adair Gowaty, Barbara Smuts, Nancy Burley, Kristen Hawkes, Kim Wallen, Sue Carter, Kerstin Uvnas-Möberg, Susan Love, Wenda Trevathan, Kaj Björkqvist, Frans de Waal, Ellen Laan, Sharon Hillier, Maria Bustillo, Jerrold Meinwald, Thomas Eisner, Benita and John Katzenellenbogen, Thomas Insel, Roger Gorski, Florence Haseltine, Martha McClintock, Geert de Vries, Dominique Toran-Allerand, Margie Profet, Londa Schiebinger, Barney Schlinger, Miriam Nelson, Ronenn Roubenoff, Pentii Siiteri, Nicolette Horbach, Jay Schulkin, Michael Toaff, Diane Witt, Luis Figuera, and Virginia Valian。

還有許多人願意跟我分享他們個人經歷，並特別安排讓我得以觀察許多私密醫療程序，我也想表達深深的謝意，他們是：Hope Phillips, Beth Derochea, Antonia Alba, Sandra Gandsman, Jane Carden, Cheryl Chase, Martha Coventry 以及北美雙性人協會成員。

我衷心感謝 Houghton Mifflin 出版社的編輯，他們將同情心、精確度、耐心以及拯救作者所必須有的決斷熔為一爐，發揮的淋漓盡致。我也要感謝我的研究助理 Laura Beitman，她的精力和足智多謀協助了我。

最後，感謝我也要對我的丈夫表達深深的愛和感謝，他陪伴我經歷了永恆的懷疑和憂鬱的風暴，並針對我提出的每一個我就是無法戒菸的藉口，給予了回覆。

參考資料

繁體中文版的參考書目以電子檔形式收錄。歡迎讀者視需要掃描下方 QR Code，或在瀏覽器上輸入連結網址 http://qrcode.bookrep.com.tw/eagleeye_21 下載電子檔。

如遇任何問題，請來信鷹出版客服信箱 gusa0601@gmail.com

鷹之眼 21

女身：
最私密的身體地理學（繁體中文唯一全譯本）

Woman: An Intimate Geography

作　　者　娜塔莉・安吉爾 Natalie Angier
譯　　者　劉建台、湯麗明

總 編 輯　成怡夏
責任編輯　成怡夏、陳宜蓁
協力校對　羅寬愉
行銷總監　蔡慧華
封面設計　謝佳穎
內頁排版　宸遠彩藝

出　　版　左岸文化事業有限公司 鷹出版
發　　行　遠足文化事業股份有限公司（讀書共和國出版集團）
　　　　　231 新北市新店區民權路 108 之 2 號 9 樓
客服信箱　gusa0601@gmail.com
電　　話　02-22181417
傳　　真　02-86611891
客服專線　0800-221029

法律顧問　華洋法律事務所 蘇文生律師
印　　刷　成陽印刷股份有限公司

初　　版　2024 年 6 月
定　　價　520 元
I S B N　978-626-7255-39-1
　　　　　978-626-7255-40-7 (EPUB)
　　　　　978-626-7255-41-4 (PDF)

國家圖書館出版品預行編目 (CIP) 資料

女身：最私密的身體地理學 (繁體中文唯一全譯本) / 娜塔莉 . 安吉爾 (Natalie Angier) 作 ; 劉建台 , 湯麗明譯 . -- 初版 . -- 新北市 : 鷹出版 , 2024.06
面；　公分 . -- (鷹之眼 ; 21)
譯自 : Woman : an intimate geography
ISBN 978-626-7255-39-1(平裝)

1.CST: 女性生理　2.CST: 女性心理學

417.121　113006233